中医四大经典（善本精注版）

- 《黄帝内经》
- 《难经》
- 《伤寒杂病论》
- 《神农本草经》

张玉萍◎主编

海峡出版发行集团 | 福建科学技术出版社
THE STRAITS PUBLISHING & DISTRIBUTING GROUP　FUJIAN SCIENCE & TECHNOLOGY PUBLISHING HOUSE

图书在版编目（CIP）数据

中医四大经典：善本精注版/张玉萍主编. —福
州：福建科学技术出版社，2016.9（2022.10 重印）
ISBN 978-7-5335-4972-5

Ⅰ.①中⋯ Ⅱ.①张⋯ Ⅲ.①中国医药学－古籍
Ⅳ.①R2

中国版本图书馆 CIP 数据核字（2016）第 062856 号

书 名	中医四大经典（善本精注版）
主 编	张玉萍
出版发行	海峡出版发行集团
	福建科学技术出版社
社 址	福州市东水路 76 号（邮编 350001）
网 址	www.fjstp.com
经 销	福建新华发行（集团）有限责任公司
印 刷	福建地质印刷厂
开 本	700 毫米×1000 毫米 1/16
印 张	64.25
字 数	1259 千字
版 次	2016 年 9 月第 1 版
印 次	2022 年 10 月第 2 次印刷
书 号	ISBN 978-7-5335-4972-5
定 价	598.00 元

书中如有印装质量问题，可直接向本社调换

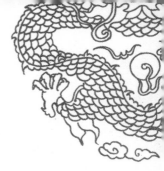

顾问委员会

马继兴　中国中医科学院资深研究员
　　　　国家首批继承老中医药专家学术经验指导老师

余瀛鳌　中国中医科学院研究员
　　　　全国古籍整理出版规划领导小组成员

钱超尘　北京中医药大学教授
　　　　中华中医药学会李时珍研究会主任

张灿玾　山东中医药大学教授、首届"国医大师"
　　　　国家首批继承老中医药专家学术经验指导老师

裘沛然　上海中医药大学教授、首届"国医大师"
　　　　国家首批继承老中医药专家学术经验指导老师

颜德馨　同济大学医学院教授、首届"国医大师"
　　　　国家首批继承老中医药专家学术经验指导老师

温长路　中华中医药学会学术顾问、教授
　　　　中华中医药学会中医药文化分会秘书长

凌耀星　上海中医药大学教授
　　　　上海中医药大学名师工作室导师

叶显纯　上海中医药大学教授
　　　　上海中医药大学名师工作室导师

柯雪帆　上海中医药大学教授
　　　　上海中医药大学名师工作室导师

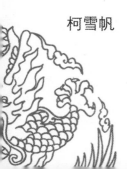

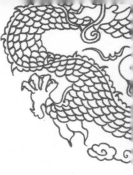

编委会

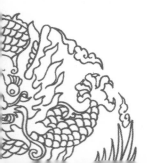

导　言

一、《黄帝内经》在中医学中的重要地位

《黄帝内经》大约成书于战国至秦汉时期，由《素问》和《灵枢》组成，为我国现存最早的医学典籍。它集中反映了中国古代的医学成就，创立了中国医药学的理论体系，奠定了中国医学发展的基础。在漫长的历史发展过程中，指导着中国医药学的发展。直到今天，《黄帝内经》对于中医药学的理论研究与临床实践仍然具有重要的指导意义。其中记述了大量中国古代天文、气象、物候等学科的知识，为各有关学科的研究提供了重要的史料，为后学中医者提供重要的学习资料。

二、《素问》的主要内容

《素问》是《黄帝内经》的重要组成之一，其所论内容十分丰富，以人与自然统一观、阴阳学说、五行说、脏腑经络学为主，论述脏腑、经络、病因、病机、治则、药物以及摄生、养生防病等各方面的关系，集医理、医论、医方于一体，保存了《五色》《脉变》《上经》《下经》《太始天元册》等20多种古代医籍，突出阐发了古代的哲学思想，强调了人体内外统一的整体观念，是中医基本理论的渊源。

《素问》凡24卷，共有81篇，其中第一、二卷重点论述摄生与阴阳五行学说；第三卷重点论述藏象；第四卷重点论述治法；第五、六卷重点论述诊法；第七卷着重论述病机；第八卷重点论述针道与病机；第九、十、十一、十二、十三卷着重论述疾病；第十四卷至第十八卷重点论述俞穴和针道；第十九卷至第二十二卷重点论述运气；第二十三、二十四卷重点论述病机、治则与医德。由于《黄帝内经》成书年代久远，且不是成于一人一手，故其在编排上存在着一定的重

复，也没有严格的卷篇划分，从阅读中可以看到，其中许多内容常常相互交织地存在于不同的篇章之中。

《素问》名称，最早见于公元3世纪初期张仲景《伤寒杂病论自序》，他说："勤求古训，博采众方，撰用《素问》、《九卷》、《八十一难》、《阴阳大论》、《胪药录胎》，并《平脉辨析》，为《伤寒卒病论》十六卷。"从此至今，1700多年来，《素问》名称没有改变。为什么要叫《素问》呢？宋·林亿等人《新校正语》说："所以《素问》之义，金元起有说：'素者本也，问者，黄帝问岐伯也。防陈性情之源，五行之本，故曰《素问》。'元起虽有此解又未甚明。按《乾凿度》云：'夫有形生于无形，故有太易、有太初、有太始、有太素。有太易者，未见气也。太初者，气之始也。太始者，形之始也。太素者，质之始也。气形质具，则苛瘵由是萌生。故帝问此太素质之始也。《素问》之名，义或由此。'"（《黄帝内经·素问·卷第一》）《素问》之意，阐述人体已具备的气形质，有生以来会产生的种种疾病，并由疾病所发生的问题，故以问答以发明之。因此，《素问》之义，实质是以问答形式讲述人体的生理病理的问题。

三、版本流传情况

《素问》成书于战国至秦汉时期，又经后世医家的不断补充而成。唐代以前的书籍多为简书或帛书，由于成书年代久远和保存不妥，佚失和错脱是经常会发生的，故自隋唐开始，对古书的校勘整理引起了人们的重视。由于历代文字工作者的精心整理和保存，我们今天才能看到这部对中医学有着重要贡献的巨著。据现有文献记载，对《素问》进行校勘整理始于隋唐，现存的《素问》版本，就是据唐代王冰次注本传刻而成的。当年王冰见《素问》"世本纰缪，篇目重叠，前后不伦，文义悬隔"，于是将其内容讹误之处，经过分合增删、校勘整理，分成二十四卷。至宋代，丁度等曾校正《素问》，高若纳也曾著《素问误文阙义》，可惜今皆佚失。宋代国家设立校正医书局，经高保衡、林亿等校正的《素问》，为现存最早的校勘本，其中多引用《难经》《脉经》《甲乙经》《太素》及《素问》别本与全元起注本之文互为对勘，颇有益于后学者。至清代，许多学者和医家，从版本学和训诂学的角度，对《素问》一书又进行了大量的校勘工作，如胡澍《素问校义》、俞樾《内经辩言》、孙诒让《札迻》卷十一、顾观光《素问校勘记》、张琦《素问释义》、冯承熙《校余偶识》、江有诰《先秦韵读》中的《素问》部分等等。

对《素问》的注释，当首推梁人全元起，他曾对本书进行过全面的注释，著有《素问训解》，至宋代尚存，后亡佚。此后隋唐时期的杨上善，将《内经》撰为《太素》三十卷，分类名篇，加以注释，亦颇可参，可惜今已不全。唐代王冰除对《素问》进行整理外，还作了全面的注释，对经义颇多阐发，为后学者所宗，是现存最早的全释本。唐代以后，研究《内经》的学者颇多，大致有以下几种研究成果：

1. 对经文发挥：有明代马莳的《素问注证发微》，吴昆的《吴注素问》，清代薛雪的《医经原旨》等。

2. 对《内经》进行分类编撰：有明代张介宾的《类经》，黄元御的《素问悬解》等。

3. 对经文进行注释：有清代张志聪等的《素问集注》，张琦的《素问释义》，南京中医学院的《黄帝内经素问译释》等。

4. 对《素问》进行普及：有明代李中梓的《内经知要》，山东中医学院的《黄帝内经素问白话解》等。

四、学习《素问》的要点

学习《素问》，首先要了解《素问》有关阴阳五行学说的学术思想。古代的阴阳五行学说，曾经广泛应用于各个方面，如五行的哲学范畴应用到医学，把哲学与医学密切交融在一起，它认为人类生命变化是按照阴阳对立原则进行的。正如《素问·阴阳应象大论》所说，"清阳出上窍，浊阴属下窍；清阳发腠理，浊阴走五脏；清阳实四肢，浊阴归六腑"，故对立统一的协调，就能维持人体生命健康。如果这种对立统一遭到破坏，人体就处于病理状态，出现阴盛阳衰、阳盛阴衰等病理表现，最后出现"阴阳离决"的病变。阴阳的对立是相对的，而不是绝对的，两者之间是相互为用、互为其根的。如《素问·阴阳离合论》说，"天覆地转，万物方生未出地者，命曰阴处，名曰阴中之阴；则出土者，名曰阴中之阳"，《素问·阴阳应象大论》说，

"阴在内阳之守也，阳在外阴之使也"等，都指出了阴阳两方面必须保持对立统一的协调关系，人体才能有正常的活动。当然，五行学说，还从其"相生""相克"和"生克制化"等方面，来说明许多事物都是相互联系的，并指出五行是维系事物正常发展不可分割的根据，"木得金而伐，火得水而灭，土得木而达，金得火而缺，水得土而绝，万物尽然，不可胜竭。"

学习《素问》，其次要了解《素问》有关整体观念的学术思想。《素问》认为，人体内部是个统一的整体，体内各个部分都是互相联系的。这种相互联系，是不可分割的关系，表现在生理、病理、脏腑和经络各个方面，如《素问·痿论》说，"肺主身之皮毛，心主身之血脉，肝主身之筋膜，脾主身之骨髓"，说明五脏与形体方面的功能联系。同时，《素问》认为，人体与外界又有密切的关联，"人以天地之气生，四时之法成"（《素问·宝命全形论》），"平旦人气生，日中而阳气隆，日西而阳气已虚，气门乃闭"（《素问·生气通天论》），说明人体生理与自然界的变化关系密切，但不完全是与自然之变化适合，而是无时无刻不在做出与之相应的变化来适应它。

学习《素问》，还要了解《素问》有关动而不息的运动观的学术思想。《素问》认为，物质是在相互联系和制约中不断运动变化。《素问·六微旨大论》说，"成败倚伏生乎动，动而不已则变作矣"，又说，"夫物之生从于化，物之极由乎变，变化之相薄，成败之所由也"，指出了动静的辩证关系，反映了事物由新生、发展到灭亡的变化过程。"故高下相召，升降相应，而变作矣。"《素问·脉要精微论》指出："四变之动，脉与之上下，以春应中规，夏应中矩，秋应中衡，冬应中权。"一年四季的阴阳运动，影响人体，血脉亦随之而上下运动，其脉在外形象为规、矩、衡、权的不同。因此，也可以理解"动"为生命的源泉，唯有不息的运动，才能变化无已。

也就是说，学习《素问》，关键要掌握它的主要学术思想。除此之外，学习过程中要注意循序渐进，借助字典，排除语言方面的障碍，掌握一字多义的种种用法。根据《素问》释读、文章段落中心大意、文体结构，全面了解经文的深刻内涵，并能联系自然界的客观现象、人体的正常功能活动，或人体处于病理状态时的各种表现来理解原文。《素问》是千百年来中国传统医学的临床经验概括与总结，所以它又是一本中医临床著作，有较强的实践性，因此，要理论联系实际地学习。

《黄帝内经》中保存着我国古代大量的宝贵资料，是研究祖国医学的宝贵财富，经过了历代医家、学者、文人的注释、经解及分类编撰等工作，对后世进一步研究提供了详实的资料。

五、本次释读的有关说明

本次释读以 1955 年人民卫生出版社影印出版的、明·顾从德刻的《重广补注黄帝内经素问》为蓝本，并采用明·马莳《素问注证发微》、明·吴昆《吴注黄帝内经素问》、清·张志聪等《素问集注》等作为注释的主要参考书。

目　录

卷第一 ···(1)

上古天真论篇第一 ···(1)

四气调神大论篇第二 ··(4)

生气通天论篇第三 ···(6)

金匮真言论篇第四 ···(8)

卷第二 ···(11)

阴阳应象大论篇第五 ··(11)

阴阳离合论篇第六 ···(16)

阴阳别论篇第七 ··(17)

卷第三 ···(20)

灵兰秘典论篇第八 ···(20)

六节藏象论篇第九 ···(21)

五脏生成篇第十 ··(24)

五脏别论篇第十一 ···(26)

卷第四 ···(28)

异法方宜论篇第十二 ··(28)

移精变气论篇第十三 ··(29)

汤液醪醴论篇第十四 ··(31)

玉版论要篇第十五 ···(32)

诊要经终论篇第十六 ··(33)

卷第五 ···(36)

脉要精微论篇第十七 ··(36)

平人气象论篇第十八 ··(39)

卷第六 ·· (42)

　　玉机真脏论篇第十九 ·································· (42)

　　三部九候论篇第二十 ·································· (45)

卷第七 ·· (49)

　　经脉别论篇第二十一 ·································· (49)

　　藏气法时论篇第二十二 ······························ (50)

　　宣明五气篇第二十三 ·································· (53)

　　血气形志篇第二十四 ·································· (55)

卷第八 ·· (57)

　　宝命全形论篇第二十五 ······························ (57)

　　八正神明论篇第二十六 ······························ (59)

　　离合真邪论篇第二十七 ······························ (61)

　　通评虚实论篇第二十八 ······························ (63)

　　太阴阳明论篇第二十九 ······························ (66)

　　阳明脉解篇第三十 ···································· (68)

卷第九 ·· (70)

　　热论篇第三十一 ······································ (70)

　　刺热篇第三十二 ······································ (72)

　　评热病论篇第三十三 ·································· (74)

　　逆调论篇第三十四 ···································· (76)

卷第十 ·· (78)

　　疟论篇第三十五 ······································ (78)

　　刺疟篇第三十六 ······································ (82)

　　气厥论篇第三十七 ···································· (85)

　　咳论篇第三十八 ······································ (86)

卷第十一 ·· (88)

　　举痛论篇第三十九 ···································· (88)

腹中论篇第四十 .... （90）

刺腰痛篇第四十一 .... （92）

卷第十二 .... （97）

风论篇第四十二 .... （97）

痹论篇第四十三 .... （99）

痿论篇第四十四 .... （102）

厥论篇第四十五 .... （104）

卷第十三 .... （107）

病能论篇第四十六 .... （107）

奇病论篇第四十七 .... （109）

大奇论篇第四十八 .... （112）

脉解篇第四十九 .... （114）

卷第十四 .... （118）

刺要论篇第五十 .... （118）

刺齐论篇第五十一 .... （119）

刺禁论篇第五十二 .... （120）

刺志论篇第五十三 .... （122）

针解篇第五十四 .... （123）

长刺节论篇第五十五 .... （126）

卷第十五 .... （128）

皮部论篇第五十六 .... （128）

经络论篇第五十七 .... （130）

气穴论篇第五十八 .... （131）

气府论篇第五十九 .... （134）

卷第十六 .... （138）

骨空论篇第六十 .... （138）

水热穴论篇第六十一 .... （141）

卷第十七 ······ (144)

调经论篇第六十二 ······ (144)

卷第十八 ······ (149)

缪刺论篇第六十三 ······ (149)

四时刺逆从论篇第六十四 ······ (153)

标本病传论篇第六十五 ······ (155)

卷第十九 ······ (158)

天元纪大论篇第六十六 ······ (158)

五运行大论篇第六十七 ······ (161)

六微旨大论篇第六十八 ······ (167)

卷第二十 ······ (173)

气交变大论篇第六十九 ······ (173)

五常政大论篇第七十 ······ (180)

卷第二十一 ······ (192)

六元正纪大论篇第七十一 ······ (192)

卷第二十二 ······ (216)

至真要大论篇第七十四 ······ (216)

卷第二十三 ······ (232)

著至教论篇第七十五 ······ (232)

示从容论篇第七十六 ······ (234)

疏五过论篇第七十七 ······ (236)

徵四失论篇第七十八 ······ (239)

卷第二十四 ······ (241)

阴阳类论篇第七十九 ······ (241)

方盛衰论篇第八十 ······ (244)

中医四大经典（善本精注版）

目录

解精微论篇第八十一 ·· （247）

附录　黄帝内经素问遗篇 ·································· （250）

刺法论篇第七十二 ·· （250）

本病论篇第七十三 ·· （257）

卷第一

上古天真论篇 第一

昔在黄帝，〔**黄帝**：《史记》载，黄帝姓公孙，继神农氏而有天下，都轩辕之丘，以土德王，故号黄帝。〕生而神灵，〔**神灵**：智慧，即非常聪明灵慧。〕弱而能言，幼而徇齐，〔**徇齐**：迅疾，此言黄帝幼时智能发育快，对事物之理解敏捷迅速。〕长而敦敏，〔**敦**：为人忠诚厚实。**敏**：处事敏达。〕成而登天。乃问于天师曰：余闻上古之人，〔**上古**：指远古，即人类生活之早期时代。〕春秋皆度百岁，〔**春秋**：年龄。**度**：超过。〕而动作不衰；今时之人，年半百而动作皆衰者，时世异耶？人将失之耶？〔**句释**：还是因为人们不懂养生之道而引起？〕岐伯对曰：上古之人，其知道者，〔**知**：懂得。**道**：修真养生之道。〕法于阴阳，〔**法**：效法、取法。**阴阳**：指天地变化的规律。〕和于术数，〔**和**：调。**术数**：修身养性之法。〕食饮有节，起居有常，不妄作劳，〔**不妄作劳**：不随便妄动，以免过度劳累。〕故能形与神俱，〔**形与神俱**：形体与精神活动一致。〕而尽终其天年，〔**天年**：人的自然寿命。一般以一百岁为天年。〕度百岁乃去。今时之人不然也，以酒为浆，〔**以酒为浆**：指饮酒过度。〕以妄为常，醉以入房，以欲竭其精，以耗散其真，〔**真**：真元之气。〕不知持满，〔**持**：保持。**满**：精气充满。〕不时御神，〔**不时御神**：不以时调养精神。〕务快其心，逆于生乐，〔**务快其心，逆于生乐**：快于心欲之用，则违背养生之乐矣。〕起居无节，故半百而衰也。夫上古圣人之教下也，〔**圣人**：对养生之道有高度修养的人。〕皆谓之虚邪贼风，〔**虚邪贼风**：泛指四时一切反常的气候变化。〕避之有时。恬惔虚无，〔**恬**：静。**惔**：安。**恬惔虚无**：指人的思想清静无欲。〕真气从之，精神内守，病安从来。是以志闲而少欲，〔**志闲**：思想清静无为。〕心安而不惧，形劳而不倦，气从以顺，〔**气从以顺**：正气从而通顺。〕各从其欲，皆得所愿。故美其食，任其服，乐其俗，高下不相慕，其民故曰朴。〔**朴**：朴素、朴实。〕是以嗜欲不能劳其目，〔**目**：精神之所关注。**嗜欲不能劳其目**：心神既朴，则嗜欲不能劳其目。〕淫邪不能惑其心，〔**淫邪不能惑其心**：心神既朴，则淫乱邪恶不能惑乱其心。〕愚智贤不肖，不惧于物，〔**愚智贤不肖，不惧于物**：愚笨、聪明贤良或不贤之各种不同的人，不为外物所惊扰。〕故合于道。所以能年皆度百岁而动作不衰者，以其德全不危也。〔德：修养而有得于心。即只有掌握了养生之道，才能保全天真之气而不被伤害。〕

帝曰：人年老而无子者，材力尽邪？〔材力：精。尽：竭。邪：同"耶"。〕将天数然也？〔将：同"抑"，"还是"之义。天数：天赋之限数也，指自然之生长发育规律。〕岐伯曰：女子七岁，肾气盛，齿更发长。〔齿更：即更换乳齿。〕二七而天癸至，〔天癸：指肾所藏之精，是一种促进生长和生殖机能的物质。〕任脉通，太冲脉盛，月事以时下，〔月事：指月经。〕故有子。三七，肾气平均，〔平均：充满。〕故真牙生而长极。〔真牙：即智齿。〕四七，筋骨坚，发长极，身体盛壮。五七，阳明脉衰，〔阳明脉：指手足阳明经脉。〕面始焦，〔焦：憔悴。〕发始堕。〔阳明脉衰，面始焦，发始堕：阳明经脉上行于头面发际，经气衰，气血不荣于头面部，可出现面焦发脱的症状。〕六七，三阳脉衰于上，〔三阳脉：指手足之太阳、阳明、少阳各三条阳脉。三阳之脉皆上于头。〕面皆焦，发始白。七七，任脉虚，太冲脉衰少，天癸竭，地道不通，〔地道不通：经水绝止。〕故形坏而无子也。〔形坏：形体衰老。〕丈夫八岁，〔丈夫：男子。〕肾气实，〔实：充实。〕发长齿更。二八，肾气盛，天癸至，精气溢泻，〔精气溢泻：肾气充实，精充满而外泻。〕阴阳和，〔阴阳和：男女相合。〕故能有子。三八，肾气平均，筋骨劲强，故真牙生而长极。四八，筋骨隆盛，肌肉满壮。五八，肾气衰，发堕齿槁。六八，阳气衰竭于上，面焦，发鬓颁白。七八，肝气衰，筋不能动，天癸竭，精少，肾脏衰，形体皆极。八八，则齿发去。肾者主水，受五脏六腑之精而藏之，故五脏盛，乃能泻。今五脏皆衰，筋骨解堕，〔解堕：同"懈惰"，指筋骨松懈，懒于动作。〕天癸尽矣。故发鬓白，身体重，行步不正，而无子耳。帝曰：有其年已老而有子者何也？岐伯曰：此其天寿过度，气脉常通，而肾气有余也。此虽有子，男不过尽八八，女不过尽七七，而天地之精气皆竭矣。帝曰：夫道者年皆百数，能有子乎？岐伯曰：夫道者能却老而全形，〔却老而全形：防止衰老而保持形神俱全的健康状态。〕身年虽寿，能生子也。

黄帝曰：余闻上古有真人者，〔真人：指养生修养最高的，能掌握天地阴阳变化规律，保全精神和真气的一种人。〕提挈天地，〔提挈天地：提指地，挈指天，言其能支配天地变化之规律。〕把握阴阳，呼吸精气，〔呼吸精气：呼接于天，故通乎气，吸接于地，故通乎精。指呼吸天地间精微之气。〕独立守神，〔独立：即自作主宰。守神：即精神内守。〕肌肉若一，故能寿敝天地，〔敝：尽。〕无有终时，此其道生。中古之时，有至人者，〔至人：其修养与真人相近，亦能保精全真，长有天命。〕淳德全道，〔淳德全道：即修养其德，保全其道。〕和于阴阳，调于四时，去世离俗，〔去世离俗：身居世俗之内，心超世俗之外。〕积精全神，游行天地之间，视听八达之外，〔游行天地之间，视听八达之外：意念通达于天地间，视听敏锐，能远及八方之外。〕此盖益其寿命而强者也，亦归于真人。其次有圣人者，处天地之和，从八风之理，〔八风：泛指自然界气候变化。〕适嗜欲于世俗之间，无恚嗔之心，〔恚：音"huì"，怒。嗔：盛。〕行不欲离于世，〔行不欲离于世：其行为不离世俗。〕被服章，举不欲观于俗，〔举不欲观于俗：其举动不必随俗而变。〕外不劳形于事，内无思想之患，以恬愉为务，以自得为功，〔以恬愉为务，以自得为功：以恬恢愉悦为要务，以悠然自得为己功。〕形体不敝，〔敝：坏也。形体不敝：形体不衰老。〕精神不散，亦可以百数。其次有贤人者，法则天地，〔法则天地：以天地之道为法则。〕象似日月，〔象似日月：顺应日月之昼夜盈亏变化。〕辩列星辰，〔辩列星辰：观察辨别星辰之变化。〕逆从阴阳，〔逆从阴阳：顺从阴阳升降变化的规律。〕分别四时，将从上古，合同于道，亦可使益寿而有极时。〔极：尽，即尽其天年。〕

导读分析

一、篇名解析 ▶▶▶

本篇以上古人的养生，特别要注意保养先天真气为立论的基础而论，故篇名为《上古天真论》。

二、文章大意 ▶▶▶

古人保持长寿的主要方法有四：一是顺应四时的变化，"和于阴阳，调于四时"之养生原则和"春夏养阳，秋冬养阴"的方法；二是锻炼身体，修身养性，即"和于术数"；三是保持正常的生活规律，"饮食有节，起居有常，不妄作劳"，否则必致早衰；四是调摄精神，保养正气。本篇又提出"真气"即"正气"，"天癸"是一种与肾气有密切关系、可促成生殖功能成熟的物质等概念，指出肾气对男女生、长、壮、老具有十分重要的作用。

通过对古代养生家不同养生方法及效果的讨论，本文提出了保养天真之气，以却病延年的原则、方法和道理；强调肾气旺盛为长寿的基础；延年益寿的关键是保养人的"精、气、神"。

三、结构分析 ▶▶▶

第1段：讨论了养生的主要法则及其与长寿的关系
第2段：从人体生长发育、衰老及生殖功能方面的客观规律，强调肾气在生命过程中的主导作用
第3段：以四种养生家为例，指出寿命长短，取决于顺应天地四时阴阳而保养精、气、神的程度
　　1. 掌握天地阴阳变化规律，保全精神（真人）
　　2. 身居世俗之内，心超世俗之外（恬恢虚无，精神乃治）（至人）
　　3. 掌握养生之道，保全正气（圣人）
　　4. 顺应四时，修身养性，延年益寿（贤人）

四气调神大论篇第二

　　春三月，此谓发陈，〔发：生发。陈：过去。发陈：推陈出新，除旧更新。〕天地俱生，万物以荣，夜卧早起，广步于庭，被发缓形，〔被：通"披"，松缓衣带，舒展形体。〕以使志生，生而勿杀，予而勿夺，赏而勿罚，此春气之应，养生之道也。逆之则伤肝，夏为寒变，奉长者少。〔句释：夏长之气是以春生之气为基础的，如春天养生不好，阳气生发不足，提供给夏长的基础差，夏天就容易发生阳气不足的寒性病变。〕夏三月，此为蕃秀，〔蕃：茂盛、繁茂。秀：华丽、秀丽。〕天地气交，万物华实，夜卧早起，无厌于日，使志无怒，使华英成秀，使气得泄，若所爱在外，此夏气之应，养长之道也。逆之则伤心，秋为痎疟，奉收者少，冬至重病。〔句释：夏逆于上，秋无以收，则冬无所藏，阳不归原，根气已损，至冬时寒水当令，无阳热温配，故冬时为病。〕秋三月，此谓容平，〔容：收容。平：平定。秋三月，此谓容平：秋天的三个月，是万物由华秀而结实，处于收容平定的收成季节。〕天气以急，地气以明，早卧早起，与鸡俱兴，使志安宁，以缓秋刑，收敛神气，使秋气平，无外其志，使肺气清，此秋气之应，养收之道也。逆之则伤肺，冬为飧泄，〔飧泄：指水谷不分的寒性腹泻。飧，音"sūn"。〕奉藏者少。冬三月，此谓闭藏，水冰地坼，〔坼：音"chè"，裂开。〕无扰乎阳，早卧晚起，必待日光，使志若伏若匿，若有私意，若已有得，去寒就温，无泄皮肤，使气亟夺，〔亟：迅速。去寒就温，无泄皮肤，使气亟夺：应该保持阳气，不要使阳气受削夺。〕此冬气之应，养藏之道也。逆之则伤肾，春为痿厥，奉生者少。〔痿：痿废不用。厥：厥冷。句释：冬失所养，奉生者少，则肝虚，肝虚则筋失其养而病为痿；冬不能藏则阳气虚，不能达于四肢，故病为厥。〕

　　天气，清净光明者也，藏德不止，〔藏：隐藏而不显露。德：自然气候中含有促进万物与人类生化作用的力量。〕故不下也。天明则日月不明，〔明：显露。天明则日月不明：若天不藏德而反显露于外者，即为天明。如果天明，则自然界的正常规律被破坏，而日月为之隐晦不明。〕邪害空窍，阳气者闭塞，地气者冒明，〔阳气者闭塞，地气者冒明：天气闭塞而不下降，则地气即昏冒而不能上承。〕云雾不精，〔精：通"晴"。〕则上应白露不下，交通不表，〔交通：天地之气互相感应。不表：不彰明。〕万物命故不施，〔不施：不能受其施化。〕不施则名木多死。恶气不发，风雨不节，白露不下，则菀槁不荣。〔菀：郁、抑郁。槁：枯槁。〕贼风数至，暴雨数起，天地四时不相保，与道相失，则未央绝灭。〔央：作"中"字解，即一半。未央绝灭：生物未活至其寿命的一半就死亡了。〕唯圣人从之，故身无奇病，万物不失，生气不竭。

　　逆春气，则少阳不生，肝气内变。〔句释：少阳之令不能生发，肝气被郁而内变诸病。〕逆夏气，则太阳不长，心气内洞。〔洞：空虚。太阳不长，心气内洞：太阳之令不长，心气内虚而为诸病。〕逆秋气，则太阴不收，肺气焦满。〔焦满：焦灼而胀满。太阴不收，肺气焦满：太阴之令不收，清肃之令不行，而肺热叶焦，发为胸闷胀满之病。〕逆冬气，则少阴不藏，肾气独沉。〔独：为"浊"之误。肾气独沉：指肾气混浊而消沉，而不能上济于心。〕

　　夫四时阴阳者，万物之根本也，所以圣人春夏养阳，秋冬养阴，以从其根，故与万物沉浮于生长之门。逆其根，则伐其本，坏其真矣。故阴阳四时者，万物之终始也，死生之本也，逆之则灾害生，从之则苛疾不起，是谓得道。道者，圣人行之，愚者佩之。〔佩：古与"背"同声，通用。〕从阴阳则生，逆之则死，从之则治，逆之则乱。反顺为逆，是谓内格。〔格：拒。〕

　　是故圣人不治已病治未病，不治已乱治未乱，此之谓也。夫病已成而后药之，乱已成而后治之，譬犹渴而穿井，斗而铸锥，〔锥：兵器。〕不亦晚乎！

导读分析

一、篇名解析 ▶▶▶

　　本篇主要论述人体应顺从四时气候的变化来调摄精神活动，使之适合自然界生长收藏的规律，从而达到养生防病的目的，故篇名为《四气调神大论》。

二、文章大意 ▶▶▶

　　本篇论述了四时气候有春温、夏热、秋凉、冬寒的不同，指出春夏秋冬四时阴阳变化是促使万物生长收藏的根本动力，人体也应顺从四时阴阳而调之；阐述了顺应四时之气调摄精神意志的方法，并从"从"、"逆"两个方面反复论证顺应四时之气调摄精神意志的必要性，突出强调"天人相应"的内经理论体系养生学基本思想；最后提出"不治已病治未病"的观点，强调重视早期诊断，早期治疗。

三、结构分析 ▶▶▶

　　第1段：提出了顺应四时的养生方法——四时调神法

　　第2～4段：讨论了顺应四时阴阳与健康长寿的关系
　　　1. 第2段：阴阳协调生气不竭
　　　2. 第3段：分述逆四时阴阳变化所致的阴阳失调，五脏不和
　　　3. 第4段：四时阴阳是万物之根本，顺阴阳必生，逆阴阳必死

　　第5段：提出"不治已病治未病"，强调治未病是养生的一个基本内容

生气通天论篇 第三

黄帝曰：夫自古通天者，〔通天：人的生命活动与天气（自然界）相通。〕生之本，本于阴阳。〔生之本，本于阴阳：生命的根本在于阴阳的变化。〕天地之间，六合之内，〔六合：四方上下，合称"六合"。〕其气九州、九窍、五脏、十二节，〔九州：古代九个地名。九窍：上五官七窍、下二阴两窍，共九窍。五脏：心、肝、肺、脾、肾之称。十二节：两手两足各三大关节。〕皆通乎天气。其生五，〔五：即五行。〕其气三，〔三：三阴三阳之气。〕数犯此者，则邪气伤人，此寿命之本也。苍天之气，清净则志意治，顺之则阳气固，虽有贼邪，弗能害也，此因时之序。〔因：相依就。序：先后次序。〕故圣人传精神，〔传：通"抟"，聚。音"tuán"。〕服天气，〔服：从，顺。〕而通神明。〔神明：指阴阳的变化。〕失之则内闭九窍，外壅肌肉，卫气散解，此谓自伤，气之削也。

阳气者若天与日，失其所则折寿而不彰，故天运当以日光明。是故阳因而上，卫外者也。因于寒，欲如运枢，起居如惊，神气乃浮。因于暑，汗，烦则喘喝，静则多言，体若燔炭，汗出而散。因于湿，首如裹，湿热不攘，〔攘：音"ráng"，除。〕大筋緛短，〔緛：音"ruǎn"，收缩。〕小筋弛长，〔弛：放，放纵。〕緛短为拘，弛长为痿。因于气，为肿，四维相代，〔四维：指四时。代：更代。四维相代：四时邪气更替伤人。〕阳气乃竭。

阳气者，烦劳则张，〔张：鸱张亢盛。〕精绝，〔绝：衰竭。〕辟积于夏，〔辟积：重复。〕使人煎厥。〔煎厥：病名。〕目盲不可以视，耳闭不可以听，溃溃乎若坏都，〔溃：漏、旁决。都：水泽所聚。〕汩汩乎不可止。〔汩：急流。〕阳气者，大怒则形气绝，而血菀于上，〔菀：茂盛貌，同"郁"。〕使人薄厥。〔薄：迫。〕有伤于筋，纵，其若不容，汗出偏沮，使人偏枯。汗出见湿，乃生痤疿。〔痤：小疖。疿：汗疹。〕高粱之变，足生大丁，〔高：同"膏"。梁：粱。足：足以，非手足之足。高粱之变，足生大丁：过食肥美厚味，多易产生大的疔疮。〕受如持虚。〔受如持虚：形容如手持空器以受物般易于生病。〕劳汗当风，寒薄为皶，〔皶：俗称"粉刺"。〕郁乃痤。阳气者，精则养神，柔则养筋。开阖不得，寒气从之，乃生大偻。〔偻：音"lǚ"，脊背弯曲。〕陷脉为痿，留连肉腠。俞气化薄，传为善畏，及为惊骇。营气不从，逆于肉理，乃生痈肿。魄汗未尽，形弱而气烁，穴俞以闭，发为风疟。故风者，百病之始也，清静则肉腠闭拒，虽有大风苛毒，弗之能害，此应时之序也。故病久则传化，上下不并，〔上下不并：即气机升降失常。〕良医弗为。故阳畜积病死，而阳气当隔，隔者当泻，〔阳畜积病死……隔者当泻：阳气蓄积，就要隔塞不通，应当用泻的方法来治疗。〕不亟正治，粗乃败之。故阳气者，一日而主外，平旦人气生，日中而阳气隆，日西而阳气已虚，气门乃闭。〔**气门**：玄府，指汗孔。〕是故暮而收拒，无扰筋骨，无见雾露，反此三时，〔**三时**：即平旦、日中、日西。〕形乃困薄。

岐伯曰：阴者，藏精而起亟也；〔**亟**：音"qì"，迅速，急切。〕阳者，卫外而为固也。阴不胜其阳，则脉流薄疾，〔**薄**：迫。**疾**：急速。**薄疾**：急迫。〕并乃狂。〔**并乃狂**：并者，阳邪入于阳分，阳盛则狂。〕阳不胜其阴，则五脏气争，九窍不通。是以圣人陈阴阳，筋脉和同，骨髓坚固，气血皆从。如是则内外调和，邪不能害，耳目聪明，气立如故。〔**气立如故**：真气独立，运行如常。〕风客淫气，〔**风客淫气**：风为阳邪，客于肤表，是为淫伤于气。〕精乃亡，邪伤肝也。因而饱食，筋脉横解、肠澼为痔。因而大饮，则气逆。因而强力，〔**强力**：强力入房，或指过度用力。〕肾气乃伤，高骨乃坏。〔**高骨**：腰高之骨。**肾气乃伤，高骨乃坏**：腰为肾之府，高骨坏而不能动摇，说明肾将惫矣。〕凡阴阳之要，阳密乃固，两者不和，若春无秋，若冬无夏，因而和之，是谓圣度。〔**圣度**：圣人调养的法度。〕故阳强不能密，阴气乃绝。阴平阳秘，精神乃治，阴阳离决，精气乃绝。因于露风，乃生寒热。是以春伤于风，邪气留连，乃为洞泄。〔**洞泄**：下利无度。〕夏伤于暑，秋为痎疟。秋伤于湿，上逆为咳，发为痿厥。冬伤于寒，春必温病。〔**句释**：冬受病则奉生者少，至春时容易感受春温之气而发病。〕四时之气，更伤五脏。〔**句释**：寒暑温凉，递相胜负，故四时之气更替而伤五脏之和。〕

阴之所生，本在五味，阴之五宫，〔**五宫**：指五脏。〕伤在五味。是故味过于酸，肝气以津，脾气乃绝。味过于咸，大骨气劳，〔**大骨**：泛指全身骨骼。〕短肌，心气抑。味过于甘，心气喘满，色黑，肾气不衡。味过于苦，脾气不濡，胃气乃厚。味过于辛，筋脉沮弛，〔**沮**：坏。〕精神乃央。〔**央**：同"殃"。〕是故谨和五味，骨正筋柔，气血以流，腠理以密，如是则骨气以精，〔**骨气以精**：有形之骨，无形之气，皆以精粹。〕谨道如法，长有天命。

导读分析

一、篇名解析 ▶▶▶

本篇主要论述人的生命活动与自然界息息相通的道理，故篇名为《生气通天论》。

二、文章大意 ▶▶▶

本篇说明人的生气与天（自然）密切联系，强调要本于阴阳。六淫为患，产生多种诸如大偻、痿、善畏、惊骇、痈肿、风疟、拘挛等疾病，总离不开阴阳的变化。文章重点说明阳气失常在病理上的影响，论述了饮食五味与人体健康的关系。

三、结构分析 ▶▶▶

第1段：人之阴阳与自然界之阴阳内外相通，而为生命之根本

第2～3段："阳气者，若天与日，失其所则折寿而不彰"、"苍天之气，清静则
志意治"，则是借天和太阳来比喻人体阳气的重要性及"阳气者，精则
养神，柔则养筋"的作用；并以具体的病症"煎厥"、"薄厥"来说明
阳气失常的病机、症状

第4段：讲述人体内阴气与阳气的相互关系

第5段：讲述阴精的作用及五味所伤

金匮真言论篇 第四

黄帝问曰：天有八风，〔**八风**：指东、南、西、北、东南、西北、东北、西南八方之
风。**天有八风**：概括自然界气候经常的多种变化。〕经有五风，〔**经**：指经脉，连属五脏。**经
有五风**：五脏经脉均可因风邪侵入而发病。〕何谓？岐伯对曰：八风发邪，以为经风，
触五脏，邪气发病。所谓得四时之胜者，春胜长夏，〔**长夏**：春秋之间，相当于农历
六月。〕长夏胜冬，冬胜夏，夏胜秋，秋胜春，所谓四时之胜也。

东风生于春，病在肝，俞在颈项。〔**东风生于春**：东风常见于春季。**俞在颈项**：为
经气转输之处，春气升发向上，经气也应而向上，故经气转输之处在颈项。**句释**：春气主风，
风气通于肝，故春季人若受病，病变多在肝及肝经，治疗时则应取颈项部穴位。〕南风生于
夏，病在心，俞在胸胁。西风生于秋，病在肺，俞在肩背。北风生于冬，病在
肾，俞在腰股。中央为土，病在脾，俞在脊。故春气者病在头，〔**气**：在此处作外
界气候解。〕夏气者病在脏，〔**脏**：在此处指心，心通夏气，为诸脏之主也。〕秋气者病在
肩背，冬气者病在四肢，故春善病鼽衄，〔**鼽**：音"qiú"，鼻塞流清涕。**衄**：音"nǜ"，
鼻出血。〕仲夏善病胸胁，〔**仲夏**：即夏季。〕长夏善病洞泄寒中，〔**洞泄**：也称飧泄，
水谷不化而下利。〕秋善病风疟，冬善病痹厥。〔**痹厥**：指关节痛、手足麻木、四肢厥冷
等症。〕

故冬不按跷，〔**按**：即按摩。**跷**：指如矫捷之举动手足，即所谓导引。〕春不鼽衄，
春不病颈项，仲夏不病胸胁，长夏不病洞泄寒中，秋不病风疟，冬不病痹厥、飧
泄，而汗出也。夫精者，身之本也。故藏于精者，〔**精**：概指先天之精（生殖之精）
及后天之精（饮食水谷之精），其中包括人体的抗病能力。精是人体生命活动的重要物质。〕
春不病温。夏暑汗不出者，秋成风疟。此平人脉法也。

故曰：阴中有阴，阳中有阳。平旦至日中，〔**平旦至日中**：自卯时至午时，相当
于六时至十二时。〕天之阳，阳中之阳也；日中至黄昏，〔**日中至黄昏**：自午时至酉时，

相当于十二时至十八时。〕天之阳，阳中之阴也；合夜至鸡鸣，〔**合夜至鸡鸣**：自酉时至子时，相当于十八时至廿四时。〕天之阴，阴中之阴也；鸡鸣至平旦，〔**鸡鸣至平旦**：自子时至卯时，相当于零时至六时。〕天之阴，阴中之阳也。故人亦应之。夫言人之阴阳，则外为阳，内为阴。言人身之阴阳，则背为阳，腹为阴。言人身之脏腑中阴阳，则脏者为阴，腑者为阳。肝心脾肺肾五脏皆为阴，胆胃大肠小肠膀胱三焦六腑皆为阳。所以欲知阴中之阴、阳中之阳者，何也？为冬病在阴，夏病在阳，春病在阴，秋病在阳，皆视其所在，为施针石也。〔**针**：针刺。**石**：砭石。〕故背为阳，阳中之阳，心也；背为阳，阳中之阴，肺也；腹为阴，阴中之阴，肾也；腹为阴，阴中之阳，肝也；腹为阴，阴中之至阴，脾也。此皆阴阳表里内外雌雄相输应也，〔**此皆阴阳表里内外雌雄相输应也**：表为阳，里为阴；外为阳，内为阴；雄为阳，雌为阴。以上相对概念是说明阴阳的普遍性。〕故以应天之阴阳也。

帝曰：五脏应四时，各有收受乎？〔**收受**：言同气相求，各有所归，是说五脏对四时气、味、音、色等承受的规律性。〕岐伯曰：有。东方青色，入通于肝，开窍于目，藏精于肝，其发病惊骇，其味酸，其类草木，其畜鸡，其谷麦，其应四时，上为岁星，〔**岁星**：即木星。〕是以春气在头也，〔**春气在头**：指春季多病在头。〕其音角，〔**角**：五音之一，为木声。〕其数八，〔**其数八**：木的生数三，成数为八。〕是以知病之在筋也，其臭臊。〔**其臭臊**：臊指臊臭味。肝在五臭中为臊。〕

南方赤色，入通于心，开窍于耳，藏精于心，故病在五脏。〔**开窍于耳**：本来舌为心之苗，但舌不是空窍；而手少阴心经之络会于耳中，故取心之窍为耳。**句释**：南方赤色为夏气，夏气通于心，心为五脏六腑之大主，心动则五脏六腑皆摇，所以心病直接影响五脏。〕其味苦，其类火，其畜羊，其谷黍，其应四时，上为荧惑星，〔**荧惑星**：即火星。〕是以知病之在脉也，其音徵，〔**徵**：五音之一，为火声。〕其数七，〔**其数七**：火的生数二，成数为七。〕其臭焦。〔**其臭焦**：焦指焦味。心在五臭中为焦。〕

中央黄色，入通于脾，开窍于口，藏精于脾，故病在舌本。其味甘，其类土，其畜牛，其谷稷，其应四时，上为镇星，〔**镇星**：即土星。〕是以知病之在肉也，其音宫，〔**宫**：五音之一，为土声。〕其数五，〔**其数五**：土的生数五，成数为十。〕其臭香。〔**其臭香**：香指香味。脾在五臭中为香。〕

西方白色，入通于肺，开窍于鼻，藏精于肺，故病在背。〔**入通于肺……故病在背**：肺居胸中，背为胸之府，肺有病则反应于肩背而出现病症。〕其味辛，其类金，其畜马，其谷稻，其应四时，上为太白星，是以知病之在皮毛也，其音商，〔**商**：五音之一，为金声。〕其数九，〔**其数九**：金的生数四，成数为九。〕其臭腥。〔**其臭腥**：腥指腥味。肺在五臭中为腥。〕

北方黑色，入通于肾，开窍于二阴，藏精于骨，故病在溪。〔**溪**：即"谿"，肉之小会称"谿"，连于筋骨之间。〕其味咸，其类水，其畜彘，其谷豆，其应四时，上为辰星，〔**辰星**：即水星。〕是以知病之在骨也，其音羽，〔**羽**：五音之一，为水声。〕

其数六，〔**其数六：**水的生数一，成数为六。〕其臭腐。〔**其臭腐：**腐指腐朽味。肾在五臭中为腐。〕

故善为脉者，谨察五脏六腑，一逆一从，〔**一逆一从：**指五脏六腑功能或病变的顺逆。〕阴阳、表里、雌雄之纪，藏之心意，合于心精，非其人勿教，非其真勿授，是谓得道。

导读分析

一、篇名解析 ▶▶▶

因本篇所论至关重要，为可藏于金匮、流传万世的真言，故篇名为《金匮真言论》。

二、文章大意 ▶▶▶

本篇主要论述四时气候的变化，会影响人体的五脏六腑，发生种种疾病；说明人体、四时、五行、五色、五味、五音等相互联系，显示出天人之间与各方面的关系和疾病的变化。

三、结构分析 ▶▶▶

第1段：指出四时不正之气会影响经脉，伤害脏腑引起疾病

第2段：指明四时风邪伤及五脏而患的疾病及病变部位

第3段：论述若能适应四时的变化，冬季善于保养阳气、精气，其他季节就不易发病

第4段：论述自然界与人体的阴阳之气都是"阴中有阳，阳中有阴"，且人体的阴阳有对应关系

第5～9段：论述了五脏与四时及五畜、五谷、五音、五行的对应关系

第10段：总结善于诊病的医生，是能够严密观察五脏六腑的变化与自然界四时的顺逆，并以阴阳、表里、内外、雌雄的对应关系作为准则

卷第二

阴阳应象大论篇第五

　　黄帝曰：阴阳者，天地之道也，〔天地：即宇宙或自然界。道：即道理或规律。〕万物之纲纪，〔万物之纲纪：就是统括一切事物的纲领。〕变化之父母，〔父母：起源或根源。变化之父母：指一切事物各种变化的根源，都是源于事物内部阴阳这对矛盾的相互作用和转化。〕生杀之本始，〔生杀之本始：指阴阳贯穿在一切事物从生到死，整个发展过程的自始至终。本：根本。始：终始。〕神明之府也，〔神：变化莫测。明：事物昭著。神明之府：指宇宙间事物变化是极其复杂微妙的，有的明显可见，有的隐匿难测，但都出自于阴阳。〕治病必求于本。〔本：致病之源。治病必求于本：治病就是要寻找发病的根源，认识疾病的本质。〕

　　故积阳为天，积阴为地。〔积阳为天，积阴为地：天是由清轻的阳气积聚而成，地是由重浊有形的阴气凝结而成。以宇宙最大的事物天和地为例，形象地说明阴阳的概念和特点。〕阴静阳躁。〔句释：以静和躁为例，说明阴阳的属性。结合上下句可推演导出一切事物现象。〕阳生阴长，阳杀阴藏。〔句释：阴阳之间是相互为用、互相影响的。主要是说明阴阳互根的关系。〕阳化气，阴成形。〔句释：说明阴阳的主要作用。阳代表功能，阴代表物质。事物的气化能力为阳；可以形成物体的属阴。〕寒极生热，热极生寒。〔句释：以寒热的转化，说明阴阳之间相互可以向相反方面转化的关系，这种转化是属于物极必反的转变，即属后面所言的"重阴必阳，重阳必阴"的阴阳互变。〕寒气生浊，热气生清；清气在下，则生飧泄，浊气在上，则生䐜胀，此阴阳反作，病之逆从也。〔句释：本句以寒气、热气、清气、浊气为例，引申说明人体的生理和病理现象都可以用阴阳的正常和失常来认识。如在正常情况下，阳升阴降，则"清阳出上窍，浊阴出下窍"为生理现象；在反常的情况下，则"清气在下，则生飧泄，浊气在上，则生䐜胀"，成为病变。〕故清阳为天，浊阴为地。地气上为云，天气下为雨，雨出地气，云出天气，故清阳出上窍，〔上窍：指鼻、耳、目、口七窍。〕浊阴出下窍，〔下窍：指前、后阴。〕清阳发腠理，浊阴走五脏；清阳实四肢，浊阴归六府。

水为阴，火为阳。〔句释：此句以水火的阴阳属性来说明阴阳有相反而又相成的关系。水火不容，是最明显对立的事物，但在一定条件下，又可处于统一体中，成为相反相成的一对矛盾，还可相互影响和转化。〕阳为气，〔气：指天气。〕阴为味。〔味：指食物。〕味归形，形归气；气归精，精归化。〔归：生成，滋养。化：生化。句释：此句说明了味（饮食物）、精（精华物质）、气（气化功能）、形（形体）的生化过程。〕精食气，形食味；化生精，气生形。〔食：同"饲"。句释：此句与上句为互文。换句话说，人的精赖气化而生，形体是借水谷五味而长的，但都不是直接生成的，而是经过体内的气化作用，才把外界的"气"、"味"转化成人体的"精"、"形"。〕味伤形，气伤精。〔句释：前句说的是，在正常的情况下，气味经气化作用能滋养人体。本句说的是，在反常情况下，气和味也能伤害人体的精与形。这就是阴阳学说的辩证观。〕精化为气，气伤于味。〔句释：精能产生功能，功能可因饮食五味的失调而损伤。〕

阴味出下窍，阳气出上窍。味厚者为阴，薄为阴之阳；气厚者为阳，薄为阳之阴。味厚则泄，薄则通；气薄则发泄，厚则发热。壮火之气衰，〔火：天地之阳气。万物之生皆由阳气。之：令、使。〕少火之气壮。壮火食气，气食少火，壮火散气，少火生气。〔句释：阳和之火生物，亢烈之火反害物，故火太过则气反衰，火和平则气乃壮。〕气味辛甘发散为阳，酸苦涌泄为阴。

阴胜则阳病，阳胜则阴病。〔句释：体内阴阳是相对平衡的，一旦平衡失调，阳胜则阴衰，阴胜则阳衰，产生相应的病变。〕阳胜则热，阴胜则寒。重寒则热，重热则寒。寒伤形，热伤气；气伤痛，形伤肿。故先痛而后肿者，气伤形也；先肿而后痛者，形伤气也。

风胜则动，〔动：动摇、痉挛。〕热胜则肿，〔肿：丹毒痈肿之病。〕燥胜则干，寒胜则浮，〔浮：虚浮、胀满、浮肿之病。〕湿胜则濡泻。

天有四时五行，以生长收藏，以生寒暑燥湿风；人有五脏化五气，以生喜怒悲忧恐。故喜怒伤气，寒暑伤形。〔句释：喜怒代表五志或七情，伤于内脏，气之阴阳；寒暑代表五气或六淫，伤在外形，身之阴阳。〕暴怒伤阴，暴喜伤阳。厥气上行，满脉去形。喜怒不节，寒暑过度，生乃不固。故重阴必阳，重阳必阴。故曰：冬伤于寒春必温病；春伤于风，夏生飧泄；夏伤于暑，秋必痎疟；秋伤于湿，冬生咳嗽。

帝曰：余闻上古圣人，论理人形，〔论理人形：讲求人体的形态。〕列别脏腑，〔列别：比较、分辨。〕端络经脉〔端：审察。络：往来联系。端络经脉：审察经络之间的互相联系。〕会通六合，〔会：会合。通：贯通。六合：即十二经脉之阴阳配合。〕各从其经；气穴所发，〔气穴：经气所注之孔穴，即穴位。〕各有处名；谿谷属骨，皆有所起；分部逆从，各有条理；四时阴阳，尽有经纪；〔经纪：经纬纪纲，此处指四时阴阳变化的规律。〕外内之应，皆有表里，其信然乎？

岐伯对曰：东方生风，风生木，木生酸，酸生肝，肝生筋，筋生心，肝主目。其在天为玄，〔玄：喻天体变化深远微妙。〕在人为道，〔道：道理、规律。〕在地为化。〔化：凡自无而有，自有而无，总称为化。〕化生五味，道生智，玄生神。神在天为风，在地为木，在体为筋，在脏为肝，在色为苍，在音为角，在声为呼，在变动为握，在窍为目，在味为酸，在志为怒。怒伤肝，悲胜怒；风伤筋，燥胜风；酸伤筋，辛胜酸。

南方生热，热生火，火生苦，苦生心，心生血，血生脾，心主舌。其在天为热，在地为火，在体为脉，在脏为心，在色为赤，在音为徵，在声为笑，在变动为忧，在窍为舌，在味为苦，在志为喜。喜伤心，恐胜喜；热伤气，寒胜热；苦伤气，咸胜苦。

中央生湿，湿生土，土生甘，甘生脾，脾生肉，肉生肺，脾主口。其在天为湿，在地为土，在体为肉，在脏为脾，在色为黄，在音为宫，在声为歌，在变动为哕，在窍为口，在味为甘，在志为思。思伤脾，怒胜思；湿伤肉，风胜湿；甘伤肉，酸胜甘。

西方生燥，燥生金，金生辛，辛生肺，肺生皮毛，皮毛生肾，肺主鼻。其在天为燥，在地为金，在体为皮毛，在脏为肺，在色为白，在音为商，在声为哭，在变动为咳，在窍为鼻，在味为辛，在志为忧。忧伤肺，喜胜忧；热伤皮毛，寒胜热；辛伤皮毛，苦胜辛。

北方生寒，寒生水，水生咸，咸生肾，肾生骨髓，髓生肝，肾主耳。其在天为寒，在地为水，在体为骨，在脏为肾，在色为黑，在音为羽，在声为呻，在变动栗，在窍为耳，在味为咸，在志为恐。恐伤肾，思胜恐；寒伤血，燥胜寒；咸伤血，甘胜咸。

故曰：天地者，万物之上下也；阴阳者，血气之男女也；左右者，阴阳之道路也；水火者，阴阳之征兆也；阴阳者，万物之能始也。故曰：阴在内，阳之守也；阳在外，阴之使也。

〔段释：上段扼要言明阴阳的相对性、象征以及阴阳互根、互为体用的关系。〕

帝曰：法阴阳奈何？〔法：取法、运用。〕岐伯曰：阳胜则身热，腠理闭，喘粗为之俛仰，〔俛：即"俯"。俛仰：形容呼吸困难的状态。〕汗不出而热，齿干以烦冤腹满死，〔冤：郁而乱。烦冤：即烦闷。〕能冬不能夏。〔能：作"耐"字解，古代"能"、"耐"通用。〕阴胜则身寒汗出，身常清，数栗而寒，寒则厥；厥则腹满死，能夏不能冬。此阴阳更胜之变，病之形能也。〔能：与"态"同，此处作疾病的形态解。〕

帝曰：调此二者奈何？〔二者：指阴阳。〕岐伯曰：能知七损八益，则二者可调，不知用此，则早衰之节也。年四十而阴气自半也，起居衰矣。年五十，体重，耳目不聪明矣。年六十，阴痿，气大衰，九窍不利，下虚上实，涕泣俱出矣。故曰：知之则强，不知则老，故同出而名异耳。〔句释：人生同出此阴阳，知与不知，则智愚之名异矣。〕智者察同，愚者察异，〔智者察同，愚者察异：聪明的人，其认识符合客观规律，调养方法合于阴阳之道；而愚蠢的人，其认识不符合客观规律，生活方法违背阴阳的规律。〕愚者不足，智者有余，有余则耳目聪明，身体轻强，老者复壮，壮者益治。是以圣人为无为之事，乐恬惔之能，从欲快志于虚无之守，故寿命无穷，与天地终，此圣人之治身也。

天不足西北，故西北方阴也，而人右耳目不如左明也。地不满东南，故东南方阳也，而人左手足不如右强也。帝曰：何以然？岐伯曰：东方阳也，阳者其精并于上，〔并：聚。〕并于上则上明而下虚，故使耳目聪明而手足不便也。西方阴也，阴者其精并于下，并于下则下盛而上虚，故其耳目不聪明而手足便也。故俱感于邪，其在上则右甚，在下则左甚，此天地阴阳所不能全也，故邪居之。

故天有精，地有形，天有八纪，〔八纪：指立春、立夏、立秋、立冬、春分、秋分、夏至、冬至八个节气。〕地有五里，〔五里：指东、南、西、北、中五方。〕故能为万物之父母。清阳上天，浊阴归地，是故天地之动静，神明为之纲纪，〔神明：指天地的运动变化。〕故能以生长收藏，终而复始。惟贤人上配天以养头，下象地以养足，中傍人事以养五脏。天气通于肺，地气通于嗌，〔嗌：咽。〕风气通于肝，雷气通于心，谷气通于脾，雨气通于肾。六经为川，肠胃为海，九窍为水注之气。以天地为之阴阳，阳之汗，以天地之雨名之；阳之气，以天地之疾风名之，暴气象雷，逆气象阳，故治不法天之纪，不用地之理，则灾害至矣。

故邪风之至，〔邪风：统指不正常的气候变化，为常见的致病因素。〕疾如风雨，故善治者治皮毛，其次治肌肤，其次治筋脉，其次治六腑，其次治五脏。治五脏者，半死半生也。故天之邪气，感则害人五脏；水谷之寒热，感则害于六府；地之湿气，感则害皮肉筋脉。

故善用针者，从阴引阳，从阳引阴，以右治左，以左治右，以我知彼，以表知里，以观过与不及之理，见微得过，〔微：疾病之微萌。过：过失，即疾病之所在。〕用之不殆。

善诊者，察色按脉，先别阴阳；审清浊，而知部分；视喘息，听音声，而知所苦；观权衡规矩，而知病所主。按尺寸，〔尺：指尺肤。寸：指寸口。〕观浮沉滑涩，而知病所生，以治无过，以诊则不失矣。

〔段释：通过察色（望诊）、按脉（切诊）、问所苦（问诊）、听音声（闻诊），可了解疾病的部位（知部分）、推断疾病发生的原因（知病所生）、确定疾病的症结所在（知病所生），从而指导疾病的治疗。〕

故曰：病之始起也，可刺而已；其盛，可待衰而已。〔其盛，可待衰而已：邪正相争，病势正盛的时候，可待病势稍衰而后刺之。〕故因其轻而扬之，〔因其轻而扬之：指病在初起，邪入轻浅宜用轻宣疏散的方法驱邪外出。〕因其重而减之，〔其重而减：病势重实的，宜用泻下法以除其邪。〕因其衰而彰之。〔因其衰而彰之：因其虚弱而给予补益之剂，使气血复彰。〕形不足者，温之以气；精不足者，补之以味。其高者，因而越之，〔越：发扬。句释：指病在上，应用吐法。〕其下者，引而竭之；〔竭：祛除。句释：

指病在下，应用疏导之法。〕中满者，泻之于内；其有邪者，渍形以为汗；其在皮者，汗而发之；其慓悍者，按而收之；〔**按**：按压。**句释**：指病势急猛者，应采取急则治标之法。〕其实者，散而泻之，审其阴阳，以别柔刚，阳病治阴，阴病治阳，定其血气，各守其乡，血实者宜决之，气虚宜掣引之。

导读分析

一、篇名解析 ▶▶▶

本篇将阴阳学说的理论体现于自然界具体事物及其发展变化的现象之中加以阐述，故篇名为《阴阳应象大论》。

二、文章大意 ▶▶▶

本篇内容丰富广泛，阐明了阴阳五行学说的基本概念和内容，并运用"取象比类"的方法，依据自然界阴阳五行运动变化的规律，对人体生理活动、病理变化规律以及摄生防病、诊断治疗疾病的原则与方法等问题，作了比较全面的探讨和论证，突出了人体内外环境统一的"天人相应"的学术思想。

三、结构分析 ▶▶▶

阴阳的基本概念及基本内容
- 第1段：总括阴阳学说在天地万物及医学诊治中的重要地位
- 第2段：阐述阴阳相互为用的关系，并引申说明人体的生理与病理现象均可用阴阳来认识
- 第3段：以水火、五味与形体来阐述阴阳学说辨证观
- 第4段：阐述药物气味的掌握与应用
- 第5～6段：指出阴阳在人体内是相对平衡的，一旦平衡失调，就会产生相应病变

以五行归类论四时五脏阴阳整体系统
- 第7段：阐述四时五行与五脏五气的相应关系，说明疾病与四时、五气的关系
- 第8～14段：阐述人体与环境存在阴阳对应关系
  - 第8段：黄帝问：环境与人体内部的对应关系有表有里吗
  - 第9～14段：岐伯答
    - 第9～13段：分述五脏的生理病理、五行生克
    - 第14段：指明阴阳的变化是一切事物生成的原始

取法阴阳阐明病理变化及调治之法
- 第15段：阐述怎样"取法阴阳"
- 第16段：阐述怎样"调和阴阳"
- 第17段：阐述与天地一样，在人身上也有阴阳左右的不足
- 第18段：指出天地动静是由阴阳的变化而决定，所以养生应取法于天地之理

论诊治之道取法阴阳
- 第19段：指出善治病的医生，在病邪刚侵入皮毛时就给予治疗
- 第20段：指出善于运用针法的人，会观察病的太过与不及，或从阴引阳，或从阳引阴来治疗
- 第21段：指出善治病的医生，通过望色、按脉，辨属阴属阳，做到诊断无误
- 第22段：总结如何根据病势、病位、虚实选择治疗方法

阴阳离合论篇第六

黄帝问曰：余闻天为阳，地为阴，日为阳，月为阴，大小月三百六十日成一岁，人亦应之。今三阴三阳，不应阴阳，其故何也？岐伯对曰：阴阳者，数之可十，推之可百，〔**推**：推广演绎。〕数之可千，推之可万，万之大不可胜数，然其要一也。〔**然其要一也**：总的精神，不外乎阴阳对立统一的道理。〕

天复地载，〔**天复地载**：指万物在天之下，地之上。〕万物方生，未出地者，命曰阴处，〔**阴处**：伏居于地下。〕名曰阴中之阴；则出地者，命曰阴中之阳。阳予以正，阴为之主。故生因春，长因夏，收因秋，藏因冬，失常则天地四塞。〔**四塞**：阴阳否隔，不相通也。即自然界中四时阴阳之气失去正常规律的意思。〕阴阳之变，其在人者，亦数之可数。〔**数**：推测。句释：意指人身的阴阳变化，与四时一样，亦有一定的规律，可推测而知。〕

帝曰：愿闻三阴三阳之离合也。岐伯曰：圣人南面而立，前曰广明，〔**广明**：指属阳的部位，广明，即阳盛。〕后曰太冲，〔**太冲**：指属阴的部位。〕太冲之地，名曰少阴，少阴之上，名曰太阳，太阳根起于至阴，〔**根**：在下为根。**至阴**：穴名，在足小指外侧。〕结于命门，〔**结**：在上为结。**命门**：指睛明穴。〕名曰阴中之阳。中身而上，名曰广明，广明之下，名曰太阴，太阴之前，名曰阳明，阳明根起于厉兑，〔**厉兑**：穴名，在足大指侧次指之端。〕名曰阴中之阳。厥阴之表，名曰少阳，少阳根起于窍阴，〔**窍阴**：穴名，在足小趾侧次趾之端。〕名曰阴中之少阳。是故三阳之离合也，太阳为开，阳明为合，少阳为枢。三经者，〔**三经**：指三条阳经。〕不得相失也，搏而勿浮，命曰一阳。〔**搏而勿浮，命曰一阳**：此言三阳经虽有开合枢之分，它们之间需保持协调统一，搏动以勿过于浮散为顺，均总属阳经，故称一阳。后"一阴"义同。〕帝曰：愿闻三阴。岐伯曰：外者为阳，内者为阴，然则中为阴，其冲在下，名曰太阴，太阴根起于隐白，〔**隐白**：穴名，在足大指端。〕名曰阴中之阴。太阴之后，名曰少阴，少阴根起于涌泉，〔**涌泉**：穴名，在足心下卷趾宛中。〕名曰阴中之少阴。少阴之前，名曰厥阴，厥阴根起于大敦，〔**大敦**：穴名，在足大趾端。〕阴之绝阳，名曰阴之绝阴。是故三阴之离合也，太阴为开，厥阴为合，少阴为枢。三经者，〔**三经**：指三条阴经。〕不得相失也，搏而勿沉，名曰一阴。阴阳𩆜重，积传为一周，〔**阴阳𩆜重，积传为一周**：阴阳之气之所以能运行不息，周流全身，就是由于阴阳离合，表里相成的缘故。𩆜重：指气之往来，"重"音"chōng"。〕气里形表而为相成也。

导读分析

一、篇名解析 ▶▶▶

本篇论述了阴阳对立统一的法则，以及千变万化的灵活运用，并将经脉析为三阴三阳，分而论之则为离，其作用又应相互协调，并而论之则为合，故篇名为《阴阳离合论》。

二、文章大意 ▶▶▶

本篇论述阴阳的基本意义。阴阳虽然千变万化，归根结底还是阴阳间的离合。人和天地阴阳是相应，而人身的三阴三阳的离合起迄，也有一定规律，文章对此作了明确的分析。

三、结构分析 ▶▶▶

第1段：说明阴阳有名无形，变化无穷，但根本规律是"阴阳离合"

第2段：先介绍四时气候变化与万物生长收藏的规律，再指出人体阴阳变化也是有规律可循的

第3段：三阴三阳离合的情况
1. 三阳经离合的情况
2. 三阴经离合的情况
3. 阴阳离合、表里相成的意义

阴阳别论篇 第七

黄帝问曰：人有四经十二从，〔四经：指四时的正常脉象，即春脉弦、夏脉钩、秋脉浮、冬脉沉。十二从：指人身的手足三阴三阳十二经脉，从乎太阴肺经顺行至足厥阴肝经，与一年十二月相应。〕何谓？岐伯对曰：四经应四时，十二从应十二月，十二月应十二脉。脉有阴阳，知阳者知阴，知阴者知阳。凡阳有五，五五二十五阳。〔阳：指阳脉。句释：五时各有五脏之正常脉象。〕所谓阴者，真脏也，〔真脏：指真脏脉，也就是无胃气的脉。〕见则为败，败必死也。所谓阳者，胃脘之阳也。别于阳者，知病处也；别于阴者，知死生之期。

三阳在头，三阴在手，所谓一也。〔头：指喉结两旁的人迎脉。手：指两手的寸口脉。句释：三阳经脉的诊察部位主要在人迎部位，三阴经脉的诊察部位主要在寸口。健康的人，人迎和寸口的脉象是一致的。〕别于阳者，知病忌时；〔知病忌时：指时令气候和疾病的宜忌。〕别于阴者，知死生之期。谨熟阴阳，无与众谋。〔句释：能够谨慎而熟练

地辨别阳脉和阴脉，对疾病的诊断就不会疑惑不决了。〕所谓阴阳者，去者为阴，至者为阳；〔去、至：指脉搏起落的动态。〕静者为阴，动者为阳；迟者为阴，数者为阳。〔数：音"shuò"，快。〕

凡持真脉之脏脉者，肝至悬绝急，〔悬绝：孤悬欲绝，脉象劲急而毫无缓和从容之象。〕十八日死；心至悬绝，九日至；肺至悬绝，十二日死；肾至悬绝，七日死；脾至悬绝，四日死。

曰：二阳之病发心脾，〔二阳：指阳明的胃及大肠经脉。〕有不得隐曲，〔隐曲：曲折难言的隐情。〕女子不月；〔不月：月经不行。〕其传为风消，〔风消：身体衰弱，肌肉消瘦。〕其传为息贲者，〔息贲：咳嗽喘息，气从上逆。〕死不治。曰：三阳为病发寒热，〔三阳：指太阳膀胱及小肠经脉。〕下为痈肿，及为痿厥腨痛；〔痿：痿弱无力。厥：足冷气逆。腨：音"chuài"，腿肚。痛：音"yuán"，酸痛。〕其传为索泽，〔索泽：皮肤粗糙燥裂，无润泽之气，精血枯涸所致。〕其传为颓疝。〔颓疝：少腹控引睾丸，肿急绞痛，阴囊肿大。〕曰：一阳发病，〔一阳：少阳胆及三焦经脉。〕少气善咳善泄；其传为心掣，其传为隔。〔隔：即隔塞不通、饮食不下、大便不通之症。〕二阳一阴发病，〔一阴：厥阴肝与心包经脉。〕主惊骇背痛，善噫善欠，名曰风厥。二阴一阳发病，〔二阴：少阴肾经与心经。〕善胀心满善气。三阳三阴发病，〔三阴：太阴脾与肺经。〕为偏枯痿易，〔痿：痿弱无力。易：变易。〕四肢不举。

鼓一阳曰钩，鼓一阴曰毛，鼓阳胜急曰弦，鼓阳至而绝曰石，阴阳相过曰溜。〔阴阳：指脉搏的形态而言，有力为阳，无力为阴。〕阴争于内，阳扰于外，魄汗未藏，〔魄汗：肺主藏魄，外主皮毛，肺失治节，汗外泄曰魄汗。〕四逆而起，起则熏肺，使人喘鸣。阴之所生，和本曰和。〔本：指阴阳。和：平衡。句释：阴以生阳，阳本于阴，阴阳平衡，叫做"和"。〕是故刚与刚，〔刚与刚：指阳气太盛。刚，指阳气。〕阳气破散，阴气乃消亡。淖则刚柔不和，〔淖：音"nào"，指阴气太过。〕经气乃绝。死阴之属，〔死阴：心病传肺。〕不过三日而死；生阳之属，〔生阳：肝病传心。〕不过四日而死。所谓生阳死阴者，肝之心谓之生阳，心之肺谓之死阴，肺之肾谓之重阴，〔重阴：肺、肾均属阴，肺病传肾，故称重阴。〕肾之脾谓之辟阴，〔辟阴：肾病传脾，是肾水反侮脾土，故称辟阴。辟，反克。〕死不治。

结阳者，肿四肢。〔结：气血郁结不疏通。〕结阴者，便血一升，再结二升，三结三升。〔句释：阴主血，邪气结于阴经，阴络受伤而大便下血。"再结"、"三结"，指邪气郁结更甚的程度。〕阴阳结斜，〔斜：同"邪"。〕多阴少阳曰石水，少腹肿。二阳结谓之消，〔二阳结谓之消：胃肠邪结，则消谷善饥。〕三阳结谓之隔，〔三阳结谓之隔：膀胱小肠邪热结，则隔塞而大便结、小便不利。〕三阴结谓之水，〔三阴结谓之水：脾肺寒邪郁结，则为水肿膨胀。〕一阴一阳结谓之喉痹。〔喉痹：喉肿而闭塞。〕阴搏阳别谓之有子。〔句释：阴指尺脉，阳指寸脉，阴脉搏击于指下，与阳脉有显著的区别，这就是怀孕的脉象。〕阴阳虚肠澼死。〔阴阳虚：指尺寸脉俱虚。肠澼：痢疾。〕阳加于阴谓之汗。阴虚阳搏谓之崩。

三阴俱搏，二十日夜半死。二阴俱搏，十三日夕时死。一阴俱搏，十日死。三阳俱搏且鼓，三日死。三阴三阳俱搏，心腹满，**发尽**不得**隐曲**，〔**发尽**：指阴阳之气发泄已尽。**隐曲**：此处指大小便。〕五日死。二阳俱搏，其病温，死不治。不过十日死。

导读分析

一、篇名解析 ▶▶▶

本篇所论阴阳，重在分析脉象的属性和经脉发病的病候与病理，因其有别于其他讨论阴阳的篇章，故篇名为《阴阳别论》。

二、文章大意 ▶▶▶

本篇讲述脉有阴阳，可据之来论证病情和判断预后。

三、结构分析 ▶▶▶

脉有阴阳，可资诊病
{
第1段：说明四经、十二从与四季、十二月相应。介绍阳脉、阴脉、真脏脉的概念，指出可凭脉象测阴阳，预测疾病发生及预后
第2段：阐述通过人迎、寸口可诊察三阳经、三阴经虚实
}

常见脉的含义
{
第3段：分述肝、心、肺、肾、脾五脏真脏脉的意义
第4段：分别介绍三阳经（胃与大肠经、太阳经和少阳经）的病证与特点
第5段：介绍三阳经弦脉、毛脉、钩脉、石脉、溜脉的临床表现，以及常见的死证
第6段：介绍邪气结于阳经的病变及临床症状
第7段：三阴三阳经死脉预测
}

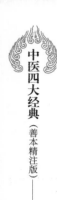
卷第三

灵兰秘典论篇第八

　　黄帝问曰：愿闻十二脏之相使，〔**十二脏**：指心、肝、脾、肺、肾、膻中、胆、胃、大肠、小肠、三焦、膀胱十二脏器。**相使**：互相之间的关系和使用。〕贵贱何如？〔**贵贱**：重要与次要。〕岐伯对曰：悉乎哉问也，请遂言之。心者，君主之官也，神明出焉。肺者，相傅之官，治节出焉。〔**相傅**：辅助君主治国的官员。**治节**：即治理，调节。〕肝者，将军之官，谋虑出焉。胆者，中正之官，决断出焉。膻中者，臣使之官，喜乐出焉。脾胃者，仓廪之官，五味出焉。大肠者，传道之官，变化出焉。小肠者，受盛之官，化物出焉。肾者，作强之官，伎巧出焉。三焦者，决渎之官，〔**决渎**：疏通水道。〕水道出焉。膀胱者，州都之官，津液藏焉，气化则能出焉。凡此十二官者，不得相失也。故主明则下安，以此养生则寿，殁世不殆，〔**殁世**：终身。**殆**：危。〕以为天下则大昌。主不明则十二官危，使道闭塞而不通，〔**使道**：十二脏腑联系的道路。〕形乃大伤，以此养生则殃，〔**殃**：危险、祸害。〕以为天下者，其宗大危，戒之戒之。

　　至道在微，变化无穷，孰知其原！窘乎哉，〔**窘**：困难。〕消者瞿瞿，〔**消者**：消削瘦弱。**瞿瞿**：惊疑的样子。〕孰知其要！闵闵之当，孰者为良！恍惚之数，生于毫牦〔**毫牦**：同"毫厘"，形容极微小。〕毫牦之数，起于度量，千之万之，可以益大，推之大之，其形乃制。

　　黄帝曰：善哉，余闻精光之道，〔**精**：纯粹。**光**：光明。〕大圣之业，而宣明大道，非斋戒择吉日，不敢受也。黄帝乃择吉日良兆，而藏灵兰之室，以传保焉。

导读分析

一、篇名解析 ▶▶▶

灵台兰室相传为黄帝藏书之所，以本篇所述至关重要，作者意欲强调其为值得秘藏的典籍，故篇名为《灵兰秘典论》。

二、文章大意 ▶▶▶

本篇论述了心、肝、脾、肺、肾、膻中、胆、胃、大肠、小肠、三焦、膀胱十二脏器是人体功能活动的基础，指出了心的主宰作用，并说明了十二脏器相互关系及十二脏器相互协调的重要性，从而说明人体是完整的统一体。

三、结构分析 ▶▶▶

第1段：说明十二脏器的相互关系及十二脏器相互协调的重要性
第2段：有感而发，至道在微，变化无穷
第3段：记述黄帝的反应，慎重收藏于灵兰之室，说明本篇论述非常重要

六节藏象论篇第九

黄帝问曰：余闻天以六六之节，〔**天以六六之节**：实指用三阴三阳六气来分析研究天道。〕以成一岁，人以九九制会，〔**人以九九制会**：制，正；会，会通；九九，即任何地方均可以运用九方位来分析研究地道和人道。〕计人亦有三百六十五节以为天地，久矣。不知其所谓也？岐伯对曰：昭乎哉问也，请遂言之。夫六六之节，九九制会者，所以正天之度、气之数也。〔**天之度、气之数**：周天三百六十五度，一年二十四气的常数。〕天度者，所以制日月之行也；〔**句释**：天度是计算日月运行的。〕气数者，所以纪化生之用也。〔**句释**：气数是标志万物化生之用的。〕天为阳，地为阴；日为阳，月为阴；行有分纪，周有道理，日行一度，月行十三度而有奇焉，故大小月三百六十五日而成岁，积气余而盈闰矣。立端于始，表正于中，推余于终，而天度毕矣。

帝曰：余已闻天度矣，愿闻气数何以合之？岐伯曰：天以六六为节，地以九九制会，天有十日，日六竟而周甲，甲六复而终岁，三百六十日法也。夫自古通天者，生之本，本于阴阳，其气九州九窍，皆通乎天气。故其生五，其气三，三

而成天，三而成地，三而成人，三而三之，合则为九，九分为九野，九野为九藏，故形藏四，神藏五，合为九藏以应之也。

帝曰：余已闻六六九之会也，夫子言积气盈闰，愿闻何谓气？请夫子发蒙解惑焉。岐伯曰：此上帝所秘，先师传之也。帝曰：请遂闻之。岐伯曰：五日谓之候。三候谓之气，六气谓之时，四时谓之岁，而各从其主治焉。五运相袭，而皆治之，终期期之日，〔期：音"jī"，一周称期。〕周而复始，时立气布，如环无端，候亦同法。故曰：不知年之所加，气之盛衰，虚实之所起，不可以为工矣。

帝曰：五运之始，如环无端，其太过不及何如？岐伯曰：五气更立，各有所胜，盛虚之变，此其常也。帝曰：平气何如？岐伯曰：无过者也。帝曰：太过不及奈何？岐伯曰：在经有也。帝曰：何谓所胜？岐伯曰：春胜长夏，长夏胜冬，冬胜夏，夏胜秋，秋胜春，所谓得五行时之胜，各以气命其藏。帝曰：何以知其胜？岐伯曰：求其至也，皆归始春，未至而至，〔未至而至：前一"至"指时令，后一"至"指气候。指未到其时令而有其气候。〕此谓太过则薄所不胜，而乘所胜也，命曰气淫。不分邪僻内生工不能禁。至而不至，此谓不及，则所胜妄行，而所生受病，所不胜薄之也，命曰气迫。所谓求其至者，气至之时也。谨候其时，气可与期，〔气可与期：春时之气，可期而温；夏时之气，可期而热；秋时之气，可期而凉；冬时之气，可期而寒。〕失时反候，五治不分，〔失：失误。反：违背。五治：五运之治。失时反候，五治不分：四时失误，气候反常，五气分治四时的秩序紊乱，以致不得分别。〕邪僻内生，工不能禁也。

帝曰：有不袭乎？岐伯曰：苍天之气，不得无常也。气之不袭，是谓非常，非常则变矣。帝曰：非常而变奈何？岐伯曰：变至则病，所胜则微，所不胜则甚，因而重感于邪，则死矣。故非其时则微，当其时则甚也。

帝曰：善。余闻气合而有形，因变以正名。〔变：变异。正名：辨定其名称。〕天地之运，阴阳之化，其于万物，孰少孰多，可得闻乎？岐伯曰：悉哉问也，天至广不可度，地至大不可量，大神灵问，〔大神灵问：（所提问题）变化莫测、微妙难穷。〕请陈其方。草生五色，五色之变，不可胜视，草生五味；五味之美，不可胜极，嗜欲不同，各有所通。〔嗜欲不同，各有所通：五脏对五色五味嗜欲各有不同，五色五味对五脏也各有所通。五色通于神气，五味通于形脏。〕天食人以五气，地食人以五味。五气入鼻，藏于心肺，上使五色修明，音声能彰。五味入口，藏于肠胃，味有所藏，以养五气，气和而生，津液相成，神乃自生。

帝曰：藏象何如？岐伯曰：心者，生之本，神之变也，其华在面，其充在血脉，为阳中之太阳，通于夏气。肺者，气之本，魄之处也，其华在毛，其充在皮，为阳中之太阴，通于秋气。肾者，主蛰，〔蛰：音"zhé"，藏。〕封藏之本，精之处也，其华在发，其充在骨，为阴中之少阴，通于冬气。肝者，罢极之本，〔罢：同"疲"，松弛。极：紧张。〕魂之居也，其华在爪，其充在筋，以生血气，其味酸，其色苍，此为阳中之少阳，通于春气。脾胃大肠小肠三焦膀胱者，仓廪之本，〔仓廪：藏谷米的地方。藏谷的叫仓，藏米的叫廪。〕营之居也，〔营：饮食物变化的营养物质。〕名曰器，能化糟粕，转味而入出者也，其华在唇四白，其充在肌，其味甘，其色黄，此至阴之类，通于土气。凡十一藏，取决于胆也。

故人迎一盛病在少阳，二盛病在太阳，三盛病在阳明，四盛已上为格阳。〔格阳：阳热盛，阳气格于外，气血盈溢于三阳，与三阴格拒，不相交通。〕寸口一盛病在厥阴，二盛病在少阴，三盛病在太阴，四盛已上为关阴。〔关阴：也指阳热证，热郁于内，气血盈溢于三阴，与三阳隔绝，不相交通。〕人迎与寸口俱盛四倍已上为关格，〔关格：由于阳热极盛，孤阳巨亢，真阴败极，而见阴阳俱极盛之脉，阴关于内，阳格于外，不能交互运行，已成阴阳离决之势。〕关格之脉羸，〔羸：音léi，弱。〕不能极于天地之精气，则死矣。

导读分析

一、篇名解析 ▶▶▶

本篇首先讨论六六之节与九九制会，以明天之度、气之数，次后讨论脏象学说，阐述脏腑的功能与四时的关系，故篇名为《六节藏象论》。

二、文章大意 ▶▶▶

本篇首先论述天度，继而论述藏象、脉象，着重说明人体内在脏腑与外界环境的密切联系。

三、结构分析 ▶▶▶

天度、气数的本质是五运
- 第1段：解释"天度"、"气数"
- 第2段：说明气数与天度的相应关系
- 第3段：说明候、气、时、年的概念，指出医生应该知道节气的盛衰、虚实

五运与疾病、藏象、五脏的关系
- 第4段：阐述五运的太过、不及和所胜的危害
- 第5段：阐述五运不相承袭的危害
- 第6段：说明天地之广大难以测
- 第7段：说明人体内脏与其外在表现的关系
- 第8段：总结人迎脉与危重症的关系

五脏生成篇 第十

　　心之合脉也，其荣色也，其主肾也。肺之合皮也，其荣毛也，其主心也。肝之合筋也，其荣爪也，其主肺也。脾之合肉也，其荣唇也，其主肝也。肾之合骨也，其荣发也，其主脾也。

　　是故多食咸，则脉凝泣而变色；〔泣：为"沍"之误。沍，音"hù"，冻结。〕多食苦，则皮槁而毛拔；〔毛拔：毛发脱落。〕多食辛，则筋急而爪枯；多食酸，则肉胝䐢而唇揭；〔胝：皮厚，音"zhī"。䐢：皱缩，音"zhòu"。揭：掀起。〕多食甘，则骨痛而发落，此五味之所伤也。故心欲苦，肺欲辛，肝欲酸，脾欲甘，肾欲咸，此五味之所合也。

　　五脏之气，故色见青如草兹者死，黄如枳实者死，黑如炱者死，〔炱：音"tái"，烟气凝结而成的灰尘，其色黑而带黄。〕赤如衃血者死，白如枯骨者死，此五色之见死也。青如翠羽者生，赤如鸡冠者生，黄如蟹腹者生，白如豕膏者生。〔豕膏：猪的脂肪，其色白而光润。〕黑如乌羽者生，此五色之见生也。生于心，如以缟裹朱；生于肺，如以缟裹红；生于肝，如以缟裹绀；生于脾，如以缟裹栝楼实；生于肾，如以缟裹紫，此五脏所生之外荣也。

　　色味当五脏：〔当：作"合"释。〕白当肺、辛，赤当心、苦，青当肝、酸，黄当脾、甘，黑当肾、咸。故白当皮，赤当脉，青当筋，黄当肉，黑当骨。

　　诸脉者皆属于目，诸髓者皆属于脑，诸筋者皆属于节，诸血者皆属于心，诸气者皆属于肺，此四肢八溪之朝夕也。故人卧血归于肝，肝受血而能视，足受血而能步，掌受血而能握，指受血而能摄。卧出而风吹之，血凝于肤者为痹，凝于脉者为泣，凝于足者为厥，此三者，血行而不得反其空，故为痹厥也。人有大谷十二分，小溪三百五十四名，少十二俞，此皆卫气之所留止，邪气之所客也，针石缘而去之。

　　诊病之始，五决为纪，欲知其始，先建其母。所谓五决者，五脉也。是以头痛巅疾，下虚上实，过在足少阴、巨阳，甚则入肾。徇蒙招尤，〔徇：古与"眩"通用。蒙：视物昏花不清。招：掉摇，摇晃。尤：摇。徇蒙招尤：即头晕眼花，振摇不定的感觉。〕目冥耳聋，下实上虚，过在足少阳、厥阴，甚则入肝。腹满䐜胀，支鬲胠胁，下厥上冒，过在足太阴、阳明。咳嗽上气，厥在胸中，过在手阳明、太阴。心烦头痛，病在鬲中，过在手巨阳、少阴。

　　夫脉之小大滑涩浮沉，可以指别；五脏之象，可以类推；五脏相音，可以意识；五色微诊，可以目察。能合脉色，可以万全。赤脉之至也，喘而坚，诊曰有积气在中，时害于食，名曰心痹，得之外疾，思虑而心虚，故邪从之。白脉之至也，喘而浮，上虚下实，惊、有积气在胸中，喘而虚，名曰肺痹，寒热，得之醉而使内也。青脉之至也，长而左右弹，有积气在心下支胠，名曰肝痹，得之寒湿，与疝同法，腰痛足清头痛。黄脉之至也，大而虚，有积气在腹中，有厥气，名曰厥疝，女子同法，得之疾，使四肢汗出当风。黑、脉之至也，上坚而大，有积气在小腹与阴，名曰肾痹，得之沐浴清水而卧。

凡相五色之奇脉，面黄目青，面黄目赤，面黄目白，面黄目黑者，皆不死也。面青目赤，面赤目白，面青目黑，面黑目白，面赤目青，皆死也。

导读分析

一、篇名解析 ▶▶▶

本篇论述五脏与外环境及体内各组织的联系，体现了"人以天地之气生，四时之法成"的道理，故篇名为《五脏生成篇》。

二、文章大意 ▶▶▶

本篇主要说明五脏、五味、五色、五脉之间的相生相克、相反相成的关系，阐述了色诊、脉诊在临证上的应用。

三、结构分析 ▶▶▶

五脏、五味、五色、五脉之间的关系
- 第1段：说明心、肺、肝、肾、脾五脏荣华表现及相互制约关系
- 第2段：说明五味偏嗜会伤害机体，指出五味与五脏的对应关系
- 第3段：论述五脏五种死证面色和五种有生气的面色
- 第4段：论述五色、五味与五脏相合关系
- 第5段：论述气血筋脉注于目、脑、肝、心、肺，并说明血的生理功能与病理表现

色诊、脉诊在临证中的应用
- 第6段：提出诊病时应当把五脏之脉作为纲纪，并以头痛、腹满、胸痛为例，对其临床表现进行经络辨证
- 第7段：指出通过用手指分辨脉的大小滑涩浮沉，察听五脏的声音，察看五脏的色泽，参合脉诊，可以全面分析各种病症的致病原因
- 第8段：指出观察五色可预测疾病的预后

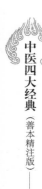

五脏别论篇第十一

黄帝问曰：余闻方士，或以脑髓为脏，或以肠胃为脏，或以为腑，敢问更相反，皆自谓是，不知其道，愿闻其说。岐伯对曰：脑、髓、骨、脉、胆、女子胞，此六者地气之所生也，皆藏于阴而象于地，故藏而不泻，〔藏而不泻：奇恒之腑的功能是贮藏精气而不输泻浊气。〕名曰奇恒之腑。夫胃、大肠、小肠、三焦、膀胱，此五者天气之所生也，其气象天，故泻而不藏，此受五脏浊气，名曰传化之腑，此不能久留输泻者也。魄门亦为五脏使，〔魄门：肛门。〕水谷不得久藏。

所谓五脏者，藏精气而不泻也，故满而不能实。〔满：精气盈满。实：水谷充实。〕六腑者，传化物而不藏，故实而不能满也。所以然者，水谷入口，则胃实而肠虚；食下，则肠实而胃虚。故曰实而不满，满而不实也。

帝曰：气口何以独为五脏主？〔气口：两手寸口之肺脉。〕岐伯曰：胃者，水谷之海，六腑之大源也。五味入口，藏于胃以养五脏气，气口亦太阴也。是以五脏六腑之气味，皆出于胃，而变见于气口。故五气入鼻，藏于心肺，心肺有病，而鼻为之不利也。

凡治病必察其下，适其脉，观其志意，与其病也。拘于鬼神者，不可与言至德；恶于针石者，〔恶：音"wù"，讨厌。〕不可与言至巧；病不许治者，病必不治，治之无功矣。

导读分析

一、篇名解析 ▶▶▶

篇中所述脏腑功能活动及关于奇恒之腑的认识，有别于其他论述藏象的篇章，故篇名为《五脏别论》。

二、文章大意 ▶▶▶

本篇阐述奇恒之腑与传化之腑在人体生理上的不同功能，解释了诊脉取寸口的道理，提出了"拘于鬼神者，不可与言至德"的观点，体现了古代中医反对迷信鬼神的思想。

三、结构分析 ▶▶▶

五脏六腑与奇恒之腑
的功能特点及其区别 {
第1段：阐述"奇恒之腑"、"传化之腑"、"六腑"、"魄门"
的特点

第2段：阐述"五脏"、"六腑"的生理特点

诊脉独取寸口的原理
及诊病的注意事项 {
第3段：解释诊察气口脉可知道五脏六腑、十二经脉之气
的原因

第4段：提出"拘于鬼神者，不可与言至德"的观点

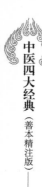
卷第四

异法方宜论篇第十二

　　黄帝问曰：医之治病也，一病而治各不同，皆愈何也？岐伯对曰：地势使然也。故东方之域，天地之所始生也，鱼盐之地，海滨傍水，其民食鱼而嗜咸，皆安其处，美其食，鱼者使人热中，〔热中：热盛于内。〕盐者胜血，〔胜血：即伤血，令血脉凝涩。〕故其民皆黑色疏理，其病皆为痈疡，其治宜砭石，故砭石者，亦从东方来。西方者，金玉之域，沙石之处，天地之所收引也，〔收：收敛。引：引急。收引：指秋天多燥之气象。〕其民陵居而多风，水土刚强，其民不衣而褐荐，〔褐：指毛布。荐：指草席。褐荐：指披毛布铺草席的生活习惯。〕其民华食而脂肥，故邪不能伤其形体，其病生于内，其治宜毒药，〔毒药：作用于人体，有一定反应的药物。泛指能除病攻邪的药。〕故毒药者，亦从西方来。北方者，天地所闭藏之域也，其地高陵居，风寒冰冽，其民乐野处而乳食，藏寒生满病，其治宜灸焫，〔焫：音"ruò"，即用艾火治病的灸法。〕故灸焫者，亦从北方来。南方者，天地所长养，阳之所盛处也，其地下，水土弱，雾露之所聚也，其民嗜酸而食胕，〔胕：同"腐"，指发酵制成的食品。〕故其民皆致理而赤色，〔致理：指皮肤腠理密致。〕其病挛痹，其治宜微针，故九针者，亦从南方来。中央者，其地平以湿，天地所以生万物也众，其民食杂而不劳，故其病多痿厥寒热，其治宜导引按跷，〔导引：摇动肢节筋骨，通导血脉，舒引阳气。按跷：按摩皮肉，捷动手足。〕故导引按跷者，亦从中央出也。

　　故圣人杂合以治，各得其所宜。故治所以异而病皆愈者，得病之情，知治之大体也。

导读分析

一、篇名解析 ▶▶▶

　　本篇指出由于地域不同，所患疾病不同，则治病方法亦不同，因之各有其所宜，故篇名为《异法方宜论》。

二、文章大意 ▶▶▶

　　本篇主要讨论各个地区，由于自然环境、生活条件的不同，影响了各地居民的体质，因而在病证、病因、治疗等方面，有或多或少的差别。所以在治疗时，一定要了解病情，辨证施治，因地制宜，因人制宜，同病异治。

三、结构分析 ▶▶▶

第1段 ｛ 提出地域不同，所患疾病不同的观点
　　　　具体分析因西、北、南、中气象不同，而疾病不同，治疗也各异的情况
第2段：指出虽然治疗方法不同，但只要了解病情，遵守治疗大法，就能治愈疾病

移精变气论篇 第十三

　　黄帝问曰：余闻古之治病，惟其移精变气，〔**移**：移易。**变**：改变。**移精变气**：指运用一些方法调节精神，改变气血紊乱的病理状态。〕可祝由而已。〔**祝**：音"zhòu"，同"咒"。**祝由**：咒说病之原由。〕今世治病，毒药治其内，针石治其外，或愈或不愈，何也？岐伯对曰：往古人居禽兽之间，动作以避寒，阴居以避暑，内无眷慕之累，外无伸宦之形，〔**伸宦**：伸，伸曲；宦，任宦。引申为追求名利。〕此恬惔之世，邪不能深入也。故毒药不能治其内，针石不能治其外，故可移精祝由而已。当今之世不然，忧患缘其内，苦形伤其外，又失四时之从，逆寒暑之宜，贼风数至，虚邪朝夕，内至五脏骨髓，外伤空窍肌肤，所以小病必甚，大病必死，故祝由不能已也。

　　帝曰：善。余欲临病人，观死生，决嫌疑欲知其要，如日月光，可得闻乎？岐伯曰：色脉者，上帝之所贵也，先师之所传也，上古使僦贷季，〔**僦贷季**：上古之师。僦，音"jiù"。〕理色脉而通神明，合之金木水火土，四时八风六合，不离其常，变化数移，以观其妙，以知其要，欲知其要，则色脉是矣。色以应日，脉以

应月，常求其要，则其要也。夫色之变化，以应四时之脉，此上帝之所贵，以合于神明也，所以远死而近生，生道以长，命曰圣王。

上古之治病，至而治之，汤液十日以去八风五痹之病，十日不已，治以草苏草荄之枝，〔苏：指叶。荄：指根。枝：指茎。〕本末为助，标本已得，邪气乃服。暮世之治病也则不然，治不本四时，不知日月，不审逆从，病形已成，乃欲微针治其外，汤液治其内，粗工凶凶，以为可攻，故病未已，新病复起。

帝曰：愿闻要道。岐伯曰：治之要极，无失色脉，用之不惑，治之大则。逆从倒行，标本不得，亡神失国。去故就新，乃得真人。帝曰：余闻其要于夫子矣，夫子言不离色脉，此余之所知也。岐伯曰：治之极于一。〔一：指神。〕帝曰：何谓一？岐伯曰：一者因得之。帝曰：奈何？岐伯曰：闭户塞牖，系之病人，数问其情，以从其意，得神者昌，失神者亡。帝曰：善。

导读分析

一、篇名解析 ▶▶▶

本篇指出上古治病，用施行祝由的方法移易改变人的精气，从而达到精气内守的目的，故篇名为《移精变气论》。

二、文章大意 ▶▶▶

本篇主要论述由于人们所处的历史条件、生活环境、精神活动等方面的不同，疾病的情况也随之而异，因而治疗方法也不断发展变化。说明色诊、脉诊、问诊在诊断上的重要意义，同时指出疾病早期治疗和精神治疗的重要性。

三、结构分析 ▶▶▶

第1段：分析不同时代治病方法不同的缘故

第2段：指出诊病时要把五行四时阴阳八风六合联系起来，观察色、脉与四时、气的相应关系

第3段：对比上古、暮世治病方法的差异

第4段：指明诊治关键
　　1. 治病的关键：不离色诊、脉诊
　　2. 诊病的关键：问诊
　　3. 做好问诊的要诀：关好门窗，细问病情，参考色脉，判断疾病的预后

汤液醪醴论篇第十四

黄帝问曰：为五谷汤液及醪醴奈何？〔汤、液、醪、醴：各种酒。〕岐伯对曰：必以稻米、炊之稻薪、稻米者完，稻薪者坚。帝曰：何以然？岐伯曰：此得天地之和，高下之宜，故能至完；〔完：完备，此指稻米之性味。〕伐取得时，故能至坚也。帝曰：上古圣人作汤液醪醴，为而不用何也？岐伯曰：自古圣人之作汤液醪醴者，以为备耳。夫上古作汤液，故为而弗服也。中古之世，道德稍衰，邪气时至，服之万全。帝曰：今之世不必已何也？岐伯曰：当今之世，必齐毒药攻其中，镵石针艾治其外也。

帝曰：形弊血尽而功不立者何？岐伯曰：神不使也。〔神不使：重病之人的神气已不能发生作用。〕帝曰：何谓神不使？岐伯曰：针石，道也。精神不进，志意不治，故病不可愈。今精坏神去，荣卫不可复收，何者？嗜欲无穷，而忧患不止，精气弛坏，〔弛：松弛。坏：毁坏。〕荣泣卫除，〔荣泣卫除：荣血枯竭，卫气作用消失。〕故神去之而病不愈也。

帝曰：夫病之始生也，极微极精，必先入结于皮肤，今良工皆称曰：病成名曰逆，则针石不能治，良药不能及也。今良工皆得其法，守其数，〔法：指法则。数：指度数。良工皆得其法，守其数：好医生治病要掌握治疗原则和用药分寸。〕亲戚兄弟远近，音声日闻于耳，五色日见于目，而病不愈者，亦何暇不早乎？岐伯曰：病为本，工为标，标本不得，邪气不服，此之谓也。

帝曰：其有不从毫毛而生，五脏阳以竭也，津液充郭，其魄独居，孤精于内，气耗于外，形不可与衣相保，此四极急而动中，是气拒于内，而形施于外，治之奈何？岐伯曰：平治于权衡，去宛陈莝，微动四极，温衣，缪刺其处，以复其形。开鬼门，洁净府，精以时服，五阳已布，疏涤五脏，故精自生，形自盛，骨肉相保，巨气乃平。帝曰：善。

导读分析

一、篇名解析 ▶▶▶

本篇主要讨论治病的疗效问题，因首先从汤液醪醴的制作及作用谈起，故篇名为《汤液醪醴论》。

二、文章大意 ▶▶▶

本篇认为，五谷汤液、醪醴所制，炊之稻薪，取天地之气、阴阳之和，而养人五脏；并对五脏伤竭的病因作了分析，指出了原则性的治疗方法。本篇强调了治疗疾病决定因素在于人体的神气，针药治疗必须通过人体的正气起作用，从而提出了"病为本，工为标"的观点。同时，又举水气病为例，阐明治疗方法必须根据病情而定的理论。

三、结构分析 ▶▶▶

第1段：阐述汤液、醪醴的制作和使用
1. 说明汤液、醪醴的制作方法
2. 说明制作汤液、醪醴的原理
3. 说明汤液、醪醴的用途
4. 说明用汤液、醪醴治病无效的原因，指出深重的疾病应"必齐毒药攻其中，镵石针艾治其外"

第2～3段：阐述形气衰败病人治疗不见效的原因
1. 黄帝问：形气衰败的病人治疗不见效，是何原因
2. 岐伯答：原因是病人的精神已经不能发挥作用了（"神不使"）
3. 黄帝问：什么叫精神不能发挥作用
4. 岐伯答：情欲太过，忧患萦心，致精气衰败，神气就离开人体，病就难于痊愈
5. 提出了"病为本，工为标"的观点

第4段：阐述水肿病的病机及其治疗原则和方法

玉版论要篇 第十五

黄帝问曰：余闻揆度奇恒，所指不同，用之奈何？岐伯对曰：揆度者，度病之浅深也。奇恒者，言奇病也。请言道之至数，五色脉变，揆度奇恒，道在于一。〔一：指色脉相应。〕神转不回，回则不转，乃失其机，〔**神转不回，回则不转，乃失其机**：《素问·八正神明论》曰："血气者，人之神，不可不谨养也。夫血气应顺四时，递迁囚王，循环五气，无相夺伦，是则神转不回也。"回，谓却行也。然血气随王，不合却行，却行则反常，反常则回而不转也，回而不转，乃失生气之机矣。〕至数之要，迫近以微，〔**至数之要，迫近以微**：言五色五脉变化之要道，迫近于天常而又微妙。〕著之玉版，命曰合《玉机》。〔**著之玉版，命曰合《玉机》**：（以此回转之要旨）著之玉版上，合同于《玉机论》文也。《玉机》，为篇名。〕容色见上下左右，各在其要。〔**容色**：他气。如肝木部内，见赤黄白黑色，皆谓他气。**句释**：所见皆在明堂上下左右，要察候处。〕其色见浅者，汤液主治，十日已。其见深者，必齐主治，二十一日已。〔**句释**：此两句概义为"色

浅则病轻，色深则病甚"。〕其见大深者，醪酒主治，百日已。〔百日：指日多。〕色夭面脱，不治，百日尽已。〔句释：色夭，面容脱，其病不治，百日气血皆终。〕脉短气绝死，病温虚甚死。色见上下左右，各在其要。上为逆，下为从。〔句释：色见于下者，病生之气也，故从。色见于上者，伤神之兆也，故逆。〕女子右为逆，左为从；男子左为逆，右为从。〔句释：女子色见于左，男子色见于右，是变易也。〕易，重阳死，重阴死。〔句释：男子色见于左，叫重阳，女子色见于右，叫重阴，气极则反，故皆死。〕阴阳反他，治在权衡相夺，奇恒事也，揆度事也。搏脉痹躄，〔躄：音"bì"，指足不能行。〕寒热之交。脉孤为消气，虚泄为夺血。孤为逆，虚为从。〔句释：孤无所依，故曰逆；虚衰可复，故曰从。〕行奇恒之法，以太阴始。〔句释：指揆度奇恒之法，先以气口太阴之脉，定四时之正气，然后度量奇恒之气。〕行所不胜曰逆，逆则死。行所胜曰从，从则活。八风四时之胜，终而复始，逆行一过，〔过：遍。〕不复可数，论要毕矣。

导读分析

一、篇名解析 ▶▶▶

本篇以论述色脉揆度奇恒为主题，因认为这些内容至关重要，应"著之玉版"，故篇名《玉版论要篇》。

二、文章大意 ▶▶▶

本篇讨论了揆度奇恒的运用方法，对色脉正常与反常的变化现象作详细分析。另对察面容之色各有其要、孤脉等作了详细说明。

三、结构分析 ▶▶▶

1. 说明"揆度"是估量疾病的深浅，"奇恒"是辨别疾病，两者要把握五色与脉象的联系
2. 阐述观察"容色的变化"分别上下左右之病轻重安危的方法
3. 通过对"孤脉"的阐述，指出有阴无阳、有阳无阴，皆亡
4. 通过诊脉预测五行之克我、为逆、为亡等各种病证

诊要经终论篇 第十六

黄帝问曰：诊要何如？岐伯对曰：正月二月，天气始方，地气始发，人气在

肝。三月四月，天气正方，地气定发，人气在脾。五月六月，天气盛，地气高，人气在头。七月八月，阴气始杀，人气在肺。九月、十月，阴气始冰，地气始闭，人气在心。〔句释：九月、十月的时候，阴气始凝，地气始闭，随阳而入，故人气在心。〕十一月十二月，冰复，地气合，人气在肾。故春刺散俞，〔散俞：间穴。〕及与分理，〔分理：肌肉分理。〕血出而止。甚者传气，〔传：相传。〕间者环也。〔环：循环。〕夏刺络俞，见血而止，尽气闭环，〔尽气：出血以尽针下取所病脉盛邪之气。〕痛病必下。秋刺皮肤，循理，〔循理：循肌肉的分理。〕上下同法，〔上：谓手脉。下：谓足脉。〕神变而止。〔神变：谓脉气变易，与未刺时不同。〕冬刺俞窍于分理，甚者直下，间者散下。春夏秋冬，各有所刺，法其所在。春刺夏分，脉乱气微，入淫骨髓，病不能愈，令人不嗜食，又且少气。春刺秋分，筋挛，逆气环为咳嗽，病不愈，令人时惊，又且哭。〔又且哭：肺主气，故气逆又且哭。〕春刺冬分，邪气著藏，令人胀，病不愈，又且欲言语。〔欲言语：火受气于冬，心主言，故欲言语。〕夏刺春分，病不愈，令人解㑊。〔㑊：音"duò"，通"惰"。〕夏刺秋分，病不愈，令人心中欲无言，惕惕如人将捕之。夏刺冬分，病不愈，令人少气，时欲怒。秋刺春分，病不已，令人惕然欲有所为，起而忘之。秋刺夏分，病不已，令人益嗜卧，又且善梦。〔善梦：心主梦，神为之，故令善梦。〕秋刺冬分，病不已，令人洒洒时寒。〔洒洒：寒貌。〕冬刺春分，病不已，令人欲卧不能眠，眠而有见。〔眠而有见：肝主目，故眠而如见有物之形状。〕冬刺夏分，病不愈，气上，发为诸痹。冬刺秋分，病不已，令人善渴。〔渴：肺气不足而渴。〕凡刺胸腹者，必避五脏。〔句释：心肺在膈上，肝肾在膈下，脾象土而居中，故刺胸腹必避之。〕中心者环死。中脾者五日死，中肾者七日死，中肺者五日死。中鬲者，皆为伤中，其病虽愈，不过一岁必死。刺避五脏者，知逆从也。所谓从者，鬲与脾肾之处，不知者反之。刺胸腹者，必以布憿著之，〔憿：音"jiǎo"，布巾。〕乃从单布上刺，刺之不愈复刺。刺针必肃，〔肃：谓静肃，所以候气之存亡。〕刺肿摇针，经刺勿摇，此刺之道也。

帝曰：愿闻十二经脉之终奈何？岐伯曰：太阳之脉，其终也戴眼、反折、瘈疭，〔戴眼：睛不转而仰视。〕其色白，绝汗乃出，出则死矣。少阳终者，耳聋百节皆纵，目睘绝系，绝系一日半死，其死也色先青白，乃死矣。阳明终者，口目动作，善惊妄言，色黄，其上下经盛，不仁，则终矣。少阴终者，面黑齿长而垢，腹胀闭，上下不通而终矣。太阴终者，腹胀闭不得息，善噫善呕，〔善噫善呕：足太阴之脉动，则病食呕，腹胀善噫。〕呕则逆，逆则面赤，不逆则上下不通，不通则面黑皮毛焦而终矣。厥阴终不通，不通则面黑皮毛焦而终矣。厥阴终者，中热嗌干，善溺心烦，甚则舌卷卵上缩而终矣。此十二经之所败也。

导读分析

一、篇名解析 ▶▶▶

本篇以论述诊病要道及十二经脉之终为重点，故篇名为《诊要经终论》。

二、文章大意 ▶▶▶

本篇说明四时十二月，人气应天地之气，治不可违；指出了四时刺法及误刺时可能引起的不良后果；提出在刺胸腹部位时应该慎用，以免误伤五脏，并说明刺中五脏的死期，以示告诫。此外，还对十二经脉终绝时所产生的症状也作了分析。

三、结构分析 ▶▶▶

第 1 段
1. 说明诊病的要领是要注意十二个月与五脏之气的密切联系
2. 指出四时（春夏秋冬）各有相应刺法，针刺各有所在的部位
3. 说明四时（春夏秋冬）误刺出现的种种病证
4. 提出胸腹部位针刺的要点与注意点

第 2 段：说明十二经脉气之终（即十二脏之败证症状）的情况

卷第五

脉要精微论篇第十七

　　黄帝问曰：诊法何如？岐伯对曰：诊法常以平旦，〔平旦：清晨。〕阴气未动，阳气未散，饮食未进，经脉未盛，络脉调匀，气血未乱，故乃可诊有过之脉。切脉动静而视精明，〔精明：指眼睛的神气精光。〕察五色，观五脏有余不足，六腑强弱，形之盛衰，以此参伍，〔参伍：彼此相参，互相印证，反复参合。〕决死生之分。

　　夫脉者，血之府也，长则气治，〔长：长脉。气治：气平。〕短则气病，数则烦心，大则病进，上盛则气高，下盛则气胀，代则气衰，细则气少，涩则心痛，浑浑革至如涌泉，〔浑浑：滚滚之意。革：急。浑浑革至如涌泉：即釜沸脉。〕病进而色弊，绵绵其去如弦绝，〔绵：音"mián"，通"绵"。〕死。夫精明五色者，气之华也，赤欲如白裹朱，〔白：当作"帛"，泛指丝绸织品。朱：指朱砂。〕不欲如赭；白欲如鹅羽，不欲如盐；青欲如苍璧之泽，不欲如蓝；黄欲如罗裹雄黄，不欲如黄土；黑欲如重漆色，不欲如地苍。五色精微象见矣，〔象：指败象。见：通"现"。五色精微象见矣：真脏色暴露于外。〕其寿不久也。夫精明者，所以视万物，别白黑，审短长。以长为短，以白为黑，如是则精衰矣。

　　五脏者，中之守也，〔中：即内、里。守：即职守。五脏者，中之守也：五脏主藏精气而不泄，在体内各有一定的职守。〕中盛藏满，〔中盛藏满：胸腹中甚盛，脏气胀满。〕气胜伤恐者，声如从室中言，是中气之湿也。言而微，终日乃复言者，此夺气也。衣被不敛，言语善恶，不避亲疏者，此神明之乱也。仓廪不藏者，是门户不要也。水泉不止者，是膀胱不藏也。得守者生，失守者死。夫五脏者，身之强也，头者精明之府，〔头者精明之府：头部是精髓神气所聚集之处。〕头倾视深，精神将夺矣。背者胸中之府，〔背者胸中之府：心肺之系，系于肩背。〕背曲肩随，府将坏矣。腰者肾之府，转摇不能，肾将惫矣。〔惫：败坏。〕膝者筋之府，〔膝者筋之府：诸筋汇聚于膝窝。〕屈伸不能，行则偻附，筋将惫矣。骨者髓之府，不能久立，行则振掉，骨将惫矣。得强则生，失强则死。

岐伯曰：反四时者，有余为精，不足为消。〔有余、不足：皆指脉之大小。〕应太过，不足为精；应不足，有余为消。阴阳不相应，病名曰关格。

帝曰：脉其四时动奈何？知病之所在奈何？知病之所变奈何？知病乍在内奈何？知病乍在外奈何？请问此五者，可得闻乎？岐伯曰：请言其与天运转大也。〔大：广大微妙。句释：此言脉之变化与天地运转相应，其道理广大而微妙。〕万物之外，六合之内，天地之变，阴阳之应，彼春之暖，为夏之暑，彼秋之忿，为冬之怒，四变之动，脉与之上下，以春应中规，〔春应中规：春脉应合于规之象，圆滑流畅。〕夏应中矩，〔夏应中矩：夏脉应合于矩之象，洪大方正。〕秋应中衡，〔秋应中衡：秋脉应合于衡之象，轻平虚浮。〕冬应中权。〔冬应中权：冬脉应合于权之象，沉伏下垂。〕是故冬至四十五日，阳气微上，阴气微下；夏至四十五日，阴气微上，阳气微下。阴阳有时，与脉为期，期而相失，知脉所分，分之有期，故知死时。微妙在脉，不可不察，察之有纪，从阴阳始，始之有经，从五行生，生之有度，四时为宜，补泻勿失，与天地如一，得一之情，以知死生。是故声合五音，色合五行，脉合阴阳。是知阴盛则梦涉大水恐惧，阳盛则梦大火燔灼，阴阳俱盛则梦相杀毁伤；上盛则梦飞，下盛则梦堕；甚饱则梦予，甚饥则梦取；肝气盛则梦怒，肺气盛则梦哭；短虫多则梦聚众，长虫多则梦相击毁伤。是故持脉有道，虚静为保。〔保：通"宝"。〕春日浮，如鱼之游在波；夏日在肤，泛泛乎万物有余；秋日下肤，蛰虫将去；冬日在骨，蛰虫周密，君子居室。故曰：知内者按而纪之，知外者终而始之。此六者，〔六：指春、夏、秋、冬、内、外。〕持脉之大法。

心脉搏坚而长，当病舌卷不能言；其耎而散者，〔耎：同"软"。〕当消环自己。肺脉搏坚而长，当病唾血；其耎而散者，当病灌汗，至令不复散发也。肝脉搏坚而长，色不青，当病坠若搏，因血在胁下，令人喘逆；其耎而散色泽者，当病溢饮，溢饮者渴暴多饮，而易入肌皮肠胃之外也。胃脉搏坚而长，其色赤，当病折髀；〔髀：股部。〕其耎而散者，当病食痹。脾脉搏坚而长，其色黄，当病少气；其耎而散者，色不泽，当病足骺肿，若水状也。肾脉搏坚而长，其色黄而赤者，当病折腰；其耎而散者，当病少血，至令不复也。帝曰：诊得心脉而急，此为何病？病形何如？岐伯曰：病名心疝，少腹当有形也。帝曰：何以言之？岐伯曰：心为牡脏，〔牡：阳。牡脏：五脏中属于阳为牡脏。〕小肠为之使，故曰少腹当有形也。帝曰：诊得胃脉，病形何如？岐伯曰：胃脉实则胀，虚则泄。

帝曰：病成而变何谓？〔病成而变：病的成因及其变化。〕岐伯曰：风成为寒热，瘅成为消中，厥成为巅疾，久风为飧泄，脉风成为疠，病之变化，不可胜数。帝曰：诸痈肿筋挛骨痛，此皆安生？岐伯曰：此寒气之肿，八风之变也。帝曰：治之奈何？岐伯曰：此四时之病，以其胜治之愈也。

帝曰：有故病五脏发动，〔故病：旧有宿病。〕因伤脉色，各何以知其久暴至之病乎？岐伯曰：悉乎哉问也！征其脉小色不夺者，新病也；征其脉夺其色夺者，此久病也；徵其脉与五色俱夺者，此久病也；徵其脉与五色俱不夺者，新病也。肝与肾脉并至，其色苍赤，当病毁伤不见血，已见血，湿若中水也。

尺内两傍，〔尺内：指尺泽之内。此以下指诊尺肤部位法。〕季胁也，尺外以候肾，尺里以候腹。中附上，〔中附上：从尺泽至鱼际分为三段，中三分之一为中附上。〕左外以候肝，内以候鬲；右外以候胃，内以候脾。上附上，〔上附上：从尺泽至鱼际分为三段，靠手部三分之一为上附上。〕右外以候肺，内以候胸中，左外以候心，内以候膻中。前以候前，后以候后。上竟上者，〔竟：尽。上竟上：上段之尽端为上竟上，靠鱼际处。〕胸喉中事也；下竟下者，〔下竟下：下段之尽端为下竟下，靠尺泽部。〕少腹腰股膝胫足中事也。

粗大者，阴不足阳有余，为热中也。来疾去徐，上实下虚，为厥巅疾；来徐去疾，上虚下实，为恶风也。故中恶风者，阳气受也。有脉俱沉细数者，少阴厥也；沉细数散者，寒热也；浮而散者，为眴仆。诸浮不躁者皆在阳，则为热；其有躁者在手。诸细而沉者皆在阴，则为骨痛；其有静者在足。数动一代者，病在阳之脉也，泄及便脓血。诸过者切之，涩者阳气有余也，滑者阴气有余也。阳气有余为身热无汗，阴气有余为多汗身寒，阴阳有余则无汗而寒。推而外之，内而不外，有心腹积也。推而内之，外而不内，身有热也。推而上之，上而不下，腰足清也。推而下之，下而不上，头项痛也。按之至骨，脉气少者，腰脊痛而身有痹也。

导读分析

一、篇名解析 ▶▶▶

本篇讨论四诊方面的具体内容，并着重论述了脉诊的要点。由于诊脉具有非常精湛微妙的道理，故篇名为《脉要精微论》。

二、文章大意 ▶▶▶

本篇阐述各种诊断方法，丰富多彩，着重讨论了脉诊的大要，对脉诊的时间、部位、五脏脉、四时脉、脉色互参、脉证互参等作了详细的论述，其中所提出的脉与四时相应，与五脏气血盛衰相关的整体观念，以及察色按脉诊断疾病必须重视人体本身统一性、完整性及其与自然界的相互关系，尤为重要。据此提出"四诊合参、以决死生"的诊法原则，为中医诊断学的形成和发展奠定了基础。

三、结构分析 ▶▶▶

第1段：阐述诊脉的原则与方法：以气血为主，同时要注意察色，综合考察判断

第2～3段：
阐述切脉、察色、闻声、观形诊病法

　第2段
　　1. 罗列脉长、短、数、盛、代、细、涩脉及脉似有似无等病势轻重危急的表现
　　2. 通过望面部的五色，观察目睛的黑白来预测人体精气的盛衰

　第3段：阐述五脏、五府（头、腰、背、髓）是人体强健的基础

第4段：阐述"关格"病的定义

第5段：脉应四时
　　1. 说明五种脉的变化与天运转的关系
　　2. 梦与阴阳气盛，饥饱，肝、肺气盛之间病理表现的关系
　　3. 阐述持脉的大法是要注意春、夏、秋、冬、内、外六点

第6～7段：
阐述五脏病、痈肿的脉象特点

　第6段
　　1. 阐述心、肺、肝、胃、脾、肾脉的临床病理表现
　　2. 阐述"心疝"的形态和原因
　　3. 说明胃脉有病的症状

　第7段
　　1. 阐述疾病的成因和变化
　　2. 解释痈肿筋挛骨痛的病因——寒气所聚，风邪所侵
　　3. 说明痈肿筋挛骨痛的治疗方法——五行相克

第8～9段：阐述色脉合参诊法及尺肤诊法
　第8段：提出验看病人的脉色就可以区别久病与新病
　第9段：说明脉诊时与人体脏腑相应的切诊部位

第10段：说明各种脉象的意义（寸口脉多种脉象的主病）

平人气象论篇 第十八

　　黄帝问曰：平人何如？岐伯对曰：人一呼脉再动，一吸脉亦再动，呼吸定息脉五动，闰以太息，命曰平人。平人者，不病也。常以不病调病人，医不病，故为病人平息以调之为法。〔平息：均匀呼吸。〕

　　人一呼脉一动，一吸脉一动，曰少气。人一呼脉三动，一吸脉三动而躁，尺热曰病温，〔尺：尺肤。〕尺不热脉滑曰病风，脉涩曰痹。人一呼脉四动以上曰死，脉绝不至曰死，乍疏乍数曰死。平人之常气禀于胃，胃者平人之常气也，人无胃气曰逆，逆者死。

　　春胃微弦曰平，弦多胃少曰肝病，但弦无胃曰死，胃而有毛曰秋病，〔毛：毛脉。指秋季脉来轻虚而浮之象。〕毛甚曰今病。藏真散于肝，肝脏筋膜之气也。夏胃微钩曰平，〔钩：洪大之脉。〕钩多胃少曰心病，但钩无胃曰死，胃而有石曰冬病，〔石：石脉。指冬季脉来沉滑之象。〕石甚曰今病。藏真通于心，心藏血脉之气也。长

夏胃微奕弱曰平，弱多胃少曰脾病，但代无胃曰死，奕弱有石曰冬病，弱甚曰今病。藏真濡于脾，脾藏肌肉之气也。秋胃微毛曰平，毛多胃少曰肺病，但毛无胃曰死，毛而有弦曰春病，弦甚曰今病。藏真高于肺，以行荣卫阴阳也。冬胃微石曰平，石多胃少曰肾病，但石无胃曰死，石而有钩曰夏病，钩甚曰今病。藏真下于肾，肾藏骨髓之气也。

胃之大络，名曰虚里，贯鬲络肺，出于左乳下，其动应衣，脉宗气也。盛喘数绝者，则病在中；结而横，有积矣；绝不至曰死。乳之下其动应衣，宗气泄也。

欲知寸口太过与不及，寸口之脉中手短者，〔中手：应手。〕曰头痛。寸口脉中手长者，曰足胫痛。寸口脉中手促上击者，〔促上击：指寸口脉短促浮数。〕曰肩背痛。寸口脉沉而坚者，曰病在中。寸口脉浮而盛者，曰病在外。寸口脉沉而弱，曰寒热及疝瘕少腹痛。寸口脉沉而横，曰胁下有积，腹中有横积痛。寸口脉沉而喘，曰寒热。脉盛滑坚者，曰病在外。脉小实而坚者，病在内。脉小弱以涩，谓之久病。脉滑浮而疾者，谓之新病。脉急者，曰疝瘕少腹痛。脉滑曰风。脉涩曰痹。缓而滑曰热中。盛而紧曰胀。

脉从阴阳，病易已；脉逆阴阳，病难已。脉得四时之顺，曰病无他；脉反四时及不间藏，〔不间藏：指五行相传不传其所生，而传其所克。〕曰难已。

臂多青脉，曰脱血。尺脉缓涩，谓之解㑊。〔解㑊：音"jiěyì"，四肢急懒之状。〕安卧脉盛，谓之脱血。尺涩脉滑，谓之多汗。尺寒脉细，谓之后泄。〔后泄：大便泄泻。〕脉尺粗常热者，谓之热中。

肝见庚辛死，心见壬癸死，脾见甲乙死，肺见丙丁死，肾见戊己死，是谓真脏见皆死。

颈脉动喘疾咳，曰水。目裹微肿如卧蚕起之状，曰水。溺黄赤安卧者，黄疸。已食如饥者，胃疸。面肿曰风。足胫肿曰水。目黄者曰黄疸。

妇人手少阴脉动甚者，妊子也。

脉有逆从四时，未有藏形，春夏而脉瘦，秋冬而脉浮大，命曰逆四时也。风热而脉静，泄而脱血脉实，病在中脉虚，病在外脉涩坚者，皆难治，命曰反四时也。

人以水谷为本，故人绝水谷则死，脉无胃气亦死。所谓无胃气者，但得真脏脉不得胃气也。所谓脉不得胃气者，肝不弦，肾不石也。

太阳脉至，洪大以长；少阳脉至，乍数乍疏，乍短乍长；阳明脉至，浮大而短。

夫平心脉来，累累如连珠，如循琅玕，〔琅玕：音"láng gān"，玉之似珠者。形容脉来滑利。〕曰心平，夏以胃气为本。病心脉来，喘喘连属，其中微曲，曰心病。死心脉来，前曲后居，如操带钩，曰心死。

平肺脉来，厌厌聂聂，如落榆荚，曰肺平，秋以胃气为本。病肺脉来，不上不下，如循鸡羽，曰肺病。死肺脉来，如物之浮，如风吹毛，曰肺死。

平肝脉来，耎弱招招，如揭长竿末梢，曰肝平，春以胃气为本。病肝脉来，盈实而滑，如循长竿，曰肝病。死肝脉来，急益劲，如新张弓弦，曰肝死。

平脾脉来，和柔相离，如鸡践地，曰脾平，长夏以胃气为本。病脾脉来，实而盈数，如鸡举足，曰脾病。死脾脉来，锐坚如乌之喙，如鸟之距，如屋之漏，如水之流，曰脾死。

平肾脉来，喘喘累累如钩，按之而坚，曰肾平，冬以胃气为本。病肾脉来，如引葛，按之益坚，曰肾病。死肾脉来，发如夺索，辟辟如弹石，曰肾死。

导读分析

一、篇名解析 ▶▶▶

本篇着重讨论平人的脉气与脉象，并以平人的脉象与病人的脉象相互对比，分析病情，故篇名《平人气象论》。

二、文章大意 ▶▶▶

本篇说明平人的脉息至数与其变化，及各种疾病的脉象和诊察方法。其中阐述脉从四时之理，指出四时五脏的平脉、病脉、死脉。归根结底，总以胃气为本。

三、结构分析 ▶▶▶

第1段：说明诊脉的计次，以医生或常人呼吸一次，以计脉次数

第2段：阐述气虚、病温、风病、死脉的特点

第3段：阐述春、夏、长夏、秋、冬季节的常脉与病脉，及出现的相关病证

第4～7段：阐述"虚里"脉等所见数种脉象的主病

第8段：阐述五脏之"真脏脉"

第9段：阐述了水肿、黄疸、胃疸等多种疾病的脉象和临床特点

第10段：阐述孕脉

第11段：阐述四时脉的病症及脉的从逆

第12段：阐述脉无胃气则死

第13段：阐述三阳脉（太阳、阳明、少阳）脉之形态

第14～18段：阐述心、肺、肝、脾、肾五脉（平脉、病脉、死脉）之形态

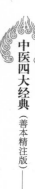

卷第六

玉机真脏论篇 第十九

　　黄帝问曰：春脉如弦，何如而弦？岐伯对曰：春脉者肝也，东方木也，万物之所以始生也，故其气来耎弱轻虚而滑，端直以长，故曰弦，反此者病。帝曰：何如而反？岐伯曰：其气来实而强，此谓太过，病在外；其气来不实而微，此谓不及，病在中。帝曰：春脉太过与不及，其病皆何如？岐伯曰：太过则令人善忘，忽忽眩冒而巅疾，其不及则令人胸痛引背，下则两胁胠满。

　　帝曰：善。夏脉如钩，何如而钩？岐伯曰：夏脉者心也，南方火也，万物之所以盛长也，故其气来盛去衰，故曰钩，反此者病。帝曰：何如而反？岐伯曰：其气来盛去亦盛，此谓太过，病在外；其气来不盛去反盛，此谓不及，病在中。帝曰：夏脉太过与不及，其病皆何如？岐伯曰：太过则令人身热而肤痛，为浸淫；其不及则令人烦心，上见咳唾，下为气泄。

　　帝曰：善。秋脉如浮，何如而浮？岐伯曰：秋脉者肺也，西方金也，万物之所以收成也，故其气来，轻虚以浮，来急去散，故曰浮，反此者病。帝曰：何如而反？岐伯曰：其气来，毛而中央坚，两旁虚，此谓太过，病在外；其气来毛而微，此谓不及，病在中。帝曰：秋脉太过与不及，其病皆何如？岐伯曰：太过则令人逆气而背痛，愠愠然；其不及则令人喘，呼吸少气而咳，上气见血，下闻病音。

　　帝曰：善。冬脉如营，何如而营？岐伯曰：冬脉者肾也，北方水也，万物之所以合藏也，故其气来沉以搏，故曰营，反此者病。帝曰：何如而反？岐伯曰：其气来如弹石者，此谓太过，病在外；其去如数者，此谓不及，病在中。帝曰：冬脉太过与不良其病皆何如？岐伯曰：太过则令人解㑊，脊脉痛而少气不欲言；其不及则令人心悬如病饥，䏚中清，〔䏚：音"miǎo"，指季肋下夹脊两旁的空软处。〕背中痛，少腹满，小便变。帝曰：善。

　　帝曰：四时之序，逆从之变异也，然脾脉独何主？岐伯曰：脾脉者土也，孤藏以灌四旁者也。帝曰：然则脾善恶，可得见之乎？岐伯曰：善者不可得见，恶可见。帝曰：恶者何如可见？岐伯曰：其来如水之流者，此谓太过，病在外；如鸟之喙者，此谓不及，病在中。帝曰：夫子言脾为孤脏，中央土以灌四傍，其太过与不及，其病皆何如？岐伯曰：太过则令人四肢不举；其不及则令人九窍不通，名曰重强。

帝瞿然而起，再拜而稽首曰：善。吾得脉之大要，天下至数，五色脉变，揆度奇恒，道在于一，神转不回，回则不转，乃失其机，至数之要，迫近以微，著之玉版，藏之脏腑，每旦读之，名曰《玉机》。

五脏受气于其所生，传之于其所胜，气舍于其所生，死于其所不胜。病之且死，必先传行，至其所不胜，病乃死。此言气之逆行也，故死。肝受气于心，传之于脾，气舍于肾，至肺而死。心受气于脾，传之于肺，气舍于肝，至肾而死。脾受气于肺，传之于肾，气舍于心，至肝而死。肺受气于肾，传之于肝，气舍于脾，至心而死。肾受气于肝，传之于心，气舍于肺，至脾而死。此皆逆死也。一日一夜五分之，此所以占死生之早暮也。

黄帝曰：五脏相通，移皆有次，五脏有病，则各传其所胜。不治，法三月若六月，若三日若六日，传五脏而当死，是顺传所胜之次。故曰：别于阳者，知病从来；别于阴者，知死生之期，言知至其所困而死。

是故风者百病之长也，今风寒客于人，使人毫毛毕直，皮肤闭而为热，当是之时，可汗而发也；或痹不仁肿痛，当是之时，可汤熨及火灸刺而去之。弗治，病入舍于肺，名曰肺痹，发咳上气。弗治，肺即传而行之肝，病名曰肝痹，一名曰厥，胁痛出食，当是之时，可按若刺耳。弗治，肝传之脾，病名曰脾风，发瘅，腹中热，烦心出黄，当此之时，可按可药可浴。弗治，脾传之肾，病名曰疝瘕，少腹冤热而痛，<u>出白</u>，〔**出白**：指小便白浊。〕一名曰蛊，当此之时，可按可药。弗治，肾传之心，病筋脉相引而急，病名曰瘛，当此之时，可灸可药。弗治，满十日，法当死。肾因传之心，心即复反传而行之肺，发寒热，法当三岁死，此病之次也。

然其卒发者，不必治于传，或其传化有不以次，不以次入者，忧恐悲喜怒，令不得以其次，故令人有大病矣。因而喜大虚则肾气乘矣，怒则肝气乘矣，悲则肺气乘矣，恐则脾气乘矣，忧则心气乘矣，此其道也。故病有五，五五二十五变，及其传化。传，乘之名也。

大骨枯槁，大肉陷下，胸中气满，喘息不便，其气动形，期六月死，真脏脉见，乃予之期日。大骨枯槁，大肉陷下，胸中气满，喘息不便，内痛引肩项，期一月死，真脏见，乃予之期日。大骨枯槁，大肉陷下，胸中气满，喘息不便，内痛引肩项，期一月死，真脏见，乃予之期日。大骨枯槁，大肉陷下，胸中气满，喘息不便，内痛引肩项，身热脱肉破䐃，〔䐃：音"jūn"，筋肉结聚之处。〕真脏见，十月之内死。大骨枯槁，大肉陷下，肩髓内消，动作益衰，真脏来见，期一岁死，见其真脏，乃予之期日。大骨枯槁，大肉陷下，胸中气满，腹内痛，心中不便，肩项身热，破䐃脱肉，目眶陷，真脏见，目不见人，立死，其见人者，至其所不胜之时则死。急虚身中卒至，五脏绝闭，脉道不通，气不往来，譬于堕溺，不可为期。其脉绝不来，若人一息五六至，其形肉不脱，真脏虽不见，犹死也。

真肝脉至，中外急，如循刀刃责责然，如按琴瑟弦，色青白不泽，毛折，乃死。真心脉至，坚而搏，如循薏苡子累累然，色赤黑不泽，毛折，乃死。真肺脉至，大而虚，如以毛羽中人肤，色白赤不泽，毛折，乃死。真肾脉至，搏而绝，如指弹石辟辟然，色黑黄不泽，毛折，乃死。真脾脉至，弱而乍数乍疏，色黄青不泽，毛折，乃死。诸真脏脉见者，皆死不治也。

黄帝曰：见真脏曰死，何也？岐伯曰：五脏者，皆禀气于胃，胃者五脏之本也，脏气者，不能自致于手太阴，必因于胃气，乃至于手太阴也，故五脏各以其时，自为而至于手太阴也。〔手太阴：谓寸口脉。自为而至于手太阴也：胃气至于手太阴，则变见于寸口。〕必因于胃气，乃至于手太阴也，故五脏各以其时，自为而至于手太阴也。故邪气胜者，精气衰也，故病甚者，胃气不能与之俱至于手太阴，故真脏之气独见，独见者，病胜脏也。帝曰：善。

黄帝曰：凡治病，察其形气色泽，脉之盛衰，病之新故，乃治之无后其时。形气相得，谓之可治；色泽以浮，谓之易已；脉从四时，谓之可治；脉弱以滑，是有胃气，命曰易治，取之以时。〔命曰易治，取之以时：对形气相得即易治的病治疗时，可根据不同时令选用不同治法。〕形气相失，谓之难治；色夭不泽，谓之难已；脉实以坚，谓之益甚；脉逆四时，为不可治。必察四难，而明告之。

所谓逆四时者，春得肺脉，夏得肾脉，秋得心脉，冬得脾脉，其至皆悬绝沉涩者，命曰逆四时。未有脏形，〔脏形：指五脏的脉形。〕于春夏而脉沉涩，秋冬而脉浮大，名曰逆四时也。

病热脉静，泄而脉大，脱血而脉实，病在中脉实坚，病在外脉不实坚者，皆难治。

黄帝曰：余闻虚实以决死生，愿闻其情。岐伯曰：五实死，五虚死。〔五实：五脏之邪气实。五虚：五脏之正气虚。〕帝曰：愿闻五实五虚。岐伯曰：脉盛，皮热，腹胀，前后不通，闷瞀，此谓五实。脉细，皮寒，气少，泄利前后，饮食不入，此谓五虚。帝曰：其时有生者何也？岐伯曰：浆粥入胃，泄注止，则虚者活；身汗得后利，则实者活。此其候也。

导读分析

一、篇名解析 ▶▶▶

本篇因论述真脏之脉气在诊断方面的价值，好似用天文仪器玉机窥测天象那样重要，故篇名为《玉机真脏论》。

二、文章大意 ▶▶▶

本篇主要说明四时太过与不及的病脉，以及真脏脉的病象；阐述了疾病传变的规律，讨论了五虚和五实的病状和预后。名为"玉机"，表示"珍重"之意。

三、结构分析 ▶▶▶

第 1～4 段：分别阐述春、夏、秋、冬四时脉征
第 5 段：阐述脾脉所主时令、观测方法及各病脉表现
第 6 段：总结提出诊察脉的正常与异常，其精要可归结于一个"神"字
第 7 段：阐述五脏病气的受、传、舍、死
第 8 段：阐述五脏相通、顺传
第 9 段：阐述风寒客人后的五脏顺传
第 10 段：阐述五志内伤所致传乘
第 11 段：指出真脏脉见，可预知期日
第 12 段：阐述五脏（肾衰、肺衰、心衰、脾衰、肝衰）所见真脏脉
第 13 段：阐述见真脏脉就要死亡的道理，指出胃气的重要性
第 14～16 段：阐述治病的一般规律——要诊察病人的形气、色脉、病之新久、顺逆
第 17 段：阐述根据虚实可以预先判断死生的道理——五实、五虚

三部九候论篇第二十

黄帝问曰：余闻九针于夫子，〔**九针：**见《灵枢·九针十二原》。〕众多博大，不可胜数。余愿闻要道，〔**要道：**主要的道理。〕以属子孙，传之后世，著之骨髓，藏之肝肺，歃血而受，〔**歃血：**古时盟誓，以血涂口旁，称"歃血"。歃，音"shà"。〕不敢妄泄，令合天道，〔**令合天道：**符合于天地之道，即天人相应之意。〕必有终始，上应天光，星辰历纪，下副四时五行，贵贱更立，〔**下副四时五行，贵贱更立：**四时五行之气，当令为贵，失时为贱，交替主令为更互。〕冬阴夏阳，以人应之奈何？愿闻其

方。岐伯对曰：妙乎哉问也！此天地之至数。帝曰：愿闻天地之至数，合于人形气血，通决死生，为之奈何？岐伯曰：天地之至数，始于一，终于九焉。〔句释：所谓至数，言天地虽大，万物虽多，都离不开数，所以称为至数。数是开始于一，而终止于九，九加一则为十，十又是一的开端，所以说始于一，终于九。〕一者天，二者地，三者人；因而三之，三三者九，以应九野。〔九野：乃上应天象列宿所当之区域，九野即为九州的分界。野：划分界限，也即划分区域的意思。〕故人有三部，部有三候，以决死生，以处百病，以调虚实，而除邪疾。

帝曰：何谓三部？岐伯曰：有下部，有中部，有上部；部各有三候，三候者，有天，有地，有人也。必指而导之，乃以为真。〔句释：必有老师指导，乃得部候的真确之处。〕上部天，两额之动脉；上部地，两颊之动脉；上部人，耳前之动脉。中部天，手太阴也；中部地，手阳明也；中部人，手少阴也。下部天，足厥阴也；下部地，足少阴也；下部人，足太阴也。故下部之天以候肝，地以候肾，人以候脾胃之气。

帝曰：中部之候奈何？岐伯曰：亦有天，亦有地，亦有人。天以候肺，地以候胸中之气，人以候心。帝曰：上部以何候之？岐伯曰：亦有天，亦有地，亦有人。天以候头角之气，地以候口齿之气，人以候耳目之气。三部者，各有天，各有地，各有人；三而成天，三而成地，三而成人，三而三之，合则为九。九分为九野，九野为九藏；故神藏五，形藏四，合为九藏。五脏已败，其色必夭，夭必死矣。

帝曰：以候奈何？岐伯曰：必先度其形之肥瘦，以调其气之虚实，实则泻之，虚则补之。必先去其血脉，而后调之，无问其病，以平为期。

帝曰：决死生奈何？岐伯曰：形盛脉细，少气不足以息者危；形瘦脉大，胸中多气者死。形气相得者生；参伍不调者病；三部九候皆相失者死；上下左右之脉相应如参舂者，〔参舂：言如春杵，此上彼下，参差不齐。舂，音"chōng"。〕病甚；上下左右相失不可数者死；中部之候虽独调，与众脏相失者死；中部之候相减者死；目内陷者死。

帝曰：何以知病之所在？岐伯曰：察九候独小者病；独大者病；独疾者病；独迟者病；独热者病；独寒者病；独陷下者病。

以左手足上，上去踝五寸按之，庶右手足当踝而弹之，其应过五寸以上，蠕蠕然者，〔蠕：虫行貌。〕不病；其应疾，中手浑浑然者病；中手徐徐然者病；其应上不能至五寸，弹之不应者死。

是以脱肉，身不去者死。中部乍疏乍数者死。其脉代而钩者，病在络脉，九候之相应也，上下若一，不得相失。一候后则病；二候后则病甚；三候后则病危；所谓后者，应不俱也。察其府脏，以知死生之期，必先知经脉，然后知病脉，真脏脉见者，胜死。足太阳气绝者，其足不可屈伸，死必戴眼。〔戴眼：目睛

上视而不转动。〕

帝曰：冬阴夏阳奈何？岐伯曰：九候之脉，皆沉细悬绝者为阴，主冬，故以夜半死；盛躁喘数者为阳，主夏，故以日中死；是故寒热病者，以<u>平旦死</u>；〔平旦：此是以一日夜来划分四时，平旦象征春。〕热中及热病者，以日中死；病风者，以日夕死；病水者，以夜半死；其脉乍疏乍数、乍迟乍疾者，<u>日乘四季死</u>；〔日乘四季：指辰、戌、丑、未之时。〕形肉已脱，九候虽调，犹死；<u>七诊</u>虽见，〔七诊：即独小、独大、独疾、独迟、独热、独寒、独陷下。〕九候皆从者，不死。所言不死者，风气之病及<u>经月之病</u>，〔经月之病：有二说，一指月经病与妊娠，一指经年累月之病。〕似七诊之病而非也，故言不死；若有七诊之病，其脉候亦败者死矣，必发哕噫。

必审问其所始病，与今之所方病，而后各切循其脉，视其经络浮沉，以上下逆从循之。其脉疾者，不病；其脉迟者病；脉不往来者死；<u>皮肤著者死</u>。〔皮肤著者死：久病肉脱，皮肤干枯着骨，故死。著，通"着"。〕

帝曰：其可治者奈何？岐伯曰：经病者，治其经；孙络病者，〔孙络：络脉别出的细小分支。〕治其孙络血；血病身有痛者，治其经络；其病者在奇邪，奇邪之脉，则缪刺之；<u>留瘦不移</u>，〔留瘦不移：病邪久留而不移动。〕节而刺之。〔节而刺之：当于四肢八谿之间、骨节交会之处刺之。〕上实下虚，切而从之，<u>索其结络脉</u>，〔索其结络脉：探索其络脉郁结之所在。〕刺出其血，以见通之。瞳子高者，太阳不足；戴眼者，太阳已绝。此决死生之要，不可不察也。手指及手外踝上五指留针。

导读分析

一、篇名解析 ▶▶▶

本篇主要论述三部九候的诊脉方法，并通过察三部九候脉象的变化，以判断疾病变化和预决生死，故篇名为《三部九候论》。

二、文章大意 ▶▶▶

本篇讨论了三部九候的诊脉及各种脉象的病证、刺法及死期。其中"必先知经脉，而后知病脉"，"必先审问其所始病，与今之所方病，而后各切循其脉"等原则对脉象有着深刻的指导意义。

三、结构分析 ▶▶▶

第1段：指出人和自然规律相适应，故而有天、地、人三部，每部各有三候，可决生死，
　　　　处百病，调虚实，祛除疾病

第2～3段：解释三部及其与自然环境的对应关系

第4段：解释诊察的目的是估量病者形体的肥瘦程度，以调和气的虚实，达五脏平和

第5段：指明决断死生的方法

第6段：指出察九候可知病所

第7～8段：分述如何用诊踝法、三候脉来察九候、知病所

第9段：阐述冬阴夏阳的概念

第10段：指出诊病的过程为问病之新久、切脉、察脉之上下逆从

第11段：阐述经病、孙络病、血病、奇邪，病久、邪深、肌瘦，上实下虚等病证的治疗

卷第七

经脉别论篇第二十一

　　黄帝问曰：人之居处、动静、勇怯，〔居处：指居住环境。动静：指劳动或安逸。勇怯：指个性的勇敢或怯弱。〕脉亦为之变乎？岐伯对曰：凡人之惊恐恚劳动静，〔恚：音"huì"，怨恨。〕皆为变也。是以夜行则喘出于肾，淫气病肺。有所堕恐，喘出于肝，淫气害脾。有所惊恐，喘出于肺，淫气伤心。度水跌仆，喘出于肾与骨。当是之时，勇者气行则已，怯者则着而为病也。故曰：诊病之道，观人勇怯骨肉皮肤，能知其情，以为诊法也。故饮食饱甚，汗出于胃。惊而夺精，汗出于心。持重远行，汗出于肾。疾走恐惧，汗出于肝。摇体劳苦，汗出于脾。故春秋冬夏，四时阴阳，生病起于过用，此为常也。

　　食气入胃，散精于肝，淫气于筋。〔淫：滋润、浸润。〕食气入胃，浊气归心，〔浊：在此指水谷精微气中的稠厚部分。〕淫精于脉。脉气流经，经气归于肺，肺朝百脉，〔朝：朝向、会合。肺朝百脉：百脉会合于肺，全身血液均须流经于肺，再输送到全身百脉。〕输精于皮毛。毛脉合精，行气于府，府精神明，留于四脏，气归于权衡。权衡以平，气口成寸，以决死生。饮入于胃，游溢精气，上输于脾。脾气散精，上归于肺，通调水道，下输膀胱。水精四布，五经并行，合于四时五脏阴阳，揆度以为常也。

　　太阳脏独至，厥喘虚气逆，是阴不足阳有余也，表里当俱泻，〔表里：此指经脉之表里，即太阳与少阴两经。〕取之下俞。阳明脏独至，是阳气重并也，当泻阳补阴，取之下俞。少阳脏独至，是厥气也，跷前卒大，〔跷前：指阳跷脉前的少阳脉。〕取之下俞。少阳独至者，一阳之过也。〔一阳：指少阳。〕太阴脏搏者，用心省真，〔省真：省察是否是真脏脉象。〕五脉气少，胃气不平，三阴也，宜治其下俞，补阳泻阴。一阳独啸，少阳厥也，阳并于上，四脉争张，〔四脉争张：指心肝脾肺四脏失去协调，出现互相争夺的失调脉象。〕气归于肾，宜治其经络，泻阳补阴。一阴至，厥阴之治也，真虚痛心，〔痛：音"yuān"，心痛。〕厥气留薄，发为白汗，调食和药，治在下俞。

帝曰：太阳脏何象？岐伯曰：象三阳而浮也。帝曰：少阳脏何象？岐伯曰：象一阳也，一阳脏者，滑而不实也。帝曰：阳明脏何象？岐伯曰：象大浮也。太阴脏搏，言伏鼓也，〔**伏鼓**：指脉象虽伏，而仍鼓击于指下。〕二阴搏至，肾沉不浮也。

导读分析

一、篇名解析 ▶▶▶

本篇以论述经脉病变为中心，与一般常论不同，故篇名为《经脉别论》。

二、文章大意 ▶▶▶

本篇首先讨论了惊、恐、恚、劳、逸过用等原因，导致经脉失常、五脏功能紊乱而致的喘、汗等病变；继而通过对饮食入胃后，在人体输布过程的论述，阐明经脉的作用及诊寸口"以决死生"的道理；还叙述六经气逆所发生的症状和治法。

三、结构分析 ▶▶▶

第1段：以喘汗为例，指出经脉血气会受人所处的环境、劳累程度、情志等不同的影响，进而指出诊病时要了解人体体质强弱、肌肉皮肤形态，诊察病之由来
第2段：阐述食物的生化输布和水液的气化过程
第3段：论三阴三阳经脉偏盛的脉症治法及三阴三阳经的脉象特征
第4段：分述太阳、少阳、阳明的脉象及太阴、二阴相搏的脉象

藏气法时论篇第二十二

黄帝问曰：合人形以法四时五行而治，何如而从？何如而逆？得失之意，愿闻其事。岐伯对曰：五行者，金木水火土也，更贵更贱，〔**更贵更贱**：五行配合五时，有生克制化、变更主时的运动规律，主时的旺气为"贵"，不主时的衰气为"贱"。如"肝属木，旺于春；心属火，旺于夏"之类。与"三部九候论"的"贵贱更立"意同。更，音"gēng"，更替。〕以知死生，以决成败，而定五脏之气，间甚之时，死生之期也。帝曰：愿卒闻之。岐伯曰：肝主春，足厥阴少阳主治，其日甲乙，肝苦急，急食甘以缓之。心主夏，手少阴太阳主治，其日丙丁，心苦缓，急食酸以收之。脾主长夏，足太阴阳明主治，其日戊己，脾苦湿，急食苦以燥之。肺主秋，手太阴阳明主治，其日庚辛，肺苦气上逆，急食苦以泻之。肾主冬，足少阴太阳主治，其

日壬癸，肾苦燥，急食辛以润之，开腠理，致津液，通气也。

病在肝，愈于夏，夏不愈，甚于秋，秋不死，持于冬，起于春，禁当风。肝病者，愈在丙丁，丙丁不愈，加于庚辛，庚辛不死，持于壬癸，起于甲乙。肝病者，平旦慧，下晡甚，〔平旦：指寅卯时。下晡：午后申酉两个时辰为晡，下晡为这两个时辰之末，为金旺之时。〕夜半静。肝欲散，急食辛以散之，用辛补之，酸泻之。

病在心，愈在长夏，长夏不愈，甚于冬，冬不死，持于春，起于夏，禁温食热衣。心病者，愈在戊己，戊己不愈，加于壬癸，壬癸不死，持于甲乙，起于丙丁。心病者，日中慧，夜半甚，平旦静。心欲耎，急食咸以耎之，用咸补之，甘泻之。

病在脾，愈在秋，秋不愈，甚于春，春不死，持于夏，起于长夏，禁温食饱食湿地濡衣。脾病者，愈在庚辛，庚辛不愈，加于甲乙，甲乙不死，持于丙丁，起于戊己。脾病者，日昳慧，〔昳：音"dié"，午后未时。〕日出甚，下晡静。脾欲缓，急食甘以缓之，用苦泻之，甘补之。

病在肺，愈在冬，冬不愈，甚于夏，夏不死，持于长夏，起于秋，禁寒饮食寒衣。肺病者，愈在壬癸，壬癸不愈，加于丙丁，丙丁不死，持于戊己，起于庚辛。肺病者，下晡慧，日中甚，夜半静。肺欲收，急食酸以收之，用酸补之，辛泻之。

病在肾，愈在春，春不愈，甚于长夏，长夏不死，持于秋，起于冬，禁犯焠㶼热食温炙衣。〔焠㶼：音"cuīāi"，烧爆之物。〕肾病者，愈在甲乙，甲乙不愈，甚于戊己，戊己不死，持于庚辛，起于壬癸。肾病者，夜半慧，四季甚，〔四季：此作一日中的四季，即丑、辰、未、戌四个时辰。〕下晡静。肾欲坚，急食苦以坚之，用苦补之，咸泻之。

夫邪气之客于身也，以胜相加，〔以胜相加：以强凌弱。如风胜则脾病，火胜则肺病等。〕至其所生而愈，〔至其所生而愈：至其所生之时日而愈。如木生火，故肝病愈于夏，愈于丙丁。〕至其所不胜而甚，〔至其所不胜而甚：至被克的时日而疾病加重，如肝病甚于秋，加于庚辛，为金克木。〕至于所生而持，〔至于所生而持：至生己的时日而疾病可呈相持状态，如肝病持于冬，持于壬癸，为水能生木。〕自得其位而起。〔自得其位而起：指到了本脏当旺之时日，如肝病起于春，起于甲乙，甲乙与春均为木旺之时日。〕必先定五脏之脉，乃可言间甚之时，死生之期也。

肝病者，两胁下痛引少腹，令人善怒，虚则目䀮䀮无所见，〔䀮：音"huāng"，目昏花，视物不清。〕耳无所闻，善恐如人将捕之，取其经，厥阴与少阳，气逆则头痛，耳聋不聪，颊肿。取血者。〔句释：在其经血盛之处放血。〕

心病者，胸中痛，胁支满，胁下痛，膺背肩甲间痛，两臂内痛，虚则胸腹大，胁下与腰相引而痛，取其经，少阴太阳，舌下血者。其变病，刺郄中血者。

脾病者，身重，善饥，肉痿，足不收行，善瘛，脚下痛；虚则腹满，肠鸣飧泄，食不化。取其经，太阴、阳明、少阳血者。

肺病者，喘咳逆气，肩背痛，汗出，尻阴股膝髀腨胻足皆痛，〔**尻**：音"kāo"，自骶骨以下至尾骶骨部分的通称。**阴**：指前后二阴。**股**：指股骨。**髀**：音"bǐ"，股骨外侧最上方，即大转子处。**腨**：音"shuàn"，俗称小腿肚，即腓肠肌隆起处。**胻**：音"héng"，胫骨，指小腿内侧。上述皆少阴经所循部位。〕虚则少气不能报息，耳聋嗌干，取其经，太阴足太阳之外厥阴内血者。

肾病者，腹大胫肿，喘咳身重，寝汗出憎风，虚则胸中痛，大腹小腹痛，清厥意不乐，取其经，少阴太阳血者。

肝色青，宜食甘，粳米牛肉枣葵皆甘。心色赤，宜食酸，小豆犬肉李韭皆酸。肺色白，宜食苦，麦羊肉杏薤皆苦。脾色黄，宜食咸，大豆豕肉粟藿皆咸。肾色黑，宜食辛，黄黍鸡肉桃葱皆辛。辛散，酸收，甘缓，苦坚，咸耎。毒药攻邪，〔**毒药**：药物之性味各有所偏，此性味偏胜，古人称之为毒性。非今日之毒药概念。〕五谷为养，五果为助，五畜为益，五菜为充，气味合而服之，以补精益气。此五者，有辛酸甘苦咸，各有所利，或散或利，或缓或急，或坚或邪，四时五脏，病随五味所宜也。

导读分析

一、篇名解析 ▶▶▶

本篇指出人体五脏之气的生理活动及发病时的变化和治疗，均与四时五行有密切的关系，故篇名为《脏气法时论》。

二、文章大意 ▶▶▶

本篇根据五行生克的规律，从人体的生理、病理等各方面来论述五脏之气与自然界的关系。文章还阐述了五脏虚实的症状及其针刺治疗方法。

三、结构分析 ▶▶▶

第 1 段 { 1. 提出五行生克的贵贱更互会影响人体状态
2. 分述五行与五脏的生理关系

第 2～6 段：每段分别阐述五行与五脏的病理关系

第 7 段：总结疾病的愈、甚、持与五行生克的关系，指出确定五脏之脉（肝弦、心钩、脾缓、肺毛、肾石），可推论病证轻重的时间和死生时间

第 8～12 段：分述五脏病实证、虚证的辨证治疗

第 13 段 { 1. 五味、五谷、五畜、五果、五菜与五脏之合
2. 五脏病与食疗之关系

宣明五气篇 第二十三

五味所入：酸入肝，辛入肺，苦入心，咸入肾，甘入脾，是谓五入。

五气所病：心为噫，〔噫：即嗳气。《类经》十五卷第二十五注："噫，嗳气也。偏考本经，绝无嗳气一证，而惟言噫者，盖即此也。"〕肺为咳，肝为语，〔语：多言。〕脾为吞，〔吞：吞酸。〕肾为欠为嚏，〔肾为欠为嚏：《类经》十五卷二十五注："阳未静而阴引之，故为欠。阳欲达而阴发之，故为嚏。阴盛于下，气化为水，所以皆属乎肾，故凡阳盛者无欠，下虚者无嚏，其由于肾也可知。"〕胃为气逆为哕为恐，大肠小肠为泄，下焦溢为水，膀胱不利为癃，〔癃：癃闭。〕不约为遗溺，〔不约：不能约束或节制。〕胆为怒。是谓五病。

五精所并：〔五精：指五脏之精气。并：合或聚。〕精气并于心则喜，并于肺则悲，并于肝则忧，〔并于肝则忧：马莳注："《阴阳应象大论》曰：怒，而兹曰忧者，以肺气得以乘之也。"〕并于脾则畏，〔并于脾则畏：马莳注："《阴阳应象大论》曰：思，而兹曰畏者，盖思过则反畏也。"〕并于肾则恐，是谓五并。虚而相并者也。

五脏所恶：〔恶：憎厌。〕心恶热，肺恶寒，肝恶风，脾恶湿，肾恶燥，是谓五恶。

五脏化液：〔五脏化液：高士宗注："化液者，水谷入口，津液各走其道，五脏受水谷之精，淖注于窍，化而为液也。"〕心为汗，〔心为汗：吴昆注："心主血，汗者血之余。"〕肺为涕，肝为泪，脾为涎，肾为唾，〔肾为唾：吴昆注："唾出于廉泉二窍，二窍挟舌本，少阴肾脉循喉咙，挟舌本，故唾为肾液。"〕是谓五液。

五味所禁：〔五味所禁：指五味各自有所禁忌。因五味各有偏胜，故禁多食。〕辛走气，气病无多食辛；〔句释：吴昆注："辛阳也，气亦阳也，同气相求，故辛走气，辛主发散，气弱者之，则气益虚耗矣，故在所禁。"〕咸走血，血病无多食咸；〔句释：《灵枢》五味论曰："血咸相得则凝。"盖咸入血分，血滞而不畅者，多食咸则更易使血凝涩而不流畅。〕苦走骨，骨病无多食苦；〔句释：吴昆注："苦阴也，骨亦阴也，气同则入，故苦走骨。骨得苦则阴益甚，骨重而难举矣。"〕甘走肉，肉病无多食甘；〔句释：甘味入脾而走肉，甘能滞中而壅气，若湿肿者，多食甘则尤易肿满。〕酸走筋，筋病无多食酸。〔句释：酸入肝而走筋，酸主收缩，故筋病不宜多食酸。〕是谓五禁，无令多食。

五病所发：阴病发于骨，〔阴病发于骨：骨属肾，肾为阴脏，故云。〕阳病发于血，〔阳病发于血：血属心，心为阳中之阳，故云。〕阴病发于肉，〔阴病发于肉：肉属脾，脾为阴中之至阴，故云。〕阳病发于冬，〔阳病发于冬：冬属阴，冬日阴气盛，阴盛则阳病，故云。〕阴病发于夏，〔阴病发于夏：夏属阳，夏日阳气盛，阳盛则阴病，故云。〕是谓五发。

五邪所乱：邪入于阳则狂，〔**邪入于阳则狂**：吴昆注："邪，阳邪也。阳邪入于阳，是重阳也，故令狂。"〕邪入于阴则痹，〔**邪入于阴则痹**：《类经》十五卷第二十五注："邪入阴分，则为阴邪，阴盛而血脉凝涩不通，故病为痹。"〕搏阳则为巅疾，〔**搏阳则为巅疾**：王冰注："邪内搏于阳，则脉流薄疾，故为上巅之疾。"〕搏阴则为瘖，〔**瘖**：不能言。〕阳入之阴则静，阴出之阳则怒。〔**阳入之阴则静，阴出之阳则怒**：张志聪注："阳分之邪而入阴，则病者静，盖阴盛则静也。阴分之邪而出之阳，则病者多怒，盖阳盛则怒也。"〕是谓五乱。

五邪所见：春得秋脉，〔**秋脉**：毛脉。〕夏得冬脉，〔**冬脉**：石脉。〕长夏得春脉，〔**春脉**：弦脉。〕秋得夏脉，〔**夏脉**：洪脉。〕冬得长夏脉。〔**长夏脉**：濡缓脉。〕名曰阴出之阳，病善怒不治。〔**句释**：《素问·阴阳别论篇》曰："所谓阴者，真脏也，所谓阳者，胃脘之阳也。凡此五邪，皆以真脏脉见而胃气绝，故曰阴出之阳，阴盛阳衰，土败木贼，故病当善怒，不可治也。"〕是谓五邪，皆同命，死不治。

五脏所藏：心藏神，肺藏魄，肝藏魂，脾藏意，肾藏志，是谓五脏所藏。

五脏所主：心主脉，肺主皮，肝主筋，脾主肉，肾主骨，是谓五主。

五劳所伤：久视伤血，久卧伤气，久坐伤肉，久立伤骨，久行伤筋，是谓五劳所伤。

五脉应象：肝脉弦，心脉钩，脾脉代，〔**代**：更代。非"动而中止，不能自还"的代脉。〕肺脉毛，肾脉石，是谓五脏之脉。

导读分析

一、篇名解析 ▶▶▶

本篇论述了五脏之气与饮食气味等方面的关系，重点是阐明五气，故篇名为《宣明五气篇》。

二、文章大意 ▶▶▶

本篇通过病因、病机、病证、脉象、药物性味、饮食宜忌等诸方面，阐述五脏功能的变化规律，及其在诊断治疗中的运用。

三、结构分析 ▶▶▶

五味、五气与五脏
　的相互作用

- 第 1 段：阐述五味入五脏（五入）
- 第 2 段：阐述五脏本气不和、气逆为病及六腑不和为病（五病）

总述五脏生理特点

- 第 3 段：阐述五脏精气合聚相应的情志活动（五并）
- 第 4 段：阐述五脏性有所恶（五恶）
- 第 5 段：阐述五脏各有其液（五液）
- 第 6 段：阐述五脏病的食禁（五禁）

总述五脏病理特点

- 第 7 段：阐述五脏阴阳之病，各有所发（五发）
- 第 8 段：阐述五脏之阴阳邪气所乱（五乱）
- 第 9 段：阐述五脏受邪的外见脉象（五邪）

总述五脏功能特点

- 第 10 段：阐述五脏所藏之神（五藏）
- 第 11 段：阐述五脏各有其所主（五主）
- 第 12 段：阐述五脏五劳所伤（五劳）
- 第 13 段：阐述五脏与四时对应的脉象（五脉）

血气形志篇 第二十四

夫人之常数，〔**常数**：正常多少之数。〕太阳常多血少气，少阳常少血多气，阳明常多气多血，少阴常少血多气，厥阴常多血少气，太阴常多气少血，此天之常数。〔**天之常数**：先天禀赋之常数。〕

足太阳与少阴为表里，少阳与厥阴为表里，阳明与太阴为表里，是为足阴阳也。手太阳与少阴为表里，少阳与心主为表里，〔**心主**：指手厥阴经。〕阳明与太阴为表里，是为手之阴阳也。今知手足阴阳所苦，〔**苦**：有病、痛苦。〕凡治病必先去其血，乃去其所苦，〔**治病必先去其血，乃去其所苦**：恶血留于经络，病为所苦，故欲去所苦，必先刺去其血也。〕伺之所欲，〔**伺**：观察。**伺之所欲**：观察病人所好，并根据其不同属性，以判断病性或决定治疗。〕然后泻有余，补不足。

欲知背俞，〔**背俞**：即五脏之俞，由于均在背部的足太阳经，故总称为背俞。〕先度其两乳间，〔**度**：量度。〕中折之，〔**中折之**：在草正中对折。〕更以他草度去半已，即以两隅相拄也，〔**两隅相拄**：两个交边相互支撑。本文指三根草而相互支撑组成一个三角形。隅，角落或边。〕乃举以度其背，令其一隅居上，齐脊大椎，两隅在下，当其下隅者，肺之俞也。复下一度，〔**一度**：以三角形的上角至底的直线长度作为一度。〕心之俞也。复下一度，左角肝之俞也，右角脾之俞也。复下一度，肾之俞也。是谓五脏之俞，灸刺之度也。

形乐志苦，病生于脉，治之以灸刺。〔**句释**：《类经》十二卷第十注："形乐者，身无劳也，志苦者，心多虑也。心主脉，深思过虑则脉病矣。脉病者，当治经络，故当随其宜而灸刺之。"〕形乐志乐，病生于肉，治之以针石。〔**句释**：石，砭石。《类经》十二卷第十注："形乐者逸，志乐者闲，饱食终日，无所运用，多伤于脾，脾主肌肉，故病生焉。肉病者，或为卫气留，或为脓血聚，故当用针石以取之。"〕形苦志乐，病生于筋，治之以熨引。〔**熨引**：熨，指用药物的热敷疗法。引，指导引法。〕形苦志苦，病生于咽嗌，治之以百药。〔**百药**：泛指药物。**句释**：《类经》十二卷第十注："形苦志苦，必多忧思，忧则伤肺，思则伤脾，脾肺气伤，则虚而不行，气必滞矣。脾肺之脉，上循咽嗌，故病生于咽嗌，如人之悲忧过度则喉咙哽咽，食饮难进，思虑过度则上焦痞隔，咽中核塞，即其征也。"〕形数惊恐，经络不通，病生于不仁，治之以按摩醪药。〔**不仁**：肌肤麻木，不能遂意运动。**醪药**：药酒。**句释**：频受惊恐，则必神志失守，气血紊乱，致经络不通，而生麻木。采用按摩以开通闭塞，导气行血，服用醪药以养正祛邪，调中理气。〕是谓五形志也。

刺阳明，出血气；刺太阳，出血恶气；刺少阳，出气恶血；刺太阴，出气恶血；刺少阴，出气恶血；刺厥阴，出血恶气也。

导读分析

一、篇名解析 ▶▶▶

本篇论述了六经气血的多少及形志苦乐的证治，故篇名为《血气形志篇》。

二、文章大意 ▶▶▶

本篇一是阐述六经气血多少，作为针刺补泻的依据；二是阐述形志苦乐所得的病证及所施用不同治疗方法的作用。

三、结构分析 ▶▶▶

六经阴阳气血的特点 { 第 1 段：总述人体阴阳各经气血多少是一定之数

第 2 段 { 1. 叙述手足三阴三阳的表里关系

2. 提出治病"先去其血"，后"泻有余，补不足"的总则

介绍五脏俞穴的定位（量度法）：第 3 段

形志苦乐病及其治法 { 第 4 段：介绍形志与发病、治法的相互关系

第 5 段：介绍针刺六经的作用

卷第八

宝命全形论篇第二十五

黄帝问曰：天覆地载，万物悉备，莫贵于人，人以天地之气生，四时之法成。君王众庶，尽欲全形，形之疾病，莫知其情，留淫日深著于骨髓，心私虑之。余欲针除其疾病，为之奈何？岐伯对曰：夫盐之味咸者，其气令器津泄；弦绝者，其音嘶败；木敷者，〔敷：陈。〕其叶发者；〔发：音"fèi"，通"废"。其叶发者：即其叶落者。〕病深者，其声哕。人有此三者，是谓坏府，〔坏府：即内脏损坏。〕毒药无治，短针无取，此皆绝皮伤肉，血气争黑。〔血气争黑：王冰注："以恶血久与肺气交争，故当血见而色黑也。"〕

帝曰：余念其痛，心为之乱惑，反甚其病，不可更代，百姓闻之，以为残贼，为之奈何？岐伯曰：夫人生于地，悬命于天，天地合气，命之曰人。人能应四时者，天地为之父母，〔人能应四时者，天地为之父母：人能合于阴阳，调于四时，处天地之和以养生者，天必育之寿之，故为父母。〕知万物者，谓之天子。〔知万物者，谓之天子：知万物之根本者，天地常育养之，故谓曰天之子。〕天有阴阳，人有十二节；天有寒暑，人有虚实。能经天地阴阳之化者，不失四时；〔经：常。句释：言能常应顺天地阴阳之道而修养者，则合四时生长之宜。〕知十二节之理者，圣智不能欺也；能存八动之变者，〔八动之变：八风的变动。〕五胜更立，〔五胜更立：五行相胜，各有衰旺的时间。〕能达虚实之数者，独出独入，呿吟至微，〔呿吟：与"呿唫"同，开闭也。在此指呼吸之微动而言。呿，音"qū"。〕秋毫在目。〔秋毫：喻事物之微细者。〕

帝曰：人生有行，不离阴阳，天地合气，别为九野，分为四时，月有小大，日有短长，万物并至，不可胜量，虚实呿吟，〔虚实呿吟：根据呿吟这样细小的声音就能判断虚实。〕敢问其方？岐伯曰：木得金而伐，火得水而灭，土得木而达，金得火而缺，水得土而绝，万物尽然，不可胜竭。故针有悬布天下者五，黔首其余食，〔黔首：战国及秦代对人民的称谓。余食：弃余之食。〕莫知之也。一曰治神，二曰知养身，三曰知毒药为真，四曰制砭石小大，五曰知腑脏血气之诊。五法俱立，各有所先。今末世之刺也，虚者实之，满者泄之，此皆众工所共知也。若夫法天则地，随应而动，和之者若响，随之者若影，道无鬼神，独来独往。

帝曰：愿闻其道。岐伯曰：凡刺之真，必先治神，五脏已定，九候已备，后乃存针，众脉不见，〔众脉不见：指无真脏脉出现。见，通"现"。〕众凶弗闻，〔众凶弗闻：无五脏败绝的现象。〕外内相得，无以形先，可玩往来，乃施于人。人有虚实，五虚勿近，五实勿远，至其当发，间不容瞚。〔瞚：同"瞬"，一眨眼的时间。〕手动若务，针耀而匀，〔针耀而匀：谓针形光净而上下匀平。〕静意视义，〔静意视义：很冷静地观察针刺的变化情况。〕观适之变，〔观适之变：观察针气所至其形气变化的情况。〕是谓冥冥，〔冥冥：幽隐。〕莫知其形，见其乌乌，〔乌：鸟鸣声。〕见其稷稷，〔稷稷：疾，快速。〕从见其飞，不知其谁，伏如横弩，〔弩：用机括发箭的弓。〕起如发机。〔机：弩箭上的发动机关。〕

帝曰：何如而虚？何如而实？岐伯曰：刺实者须其虚，刺虚者须其实。经气已至，慎守勿失。深浅在志，远近若一，〔远近若一：取穴无论远近，候针取气的道理是一样的。〕如临深渊，手如握虎，神无营于众物。〔营："惑"或"乱"。神无营于众物：即指在针刺的时候，要精神专一，不要左顾右盼。〕

导读分析

一、篇名解析 ▶ ▶ ▶

本篇指出人以天地之气生，四时之法成，欲保全形体，须宝惜天命，故篇名为《宝命全形论》。

二、文章大意 ▶ ▶ ▶

本篇论述人体气血虚实与四时阴阳相关的理论，强调要根据此理论观察疾病的变化，然后运用针刺，取得疗效。文章又详细讲述了针刺方法等一些要领。

三、结构分析 ▶ ▶ ▶

诊法
第1段：提出诊断疾病要注意观察病情
第2段
1. 分别从天地合气、人应四时及寒暑虚实相应等方面提出"天人相应"
2. 提出只要注意观察八动之变（八风之变）和五胜更立（五行衰旺），即可"秋毫在目"

针法
第3段
1. 论述针刺之法，要依据阴阳变化之道、五行生克原理
2. 提出治病五法：治神、养身、知药、制石、知脏腑之诊
第4段：提出行针的要点
第5段：提出刺虚证须用补法，刺实证须用泻法。要求经气已到，慎重掌握，不失时机；且捻针之时，要静志以观病者，无视左右

中医四大经典（善本精注版） 皇帝内经·素问

八正神明论篇第二十六

黄帝问曰：用针之服，〔服：王冰注："服，事也。"〕必有法则焉，今何法何则？岐伯对曰：法天则地，合以天光。〔合以天光：合日月星辰之行度。〕帝曰：愿卒闻之。岐伯曰：凡刺之法，必候日月星辰，四时八正之气，〔八正：指八节之正气，如吴昆注："八正者，八节之正气也，四立二分二至日八正。"〕气定乃刺之。是故天温日明，则人血淖液而卫气浮，故血易泻，气易行；天寒日阴，则人血凝泣而卫气沉。月始生，则血气始精，〔血气始精：血气运行流利。〕卫气始行；月郭满，〔月郭：即月亮的轮廓。〕则血气实，肌肉坚；月郭空，则肌肉减，经络虚，卫气去，形独居。是以因天时而调血气也。是以天寒无刺，天温无疑。〔疑：同"凝"。〕月生无泻，〔月生无泻：月亮初生之时不要用泻法。〕月满无补，月郭空无治，〔月郭空无治：月廓无光时不要进行治疗。〕是谓得时而调之。因天之序，盛虚之时，移光定位，正立而待之。〔移光定位，正立而待之：日月之光移，则岁时之位定；南面正立，待而察之，则气候可得也。〕故日月生而泻，是谓脏虚；月满而补，血气扬溢，〔扬溢：满盛。〕络有留血，命曰重实；月郭空而治，是谓乱经。阴阳相错，真邪不别，沉以留止，外虚内乱，〔外虚内乱：指外部因卫气不足而经络空虚，内部因邪气相搏而正气紊乱。〕淫邪乃起。

帝曰：星辰八正何候？岐伯曰：星辰者，所以制日月之行也。〔句释：根据星辰的部位，可以测定日月运行的度数。〕八正者，所以候八风之虚邪以时至者也。〔八风之虚邪：指从虚乡所来的八风，据《灵枢》九宫八风篇所载为：东方婴儿风，南方大弱风，西方刚风，北方大刚风，东北方凶风，东南方弱风，西南方谋风，西北方折风。此风能乘人之虚而致病，故谓虚邪。〕四时者，所以分春秋冬夏之气所在，〔四时者，所以分春秋冬夏之气所在：四时之气所在者，谓春气在经脉，夏气在孙络，秋气在皮肤，冬气在骨髓也。〕以时调之也。八正之虚邪，而避之勿犯也。以身之虚，而逢天之虚，两虚相感，其气至骨，入则伤五脏，工候救之，弗能伤也。故曰：天忌不可不知也。〔天忌：指不宜针刺的天时。〕

帝曰：善。其法星辰者，余闻之矣，愿闻法往古者。岐伯曰：法往古者，先知《针经》也。〔《针经》：指《灵枢》。〕验于来今者，先知日之寒温，月之虚盛，以候气之浮沉，而调之于身，观其立有验也。观于冥冥者，言形气荣卫之不形于外，而工独知之，以日之寒温，月之虚盛，四时气之浮沉，参伍相合而调之，工常先见之，然而不形于外，故曰观于冥冥焉。通于无穷者，可以传于后世也，是故工之所以异也。然而不形见于外，故俱不能见也。视之无形，尝之无味，故谓冥冥，若神仿佛。

虚邪者，八正之虚邪气也。正邪者，〔正邪：此指八方之正风而言，如春之东风，夏之南风等，虽为正风，但当人体虚弱汗出腠理开时亦能伤人，故曰"正邪"。〕身形若用力汗出，腠理开，逢虚风，其中人也微，故莫知其情，莫见其形。上工救其萌牙，〔救其萌牙：早期治疗。牙：通"芽"。〕必先见三部九候之气，尽调不败而救之，故曰上工。下工救其已成，救其已败。救其已成者，言不知三部九候之相失，因病而败之也。知其所在者，知诊三部九候之病脉处而治之，故曰守其门户焉，〔门户：三部九候，即病脉由行出入之所，故曰"门户"。〕莫知其情而见邪形也。

帝曰：余闻补泻，未得其意。岐伯曰：泻必用方，方者，以气方盛也，以月方满也，以日方温也，以身方定也，以息方吸而内针，〔方：正。方者……以息方吸而内针：气正盛时，月正满时，日正温时，身正安时，息正吸时，此五正，是内针时也。〕乃复候其方吸而转针，〔转针：捻转针体。〕乃复候其方呼而徐引针，故曰泻必用方，其气乃行焉。补必用员，〔补必用员：行者行其气，移者导其滞，凡正气不足，则营卫不行，血气留滞，故必用员以行之补之。员：员活。〕员者行也，行者移也，刺必中其荣，复以吸排针也。〔排针：《类经》中"排，除去也。即候吸引针之谓。"〕故员与方，非针也。故养神者，必知形之肥瘦，荣卫血气之盛衰。血气者，人之神，不可不谨养。

帝曰：妙乎哉论也！合人形于阴阳四时，虚实之应，冥冥之期，其非夫子孰能通之。然夫子数言形与神，何谓形？何谓神？愿卒闻之。岐伯曰：请言形，形乎形，目冥冥，问其所病，索之于经，慧然在前，〔慧然：清爽，明白。〕按之不得，不知其情，故曰形。帝曰：何谓神？岐伯曰：请言神，神乎神，耳不闻，目明心开而志先，〔目明心开而志先：王冰注："目明心开而志先者，言心之通如昏昧开卷，目之见如氛翳辟明，神虽内融，志已先往矣。"〕慧然独悟，口弗能言，俱视独见，适若昏，昭然独明，若风吹云，故曰神。三部九候为之原，九针之论不必存也。

导读分析

一、篇名解析 ▶▶▶

本篇重点论述八正之气及神明对针治的重要意义，故篇名为《八正神明论》。

二、文章大意 ▶▶▶

本篇说明针刺治疗必须结合四时八正的变化，指出针刺的补泻，要掌握"方"和"圆"的关键，并着重提出早期诊断、早期治疗的重要意义。

三、结构分析 ▶▶▶

第1段：指出"针刺之法，必须察验"，"人身气血，上应天月"，进而提出针刺时要"应天时而调气血"、"应天时而调虚实"的观点

第2段：阐述取法星辰的意义
- 诊病方面
  - 1. 察验星辰的方位，可测定日月循行的规律
  - 2. 察验八节常气的交替，可估测八风病邪来犯时间
- 防病方面
  - 1. 候四时之气，以时调之，以避八正之虚邪
  - 2. 天忌避针

第3～6段：叙述针法要诀
- 第3段：提出效法往古，一要先懂《针经》，二要法天则地，与人之形气参伍相合调之
- 第4段：
  - 1. 阐述虚邪、实邪之义
  - 2. 提出"上工治未病，下工治已病"，指出早期诊断、早期治疗的意义
- 第5段：提出针法补泻，必须掌握"方""圆"，注重得气与神
- 第6段：阐述形神之义

离合真邪论篇 第二十七

黄帝问曰：余闻九针九篇，夫子乃因而九之，九九八十一篇，〔九九八十一篇：《太素》卷二十四真邪补泻注："八十一篇者，此经之类，所知之书篇数也。"〕余尽通其意矣。经言气之盛衰，左右倾移，〔倾移：偏移。〕以上调下，以左调右，有余不足，补泻于荥输，余知之矣。此皆荣卫之倾移，虚实之所生，非邪气从外入于经也。余愿闻邪气之在经也，其病人何如？取之奈何？岐伯对曰：夫圣人之起度数，必应于天地，故天有宿度，〔宿：指二十八宿。度：指周天之三百六十五度。宿度：指二十八宿在周天之度数。〕地有经水，〔经水：指地之十二水。《灵枢》经水篇指为：海水、清水、渭水、湖水、沔水、汝水、江水、淮水、漯水、河水、漳水、济水。〕人有经脉。天地温和，则经水安静；天寒地冻，则经水凝泣；天暑地热，则经水沸溢；卒风暴起，则经水波涌而陇起。〔陇：同"垄"。陇起：涌起。〕夫邪之入于脉也，寒则血凝泣，暑则气淖泽，虚邪因而入客，亦如经水之得风也，经之动脉，其至也亦时陇起，其行于脉中循循然，〔循循然：顺序貌。〕其至寸口中手也，时大时小，大则邪至，小则平，其行无常处，在阴与阳，不可为度，从而察之，三部九候，卒然逢之，早遏其路。吸则内针，无令气忤，〔气忤：气逆。〕静以久留，无令邪布，吸则转针，以得气为故，候呼引针，呼尽乃去，大气皆出，〔大气：指邪气。〕故命曰泻。

帝曰：不足者补之奈何？岐伯曰：必先扪而循之，〔扪而循之：用手循经穴抚摸，使血气舒缓。〕切而散之，〔切而散之：用手指按压腧穴，使经气宣散。〕推而按之，〔推而按之：用手指揉按腧穴周围的肌肤，使针道流利。〕弹而怒之，〔弹而怒之：用手指弹其腧穴，使脉络充满而怒起。〕抓而下之，〔抓而下之：马蒔注："谓以左手爪甲掐其正穴，而右手方下针也。"〕通而取之，〔通而取之：下针之后，必使其气通，然后施以补泻之法以取其疾。〕外引其门，以闭其神，〔外引其门，以闭其神：指出针后，急按闭其孔，不使真气外泄。门：指孔穴。神：指真气。〕呼尽内针，静以久留，以气至为故，如待所贵，不知日暮，其气以至，适而自护，候吸引针，气不得出，各在其处，推阖其门，令神气存，大气留止，〔大气：王冰注："然此大气，谓大经之气流行荣卫者。"〕故命曰补。

帝曰：候气奈何？岐伯曰：夫邪去络入于经也，舍于血脉之中，其寒温未相得，〔寒温未相得：寒指邪气，温指正气。寒温未相得，即真邪未相合的意思。〕如涌波之起也，时来时去，故不常在。故曰方其来也，必按而止之，止而取之，无逢其冲而泻之。〔逢：迎。无逢其冲而泻之：不要迎着邪气最盛的时候用泻法。〕真气者，经气也，〔经气：经脉之真气。〕经气太虚，故曰其来不可逢，〔其来不可逢：与上文"无逢其冲"义同。均指邪气方盛时，不可用泻法。〕此之谓也。故曰候邪不审，大气已过，泻之则真气脱，脱则不复，邪气复至，而病益蓄。〔蓄：积，聚。〕故曰其往不可追，此之谓也。不可挂以发者，〔不可挂以发者：言时至施针之速，不可有挂发时之误。〕待邪之至时而发针泻矣。若先若后者，〔若先若后者：吴昆注："若先之则邪未至，后之则虚其真。"〕血气已尽，其病不可下。〔下：退。〕故曰知其可取如发机，〔取如发机：取病施针之速，有如发动弓弩之机。机，发动弩箭之机关。〕不知其取如扣椎，〔扣椎：《类经》十九卷第十五注："椎，木椎也。……不知而攻之则顽钝莫入，如扣椎之难也。"〕故曰知机道者不可挂以发，不知机者扣之不发，此之谓也。

帝曰：补泻奈何？岐伯曰：此攻邪也，疾出以去盛血，而复其真气，此邪新客，溶溶未有定处也，〔溶溶：水流动貌。〕推之则前，引之则止，逆而刺之，温血也。〔温血：热血。〕刺出其血，其病立已。

帝曰：善。然真邪以合，波陇不起，候之奈何？岐伯曰：审扪循三部九候之盛虚而调之，察其左右上下相失及相减者，审其病脏以期之。不知三部者，阴阳不别，天地不分。地以候地，天以候天，人以候人，调之中府，〔中府：指胃府。吴昆注："中府，胃也，土主中宫，故曰中府。调之中府者，言三部九候，皆以冲和胃气调息之。"〕以定三部。故曰刺不知三部九候病脉之处，虽有大过且至，〔大过且至：大邪之气将要来临。〕工不能禁也。诛罚无过，〔诛罚无过：指不当泻而泻之，正气反而受到损伤。〕命曰大惑，〔惑：迷乱。〕反乱大经，〔大经：五脏六腑大的经脉。〕真不可复，用实为虚，以邪为真，用针无义，〔义：此处作"理"解。〕反为气贼，夺人正气，以从为逆，荣卫散乱，真气已失，邪独内著，〔著：同"着"，留着不去。〕绝人长命，予人夭殃。不知三部九候，故不能久长。因不知合之四时五行，因加相胜，〔加：引伸为"助"。因加相胜：助邪攻正，即加相胜也。〕释邪攻正，绝人长命。邪之新客来也，未有定处，推之则前，引之则止，逢而泻之，其病立已。

导读分析

一、篇名解析 ▶▶▶

　　本篇重点论述真气与邪气的离、合同疾病的关系，故篇名为《离合真邪论》。

二、文章大意 ▶▶▶

　　本篇首先论述了自然界气候变化对人体经脉的影响，指出了在邪正未合之时应及早治疗的原则。继之详细地阐述了针刺补泻的具体手法、宜忌及与气候的关系。最后论证了正邪相合的诊察方法和针刺禁忌。

三、结构分析 ▶▶▶

第1段 ⎰ 1. 以自然界的气温变化而引起经水或静、或动、或涌起的现象为比喻，说明外邪入侵经脉后所引起的一系列病理变化
　　　 ⎱ 2. 指出了在邪正未合之时，应运用针刺泻法及早治疗以驱除邪气

第2段：详细论述了对于正气不足的虚证，如何应用针刺补法

第3段：强调应谨慎候气，在邪气未盛之时，及时应用泻法截断病邪的发展

第4段：阐述在应用补泻手法时，要把握针刺时机，准确及时地运用补泻方法，以达到驱除病邪，调理经气的目的

第5段：阐述用针时，必须通过三部九候的诊察，以了解邪正双方的虚实、离合、出入、往来的变化规律，并指出针刺的宜忌

通评虚实论篇 第二十八

　　黄帝问曰：何谓虚实？岐伯对曰：邪气盛则实，精气夺则虚。〔邪气：指风寒暑湿之邪。邪气盛则实：邪气盛于人身则为实。精气：指人体之正气。夺：失、不足。精气夺则虚：精气不足则为虚。〕帝曰：虚实何如？岐伯曰：气虚者肺虚也，气逆者足寒也，非其时则生，当其时则死。〔非其时则生，当其时则死：此肺虚而非相克之时则生，如春秋冬是也，如遇相克之时则死，如夏时之火是也。〕余脏皆如此。帝曰：何谓重实？岐伯曰：所谓重实者，言大热病，气热脉满，是谓重实。〔言大热病，气热脉满，是

谓重实：大热病者，伤寒之三阳实热，杂病之痰火食积是也。内有实邪真火，故热气见于外而脉来盛满，是内外俱实，故曰重实也。〕帝曰：经络俱实何如？何以治之？岐伯曰：经络皆实，是寸脉急而尺缓也，〔寸脉急而尺缓也：寸指寸口，尺指尺肤。此处形容寸脉急而尺肤缓纵。〕皆当治之。故曰滑则从，涩则逆也。夫虚实者，皆从其物类始。〔物类：泛指动物、植物等万物。〕故五脏骨肉滑利，可以长久也。

帝曰：络气不足，经气有余，何如？岐伯曰：络气不足，经气有余者，脉口热而尺寒也。〔脉口热：指寸口脉滑而言。〕秋冬为逆，春夏为从，〔秋冬为逆，春夏为从：本证系阴盛阳虚，秋冬属阴，阳虚畏阴盛，故为逆，春夏属阳，故为从。〕治主病者。帝曰：经虚络满何如？岐伯曰：经虚络满者，尺热满，脉口寒涩也，此春夏死、秋冬生也。〔此春夏死、秋冬生也：为阳盛阴虚，春夏属阳，阴虚畏阳盛，故为逆，秋冬属阴，故生。〕帝曰：治此者奈何？岐伯曰：络满经虚，灸阴刺阳；经满络虚，刺阴灸阳。〔句释：络为阳，经为阴，灸为补，刺为泻，故络满宜用针刺以泻，经虚宜用灸法以补；经满宜用刺法以泻，络虚宜用灸法以补。〕

帝曰：何谓重虚？岐伯曰：脉虚气虚，尺虚，是谓重虚。帝曰：何以治之？岐伯曰：所谓气虚者，言无常也。〔言无常：虚而言不接续。〕尺虚者，行步恇然。〔恇：怯。〕脉虚者，不象阴也。〔不象阴也：即阴之象有所不足的意思。〕如此者，滑则生，涩则死也。

帝曰：寒气暴上，脉满而实何如？岐伯曰：实而滑则生，实而逆则死。

帝曰：脉实满，手足寒，头热，何如？岐伯曰：春秋则生，冬夏则死。〔脉实满……冬夏则死：《太素》卷十六虚实脉诊注"下则阳虚阴盛，故手足冷也。上则阴虚阳盛，故头热也。春之时，阳气未大，秋时阴气未盛，各处其和，故病者遇之得生。夏日阳盛阴格，则头热加病也。冬时阴盛阳闭，手足冷者益甚，故病遇此时即死也。"〕脉浮而涩，涩而身有热者死。〔句释：浮而身热，阳邪盛也，涩为气血虚，阴不足也，外实内虚则孤阳不守，故死。〕

帝曰：其形尽满何如？〔其形尽满：身形肿满。〕岐伯曰：其形尽满者，脉急大坚，尺涩而不应也，如是者，故从则生，逆则死。帝曰：何谓从则生，逆则死？岐伯曰：所谓从者，手足温也。所谓逆者，手足寒也。

帝曰：乳子而病热，〔乳子：指产后以乳哺子之时期。〕脉悬小者何如？〔脉悬小：指脉细。〕岐伯曰：手足温则生，寒则死。帝曰：乳子中风病热，喘鸣肩息者，脉何如？岐伯曰：喘鸣肩息者，脉实大也，缓则生，急则死。

帝曰：肠澼便血何如？〔肠澼便血：指赤痢。肠澼，亦名滞下，即痢疾。〕岐伯曰：身热则死，寒则生。帝曰：肠澼下白沫何如？〔肠澼下白沫：指白痢。〕岐伯曰：脉沉则生，脉浮则死。帝曰：肠澼下脓血何如？〔肠澼下脓血：指赤白痢。〕岐伯曰：脉悬绝则死，滑大则生。帝曰：肠澼之属，身不热，脉不悬绝何如？岐伯曰：滑大者曰生，悬涩者曰死，以脏期之。〔以脏期之：根据五行克胜来判断其脏的死期。〕

帝曰：癫疾何如？岐伯曰：脉搏大滑，久自已；脉小坚急，死不治。帝曰：癫疾之脉，虚实何如？岐伯曰：虚则可治，实则死。

帝曰：消瘅虚实何如？〔消瘅：即消渴。〕岐伯曰：脉实大，病久可治；脉悬小坚，病久不可治。

帝曰：形度、骨度、脉度、筋度，〔度：测量。〕何以知其度也？

帝曰：春亟治经络，夏亟治经俞，秋亟治六腑，〔亟：屡次。春亟治经络，夏亟治经俞，秋亟治六腑：春天治病，宜治期各经之络穴；夏天则治其各经之俞穴；秋天则治六腑的合穴，如胃合三里，大肠合上巨虚，小肠合下巨虚，三焦合委阳，膀胱合委中，胆合阳陵泉。〕冬则闭塞，闭塞者，用药而少针石也。所谓少针石者，非痈疽之谓也，痈疽不得顷时回。〔不得顷时回：不能迟疑徘徊。〕

痏不知所，按之不应手，乍来乍已，刺手太阴傍三痏与缨脉各二。〔痏：针灸施术后的穴位瘢痕。此指针刺次数。缨：系在颔下的帽带。缨脉：指胃经近缨之脉。〕掖痈大热，〔掖：同"腋"。〕刺足少阳五，〔足少阳五：马莳注："当刺足少阳胆经之穴五痏，宜是胆经之渊液穴。"〕刺而热不止，刺手心主三，〔手心主三：马莳注："宜是天池穴也。"〕刺手太阴经络者大骨之会各三。〔大骨之会：即肩贞穴。〕暴痈筋緛，〔緛：音"ruǎn"，缩短。〕随分而痛，魄汗不尽，胞气不足，〔胞气不足：膀胱之胞气化不足。〕治在经俞。腹暴满，按之不下，取手太阳经络者，〔取手太阳经络者：取手太阳经的络穴支正。〕胃之募也，少阴俞去脊椎三寸傍五，用员利针。霍乱，刺俞傍五，〔刺俞傍五：刺少阴肾俞旁之志室穴五次。〕足阳明及上傍三。〔足阳明及上傍三：胃俞及其上部之胃仓穴各刺三次。此二穴亦属足太阳膀胱经，因皆属胃穴，故称之为足阳明。〕刺痫惊脉五，〔刺痫惊脉五：《太素》卷三十刺痫惊数注指下文之五刺。〕针手太阴各五，〔手太阴各五：王冰指为鱼际穴，马莳指为经渠穴。〕刺经太阳五，〔经太阳五：王冰注："经太阳，谓太阳也。……"经太阳五，即承山穴。〕刺手少阴经络傍者一，〔手少阴经络傍者一：王冰注："手少阴经络傍者，谓支正穴。"〕足阳明一，〔足阳明一：王冰注："谓解溪穴。"〕上踝五寸刺三针。〔上踝五寸：王冰注："谓足少阳络光明穴。"〕

凡治消瘅，仆击，〔仆击：指卒中风突然仆倒，猝然如死的病症。〕痿厥，气满发逆，〔气满发逆：气急而粗，发为喘逆。〕甘肥贵人，则高粱之疾也。隔塞闭绝，上下不通，则暴忧之病也。暴厥而聋，偏塞闭不通，内气暴薄也。不从内外中风之病，故瘦留著也。〔瘦留著：即指因邪气留著不去，而致形体消瘦。〕蹠跛，〔跛：行步不正而偏废。〕寒风湿之病也。黄帝曰：黄疸暴痛，癫疾厥狂，久逆之所生也。五脏不平，六腑闭塞之所生也。头痛耳鸣，九窍不利，肠胃之所生也。

导读分析

一、篇名解析 ▶▶▶

本篇以统论疾病虚实为中心，故篇名为《通评虚实论》。

二、文章大意 ▶▶▶

本篇主要讨论虚实的问题，以"邪气盛则实，精气夺则虚"为重点，阐述五脏、四时、气血、经络、脉搏等各种虚实，也介绍了痈肿、霍乱、惊风等多种疾患运用针刺治疗的方法。

三、结构分析 ▶▶▶

第1～10段：
阐述五脏、四时、气血、经络、脉搏等各种虚实

- 第 1 段：解释虚实、重实、经络俱实的概念，并提出经络俱实的治法
- 第 2 段：阐述经络之阴阳虚实的情况及其治法
- 第 3 段：阐述重虚的变化情况
- 第 4 段：阐述寒气上攻，脉满盛实的变化情况
- 第 5 段：阐述手足寒，头热的脉辨
- 第 6 段：阐述身形虚浮肿胀的情况及其顺逆辨
- 第 7 段：阐述新产后患热病，脉象悬小辨，及新产后喘鸣，张口抬肩脉象辨
- 第 8 段：阐述肠澼而便血、下白沫、脓血的情况变化
- 第 9 段：阐述癫疾的情况变化
- 第 10 段：阐述消瘅虚实的情况变化

第11～13段：
介绍多种疾病的针刺疗法

- 第 11 段：黄帝发问，提出内外相合之度与治病的关系的问题
- 第 12 段：黄帝自答，指出四时治病，各有所宜
- 第 13 段：阐述治痈、腹暴满、霍乱、痫惊之法

第14段：以消瘅为例，说明病证有虚实，病因有内外

太阴阳明论篇第二十九

黄帝问曰：太阴阳明为表里，脾胃脉也，生病而异者何也？岐伯对曰：阴阳异位，〔**阴阳异位：**《类经》十四卷第十三注："脾为脏，阴也。胃为腑，阳也。阳主外，阴主内，阳主上，阴主下，是阴阳异位也。"脾经、胃经两经循行部位不同，故称"异位"。〕更虚更实，〔**更虚更实：**即更虚实。春夏阳明为实，太阴为虚；秋冬太阴为实，阳明为虚。〕

更逆更从，〔**更逆更从：**此指凡于阳为从者，则于阴为逆；于阴为从者，则于阳为逆。〕或从内，或从外，〔**或从内，或从外：**内、外，即下文"阳者，天气也，主外。阴者，地气也，主内"之义。从内者，指伤于饮食不节，起居不时；从外者，指伤于贼风虚邪。〕所从不同，故病异名也。帝曰：愿闻其异状也。岐伯曰：阳者，天气也，主外；阴者，地气也，主内。故阳道实，阴道虚。〔**句释：**《类经》十四卷第十三注："阳刚阴柔也。又外邪多有余，故阳道实。内伤多不足，故阴道虚。"〕故犯贼风虚邪者，阳受之；食饮不节起居不时者，阴受之。阳受之则入六腑，阴受之则入五脏。入六腑则身热不时卧，〔**不时卧：**即不能以时卧，不得眠。〕上为喘呼；入五脏则䐜满闭塞，下为飧泄，久为肠澼。故喉主天气，咽主地气。〔**句释：**《类经》十四卷第十三注："喉为肺系，所以受气，故上通于天；咽为胃系，所以受水谷，故下通于地。"〕故阳受风气，阴受湿气。故阴气从足上行至头，而下行循臂至指端；阳气从手上行至头，而下行至足。故曰阳病者上行极而下，阴病者下行极而上。故伤于风者，上先受之；伤于湿者，下先受之。

帝曰：脾病而四肢不用何也？岐伯曰：四肢皆禀气于胃，而不得至经，必因于脾，乃得禀也。〔**禀：**承受的意思。**句释：**马莳注："盖四肢之各经，必因于脾气之所运，则胃中水谷之气，化为精微之气者，乃得至于四肢也。"〕今脾病不能为胃行其津液，四肢不得禀水谷气，气日以衰，脉道不利，筋骨肌肉，皆无气以生，故不用焉。帝曰：脾不主时何也？岐伯曰：脾者土也，治中央，常以四时长四脏，〔**长：**掌，主管。〕各十八日寄治，〔**寄：**暂居。土之正位在中央，而每个季节又暂治于该时十八日，所以为四脏之长。〕不得独主于时也。脾脏者常著胃土之精也，土者生万物而法天地，故上下至头足，不得主时也。〔**著：**同"贮"。**句释：**《类经》三卷第七注："脾胃皆属乎土，所以生成万物，故曰法天地。土为万物之本，脾胃为脏腑之本，故上至头，下至足，无所不及，又岂得独言一时而已哉。"〕

帝曰：脾与胃以膜相连耳，而能为之行其津液何也？岐伯曰：足太阴者三阴也，〔**三阴：**三阴指太阴而言。厥阴为一阴，少阴为二阴，太阴为三阴。〕其脉贯胃属脾络嗌，〔**嗌：**咽喉。〕故太阴为之行气于三阴。〔**太阴为之行气于三阴：**指脾为胃行气于三阴，就是运输阳明胃气入于太阴、少阴、厥阴三阴。〕阳明者表也，五脏六腑之海也，亦为之行气于三阳。〔**亦为之行气于三阳：**吴昆注："为之，为脾也。行气于三阳，运太阴之气入于诸阳也。"〕脏腑各因其经而受气于阳明，〔**因：**依据。**脏腑各因其经而受气于阳明：**张志聪注："三阴三阳所以受气于太阴阳明者，气也，如脏腑四肢受水谷之津液者，各因其经脉而通于太阴阳明也。"〕故为胃行其津液。四肢不得禀水谷气，日以益衰，阴道不利，〔**阴道不利：**高士宗注："即脉道不利也。"〕筋骨肌肉无气以生，故不用焉。

导读分析

一、篇名解析 ▶▶▶

本篇论述太阴与阳明两经关系及脾胃病异名异状等内容，故篇名为《太阴阳明论》。

二、文章大意 ▶▶▶

本篇讨论太阴阳明两经表离关系，着重论脾，从经脉络属和生理功能及受邪后发病的特点等方面，广泛地讨论了脾与胃的异同及其相互关系，阐明了脾胃表里相合为后天之本的理论。

三、结构分析 ▶▶▶

第1段：阐述脾胃阴阳异位，虚实不同的生理特点
第2段：阐述脾不主时与脾主四肢的道理
第3段：阐述脾给胃行津液的机理

阳明脉解篇 第三十

黄帝问曰：足阳明之脉病，恶人与火，〔恶：音"wù"，厌恶。〕闻木音则惕然而惊，钟鼓不为动，闻木音而惊何也愿闻其故。岐伯对曰：阳明者胃脉也，胃者土也，故闻木音而惊者，土恶木也。帝曰：善。其恶火何也？岐伯曰：阳明主肉，其脉血气盛，邪客之则热，热甚则恶火。帝曰：其恶人何也？岐伯曰：阳明厥则喘而惋，〔惋：烦闷，或心中郁结而不舒畅。〕惋则恶人。帝曰：或喘而死者，或喘而生者，何也？岐伯曰：厥逆连脏则死，连经则生。〔厥逆：指气逆。句释：王冰注："经，谓经脉。脏，谓五神脏。所以连脏则死者，神去故也。"〕

帝曰：善。病甚则弃衣而走，登高而歌，或至不食数日，逾垣上屋，〔逾垣：越墙而过。〕所上之处，皆非其素所能也，〔素：向来、往常。〕病反能者何也？岐伯曰：四肢者诸阳之本也，阳盛则四肢实，实则能登高也。帝曰：其弃衣而走者何也？岐伯曰：热盛于身，故弃衣欲走也。帝曰：其妄言骂詈不避亲疏而歌者何也？〔骂詈：骂人。〕岐伯曰：阳盛则使人妄言骂詈不避亲疏而不欲食，不欲食故妄走也。

导读分析

一、篇名解析 ▶▶▶

本篇以解释阳明经脉所发生病证为中心内容，故篇名为《阳明脉解》。

二、文章大意 ▶▶▶

本篇重点解释阳明经脉的病变症状。十二经脉中，突出阳明，是因为胃的受纳水谷，以养五脏六腑，气和则为益，受邪则病甚，故别解之。

三、结构分析 ▶▶▶

第 1 段：解释足阳明经有病恶木、恶火、恶人、厥逆的原因

第 2 段：解释阳明胃热病登高歌唱、数日不食、弃衣乱跑、妄言骂詈的原因

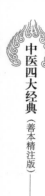

卷第九

热论篇 第三十一

黄帝问曰：今夫热病者，皆伤寒之类也，或愈或死，其死皆以六七日之间，其愈皆以十日以上者何也？不知其解，愿闻其故。岐伯对曰：<u>巨阳者，诸阳之属也</u>，〔**巨阳者，诸阳之属也：**《类经》注："太阳为六经之长，统摄阳分，故诸阳皆其所属。"〕其脉连于<u>风府</u>，〔**风府：**穴名，在项上入发际一寸。〕故为诸阳主气也。〔**故为诸阳主气也：**《太素》卷二十五热病决注："诸阳者，督脉、阳维脉也。督脉，阳脉之海，阳维维诸阳脉，总会风府，属于太阳，故足太阳脉为诸阳主气。"〕人之伤于寒也，则为病热，热虽甚不死；其两感于寒而病者，〔**两感：**互为表里的阴阳两经同时受病。〕必不免于死。

帝曰：愿闻其状。岐伯曰：伤寒一日，巨阳受之，故头项痛腰脊强。二日阳明受之，阳明主肉，其脉挟鼻络于目，故身热目疼而鼻干，不得卧也。三日少阳受之，少阳主骨，其脉循胁络于耳，故胸胁痛而耳聋。三阳经络皆受其病，而未入于脏者，故可汗而已。〔脏：里。**句释：**三阳经络皆受邪而发病，是病仍在形体之表，尚未入里入阴，故均可通过发汗而病愈。〕四日太阴受之，太阴脉布胃中络于嗌，故腹满而嗌干。五日少阴受之，少阴脉贯肾络于肺，系舌本，故口燥舌干而渴。六日厥阴受之，厥阴脉循阴器而络于肝，故烦满而囊缩。〔满：同"懑"，闷。**烦满而囊缩：**心中烦闷而阴囊收缩。〕三阴三阳，五脏六腑皆受病，荣卫不行，五脏不通，则死矣。其不两感于寒者，七日巨阳病衰，头痛少愈；〔**七日巨阳病衰，头痛少愈：**王冰注："邪气渐退，经气渐和，故少愈。"〕八日阳明病衰，身热少愈；九日少阳病衰，耳聋微闻；十日太阴病衰，腹减如故，则思饮食；十一日少阴病衰，渴止不满，舌干已而嚏；十二日厥阴病衰，囊纵少腹微下，大气皆去，〔**大气：**王冰注："大气，谓大邪之气也。"〕病日已矣。

帝曰：治之奈何？岐伯曰：<u>治之各通其脏脉</u>，〔**治之各通其脏脉：**随经分治。〕病日衰已矣，其未满三日者，可汗而已；其满三日者，可泄而已。〔**可汗、可泄：**

均指针刺法，即用针刺以发汗或泄热。〕

帝曰：热病已愈，时有所遗者何也？岐伯曰：诸遗者，热甚而强食之，故有所<u>遗</u>也。〔遗：《太素》卷二十五热病决注："遗，余也。大气虽去犹有残热在脏腑之内外，因多食，以谷气，热与故热相薄，重发热病，名曰余热病也。"〕若此者，皆病已衰而热有所藏，因其谷气相薄，<u>两热相合</u>，〔两热相合：指病之余热与新食谷气之热相合。〕故有所遗也。帝曰：善。治遗奈何？岐伯曰：<u>视其虚实，调其逆从</u>，〔**视其虚实，调其逆从**：诊察病人经脉的虚实，然后根据其虚实进行补泻，以调治其阴阳的逆从。〕可使必已矣。帝曰：病热当何禁之？岐伯曰：病热少愈，<u>食肉则复</u>，〔**食肉则复**：王冰注："是所谓戒食劳也。热虽少愈，犹未尽除，脾胃气虚，故未能消化，肉坚食驻，故热复生。复，谓旧病也。"〕多食则遗，此其禁也。

帝曰：其病两感于寒者，其脉应与其病形何如？岐伯曰：两感于寒者，病一日则巨阳与少阴俱病，则头痛口干而烦满；二日则阳明与太阴俱病，则腹满身热，不欲食谵言；〔谵言：指病中说胡话。〕三日则少阳与厥阴俱病，则耳聋囊缩而厥，水浆不入，不知人，六日死。

帝曰：五脏已伤，六腑不通，荣卫不行，如是之后，三日乃死何也？岐伯曰：阳明者，十二经脉之长也，其血气盛，故不知人，三日其气乃尽，故死矣。

凡病伤寒而成温者，先夏至日者为病<u>温</u>，〔温：在此指温热病。〕后夏至日者为病暑，暑当与汗皆出，勿止。

导读分析

一、篇名解析 ▶▶▶

本篇以论述伤寒热病之六经病变为中心，对外感发热性疾病的成因、症状、传变、治疗、预后和禁忌进行了系统而全面的论述，故篇名为《热论》。

二、文章大意 ▶▶▶

本篇讨论热病的成因、症状、传变、治疗、预后、禁忌，并作了较详细的解释，是一篇最早的重要热病文献。本篇通过对外感热病由表入里的过程，阐发了六经分证的方法，从而为后世的六经辨证奠定了基础。同时指出一切外感热病都伤于寒邪，但由于发病季节不同，又有伤寒、温病、暴病之异，阐明了伤寒的概念有狭义、广义之分。

中医四大经典（善本精注版）

黄帝内经·素问

71

三、结构分析 ▶▶▶

第1段：阐述伤寒的病因及预后

第2～4段：{ 第2段：阐述伤寒的各期症状及其成因
单感病的症 { 第3段：提出伤寒的治疗方法
状及治疗 { 第4段：阐述伤寒有余热病（遗病）的原因、治疗方法和禁忌

第5段：阐述伤寒两感于寒的脉象和症状

第6段：阐述三阴三阳，五脏六腑皆受病的预后

第7段：阐述温病、暑病的区别（发病与治法）

刺热篇第三十二

肝热病者，先小便黄，腹痛多卧身热。〔腹痛多卧：吴昆注："肝脉抵少腹，故腹痛，肝主筋，筋痿故多卧。"〕热争则狂言及惊，〔热争：热邪与正气相争。〕胁满痛，手足躁，不得安卧，庚辛甚，甲乙大汗，〔庚辛甚，甲乙大汗：肝主木，庚辛为金，金克木，故肝病逢庚辛日则病重。甲乙为木，肝病逢甲乙日则气旺，正气胜邪，大汗出而热退。此据五行生克之理，推测疾病的转化。以下四脏仿此。〕气逆则庚辛死。〔气逆：指因病甚而正气逆乱。气逆则庚辛死：正气已逆乱，又逢庚辛日，木受金克，故死。〕刺足厥阴、少阳。其逆则头痛员员，〔头痛员员：头痛而晕。〕脉引冲头也。

心热病者，先不乐，数日乃热。热争则卒心痛，烦闷善呕，头痛面赤无汗，〔心热病者……头痛面赤无汗：《类经》："心者神明之所出，邪不易犯，犯必先觉之，故热邪将入于脏，则先有不乐之兆。热与心气分争，故卒然心痛而烦闷，心火上炎，故善呕。头者精明之府，手少阴之脉上出于面，故头痛面赤。汗为心之液，心热液则液亡，故无汗。"〕壬癸甚，丙丁大汗，气逆则壬癸死。刺手少阴、太阳。

脾热病者，先头重颊痛，烦心颜青，欲呕身热。〔句释：《太素》注："脾腑之阳明脉，循发际至额颅，故头重颊痛。……足太阴注心中，故心烦也。足阳明下循喉咙，下膈胃络脾，主肌，故欲呕，身热腹满泄也。"颜：额部。〕热争则腰痛不可用俯仰，〔用：以。〕腹满泄，两颔痛，〔颔：腮下处。〕甲乙甚，戊己大汗，气逆则甲乙死。刺足太阴、阳明。

肺热病者，先淅然厥，起毫毛，恶风寒，舌上黄身热。〔句释：王冰注："肺主皮肤，外养于毛，故热中之，则先淅然恶风寒，起毫毛也。肺之脉，起于中焦，下络大肠，还循胃口。今肺热入胃，胃热上升，故舌上黄而身热。"〕热争则喘咳，痛走胸膺背，〔胸膺：胸之两傍高起处叫膺，两膺之间为胸。〕不得大息，〔大息：太息。〕头痛不堪，汗出而寒，丙丁甚，庚辛大汗，气逆则丙丁死。刺手太阴、阳明，出血如大豆，

立已。

肾热病者，先腰痛胻痠，苦渴数饮身热。〔句释：王冰注："膀胱之脉，从肩膊内侠脊抵腰中，又腰为肾之府，故先腰痛也。又肾之脉，自循内踝之后上腨内，出腘内廉；又直行者，又上贯肝鬲入肺中，循喉咙侠舌本，故胻苦渴数饮身热。"〕热争则项痛而强，胻寒且痠，足下热，不欲言，其逆则项痛员员淡淡然，〔淡淡：水摇动荡貌，在此形容头项动摇不定。〕戊己甚，壬癸大汗，气逆则戊己死。刺足少阴、太阳。诸汗者，至其所胜日汗出也。

肝热病者，左颊先赤；心热病者，颜先赤；脾热病者，鼻先赤；肺热病者，右颊先赤；肾热病者，颐先赤。病虽未发，见赤色者刺之，名曰治未病。热病从部所起者，〔部所：此指五脏的病色反映于面部的部位而言，如本节文中之心颜、脾鼻、肾颐等。〕至期而已；〔期：指当旺之日。至期而已：至其当旺之日而病愈。如肝病至甲乙日，心病至丙丁日等。〕其刺之反者，〔刺之反者：刺法有误，如补实泻虚为反。〕三周而已；〔三周：《类经》注："三周者，谓三遇所胜之日而后已。"〕重逆则死。〔重逆：一误再误。〕诸当汗者，至其所胜日，汗大出也。

诸治热病，以饮之寒水乃刺之，必寒衣之，居止寒处，身寒而止也。〔句释：《类经》注："先饮寒水而后刺，欲其阴气自内达表，而热泄于外也，故必寒衣寒处，皆欲其避温就凉耳。"〕

热病先胸胁痛，手足躁，刺足少阳，补足太阴，〔刺足少阳，补足太阴：王冰注："此则举正取之例。然足少阳木病，而泻足少阳之木气，补足太阴之土气者，恐木传于土也。胸胁痛，丘虚主之，……然补足太阴之脉，当于进荥取之也。"〕病甚者为五十九刺。〔五十九刺：刺治热病的五十九个穴位，详见《水热穴论篇》。〕热病始手臂痛者，刺手阳明、太阴而汗出止。热病始于头首，刺项太阳而汗出止。热病始于足胫者，刺足阳明而汗出止。热病先身重骨痛，耳聋好瞑，〔热病先身重骨痛，耳聋好瞑：《类经》注："肾主骨，在窍为耳，热邪居之，故为身重骨痛耳聋，热伤真阴，则志气昏倦，故好瞑。"〕刺足少阴，病甚为五十九刺。热病先眩冒而热，胸胁满，刺足少阴、少阳。

太阳之脉，色荣颧骨，〔色荣颧骨：赤色出现于颧骨部。〕热病也，荣未夭，〔荣未夭：色泽尚未变为枯晦。〕曰今且得汗，待时而已。〔待时：当旺之时。〕与厥阴脉争见者，〔见：同"现"。〕死期不过三日，其热病内连肾，少阳之脉色也。少阳之脉，色荣颊前，热病也，荣未夭，曰今且得汗，待时而已，与少阴脉争见者，死期不过三日。〔与少阴脉争见者，死期不过三日：《太素》注："少阳为木，少阴为水，少阳脉见之时，少阴争见者，是母胜子，故肝木死。"〕

热病气穴：三椎下间主胸中热，四椎下间主鬲中热，五椎下间主肝热，六椎下间主脾热，七椎下间主肾热，荣在骶也。〔荣在骶也：王冰注："脊节之谓椎，脊穷之谓骶，言肾热之气，外通尾骶也。"〕项上三椎，陷者中也。颊下逆颧为大瘕，〔颊下逆颧：如颊部赤色由下向上到颧骨部。**大瘕**：此似指大瘕泄，为泄泻病的一种。〕下牙车为腹满，〔**牙车**：亦名辅车，即下颌骨。〕颧后为胁痛，颊上者鬲上也。

导读分析

一、篇名解析 ▶▶▶

本篇以论述热病刺法为中心，故篇名为《刺热篇》。

二、文章大意 ▶▶▶

本篇主要阐述针刺治热病的法则。

三、结构分析 ▶▶▶

第1～5段：分述五脏热病的症状、预后及针刺法
第6段：介绍五脏热病所见之色
第7段：介绍寒法治热病的方法
第8段：阐述各种热病病证的对症治疗
第9段：介绍热病脉证（太阳之脉证、少阳之脉证）
第10段：介绍治疗热病的穴位

评热病论篇 第三十三

黄帝问曰：有病温者，汗出辄复热，〔**辄**：立刻、即刻。〕而脉躁疾不为汗衰，〔**脉躁疾**：脉象躁动急疾。〕狂言不能食，病名为何？岐伯对曰：病名阴阳交，〔**阴阳交**：指热邪交入阴分，阴精被劫夺，而热邪仍不退，阳邪盛而阴精竭，故为死证。〕交者死也。帝曰：愿闻其说。岐伯曰：人所以汗出者，皆生于谷，谷生于精，今邪气交争于骨肉而得汗者，是邪却而精胜也，精胜则当能食而不复热。复热者，邪气也，汗者精气也，今汗出而辄复热者，是邪胜也，不能食者，精无俾也，〔**精无俾**：精气不能继续补益。〕病而留者，其寿可立而倾也。〔倾：危。〕且夫《热论》曰：汗出而脉尚躁盛者死。今脉不与汗相应，此不胜其病也，其死明矣。狂言者是失志，失志者死。今见三死，〔**三死**：指文中之汗出复热不能食、汗出脉躁盛、狂言三证。〕不见一生，虽愈必死也。

帝曰：有病身热汗出烦满，烦满不为汗解，此为何病？岐伯曰：汗出而身热

者风也，汗出而烦满不解者厥也，〔厥：指下气上逆。〕病名曰风厥。帝曰：愿卒闻之。岐伯曰：巨阳主气，故先受邪，少阴与其为表里也，得热则上从之，〔上从之：指少阴之气，随从太阳之气上逆。〕从之则厥也。帝曰：治之奈何？岐伯曰：表里刺之，〔表里刺之：指刺太阳、少阴两经。〕饮之服汤。

帝曰：劳风为病何如？〔劳风：《太素》注："劳中得风为病，名曰劳中，亦曰劳风。"〕岐伯曰：劳风法在肺下，〔法：常。法在肺下：指劳风的受邪部位常在肺下。〕其为病也，使人强上冥视，〔强上：头项强直而俯仰不能自如。冥视：视物不明。〕唾出若涕，〔唾出若涕：唾出痰液若鼻涕一样黏稠，此系因肺中津液被风热煎灼所致。〕恶风而振寒，此为劳风之病。帝曰：治之奈何？岐伯曰：以救俯仰，〔以救俯仰：意指应利肺气，散风热邪气。〕巨阳引精者三日，中年者五日，不精者七日，咳出青黄涕，其状如脓，大如弹丸，从口中若鼻中出，不出则伤肺，伤肺则死也。

帝曰：有病肾风者，面胕痝然壅，害于言，〔壅：目下壅，如卧蚕形。面胕痝然壅，害于言：面目浮肿，妨害言语。〕可刺不？〔不：同"否"。〕岐伯曰：虚不当刺，不当刺而刺，后五日其气必至。〔气：指病气。至：指病气来至。〕帝曰：其至何如？岐伯曰：至必少气时热，时热从胸背上至头，汗出手热，口干苦渴，小便黄，目下肿，腹中鸣，身重难以行，月事不来，烦而不能食，不能正偃，〔正偃：仰卧。〕正偃则咳甚，病名曰风水，论在《刺法》中。〔《刺法》：王冰注："篇名，今经亡。"〕

帝曰：愿闻其说。岐伯曰：邪之所凑，〔凑：聚合。〕其气必虚，阴虚者阳必凑之，故少气时热而汗出也。〔阴虚者阳必凑之，故少气时热而汗出也：张志聪注："风邪伤肾，精气必虚，阴虚则阳往乘之，故时时发热。肾为生气之原，故少气也。阳加于阴则汗出。"〕小便黄者，少腹中有热也。不能正偃者，胃中不和也。正偃则咳甚，上近肺也。诸有水气者，微肿先见于目下也。帝曰：何以言？岐伯曰：水者阴也，目下亦阴也，腹者至阴之所居，故水在腹者，必使目下肿也。真气上逆，故口苦舌干，〔真气上逆，故口苦舌干：张志聪注："真气者，脏真之心气也，心属火而恶水邪，水气上乘，则迫其心气上逆，是以口苦舌干。"〕卧不得正偃，正偃则咳出清水也。诸水病者，故不得卧，卧则惊，惊则咳甚也。腹中鸣者，病本于胃也。薄脾则不能食，〔薄脾：水气在脾。〕食不下者，胃脘隔也。身重难以行者，胃脉在足也。月事不来者，胞脉闭也，胞脉者属心而络于胞中，今气上迫肺，心气不得下通，故月事不来也。帝曰：善。

导读分析

一、篇名解析 ▶ ▶ ▶

本篇评论了某些发热病证，故篇名为《评热病论》。

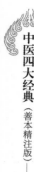
二、文章大意 ▶▶▶

　　本篇讨论了热病中的阴阳交、风厥、劳风、肾风四种病证的病源、症状、治法、预后等，阐明发热仅是一个症状，它可以发生在不同的热性疾病中，从而指出了热病的概念及其范围。此外，又阐发了邪正斗争的病理学说的基本精神，提出了"精胜邪却则病愈，邪胜精衰则病危"以及"邪之所凑，其气必虚"等发病学的理论观点，从而丰富了热病的辨证论治内容，并为运用理论于临床作出了典范。

三、结构分析 ▶▶▶

第 1 段：阴阳交的病因病机和病证分析
第 2 段：厥证的病因病机和病证治疗
第 3 段：劳风的病因病机和病证
第 4～5 段：肾风的病因病机及病证 ┫ 第 4 段：肾风误刺的症状
第 5 段：肾风的发病机理

逆调论篇 第三十四

　　黄帝问曰：人身非常温也，非常热也，〔常：通"裳"。人身非常温也，非常热也：本证不是因衣温而温，或因衣热而热。〕为之热而烦满者何也？岐伯对曰：<u>阴气少而阳气胜</u>，〔**阴气少而阳气胜：**马莳注："阴气者，诸阴经之气及营气也，阳气者。诸阳经之气及卫气也。"〕故热而烦满也。帝曰：人身非衣寒也，〔**衣寒：**衣服单薄。〕中非有寒气也，<u>寒从中生者何？</u>〔**寒从中生：**病人自觉寒冷似从内生〕岐伯曰：是人多痹气也，〔**痹气：**指因阳虚气少，气痹而不畅，致血不能运而凝涩脉不通。〕阳气少，阴气多，故身寒如从水中出。

　　帝曰：人有四肢热，逢风寒如炙如火者何也？〔**如炙如火：**如炙，是自觉热甚；如火，是他人感其热甚。〕岐伯曰：是人者阴气虚，阳气盛。四肢者阳也，<u>两阳相得</u>，〔**相得：**相合。**两阳相得：**此指风属阳，四肢亦属阳，四肢逢风寒邪气，故云"两阳相得"。〕而阴气虚少，<u>少水不能灭盛火</u>，〔**少水不能灭盛火：**少水，指阴气虚；盛火，指阳气盛。阴气虚而阳气盛，是阴不能胜阳，故云"少水不能灭盛火"。〕而阳独治，<u>独治者不能生长也</u>，〔**独治者不能生长：**独治，在此指阴虚之极，而阳气独旺。独阴不生，独阳不长。今阳独治，故不能生长。〕独胜而止耳，逢风而如炙如火者，是人当<u>肉烁也</u>。〔**肉烁：**肌肉消瘦。〕

　　帝曰：人有身寒，汤火不能热，厚衣不能温，然不冻栗，是为何病？岐伯曰：是人者，素肾气盛，<u>以水为事</u>，〔**以水为事：**指工作及生活环境经常接近水湿。〕

太阳气衰，肾脂枯不长，一水不能胜两火，肾者水也，而生于骨，肾不生则髓不能满，故寒甚至骨也。所以不能冻栗者，肝一阳也，心二阳也，肾孤脏也，一水不能胜二火，〔肝一阳也……一水不能胜二火：肝为阴中之阳，故为一阳，心为阳中之阳，故为二阳。肾主水，本证系二阳火盛而一阴水衰，故肾为孤脏，孤脏即指一水。〕故不能冻栗，病名曰骨痹，是人当挛节也。〔是：此。挛节：骨节拘挛。〕

帝曰：人之肉苛者，〔苛：顽麻沉重，指皮肉麻木沉重。〕虽近衣絮，犹尚苛也，是谓何疾？岐伯曰：荣气虚，卫气实也，荣气虚则不仁，〔不仁：指不知痛痒寒热。〕卫气虚则不用，〔不用：指不能举动。〕荣卫俱虚，则不仁且不用，肉如故也，人身与志不相有，〔人身与志不相有：指外在的形体和内在的神志活动已不相协调。〕曰死。

帝曰：人有逆气不得卧而息有音者，有不得卧而息无音者，有起居如故而息有音者，有得卧行而喘者，有不得卧不能行而喘者，有不得卧卧而喘者，皆何脏使然？愿闻其故。岐伯曰：不得卧而息有音者，是阳明之逆也，足三阳者下行，今逆而上行，故息有音也。〔句释：《太素》卷三十卧喘逆注："阳明为三阳之长，故气下行顺而息调，失和上行逆而有音。"〕阳明者胃脉也，胃者六腑之海，其气亦下行，阳明逆不得从其道，故不得卧也。《下经》曰：〔《下经》：王冰注："上古经也。"〕胃不和则卧不安。此之谓也。夫起居如故而息有音者，此肺之络脉逆也，络脉不得随经上下，故留经而不行，络脉之病人也微，故起居如故而息有音也。夫不得卧，卧则喘者，是水气之客也，夫水者，循津液而流也，肾者水脏，主津液，主卧与喘也。〔句释：《类经》十八卷第八十二注："水病者，其本在肾，其末在肺，故为不得卧，卧则喘者，标本俱病也。"〕帝曰：善。

导读分析

一、篇名解析 ▶▶▶

本篇主要论述由于阴阳、营卫等功能失调而引起的疾病，故篇名为《逆调论》。

二、文章大意 ▶▶▶

本篇讨论因阴阳、营卫失于和调所形成的寒热、骨痹、肉苛、逆气诸证，并阐明阴阳偏胜、营卫不调所导致病变的理论。

三、结构分析 ▶▶▶

第 1 段：指出人身温寒实质是阴阳多少（寒热证的病机）
第 2～4 段：分述内热肉烁、里寒骨痹、肉苛诸证的机理
第 5 段：阐述逆气诸证与胃、肺、肾脏腑病理变化的关系

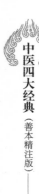
卷第十

疟论篇 第三十五

黄帝问曰：夫痎疟皆生于风，〔痎疟：疟疾的通称。〕其蓄作有时者何也？岐伯对曰：疟之始发也，先起于毫毛，伸欠乃作，〔伸欠：伸，四肢伸展；欠，呵欠。〕寒栗鼓颔，〔栗：战栗。颔：下颌骨。鼓：鼓动。寒栗鼓颔：因寒冷而全身发抖，下颌骨也随之鼓动。〕腰脊俱痛；寒去则内外皆热，头痛如破，渴欲冷饮。

帝曰：何气使然？愿闻其道。岐伯曰：阴阳上下交争，〔阴阳上下交争：《类经》十六卷第四十八注："阳气者，下行极而上，阴气者，上行极而下，邪气入之，则阴阳上下交争矣。"〕虚实更作，〔虚实更作：阴胜则阳虚，阳胜则阴虚，疟疾发作时，阴阳更替相胜，故虚实更作。〕阴阳相移也。阳并于阴，则阴实而阳虚，阳明虚则寒栗鼓颔也；〔阳明虚则寒栗鼓颔也：阳明主肌肉，故虚则恶寒战栗。〕巨阳虚则腰背头项痛；〔巨阳：即太阳。〕三阳俱虚则阴气胜，阴气胜则骨寒而痛；寒生于内，故中外皆寒；阳盛则外热，阴虚则内热，外内皆热，则喘而渴，故欲冷饮也。此皆得之夏伤于暑，热气盛，藏于皮肤之内，肠胃之外，此荣气之所舍也。〔此荣气之所舍也：皮肤之内，肠胃之外，乃经脉通行之处，荣行脉中，故曰"此荣气之所舍"。〕此令人汗空疏，腠理开，因得秋气，汗出遇风，及得之以浴，水气舍于皮肤之内，与卫气并居。卫气者，昼日行于阳，夜行于阴，此气得阳而外出，得阴而内薄，内外相薄，是以日作。〔是以日作：《类经》十六卷第四十八注："风寒自表而入，则与卫气并居，故必随卫气以为出入，卫气一日一周，是以新感之疟，亦一日一作。"〕

帝曰：其间日而作者何也？岐伯曰：其气之舍深，内薄于阴，阳气独发，阴邪内著，阴与阳争不得出，是以间日而作也。

帝曰：善。其作日晏与其日早者，何气使然？岐伯曰：邪气客于风府，循膂而下，〔膂：指脊椎骨。〕卫气一日一夜大会于风府，其明日日下一节，故其作也晏，〔晏：晚。故其作也晏：《类经》十六卷第四十八注："卫气每至明旦，则出于足太阳之睛明穴，而大会于风府，此一日一夜卫气周行之常度也。若邪气客于风府，必循膂而下，其气渐深，则日下一节，自阳就阴，其会渐迟，故其作渐晏也。"〕此先客于脊背也，每至于风府则腠理开，腠理开则邪气入，邪气入则病作，以此日作稍益晏也。其出于风府，日下一节，二十五日下至骶骨，二十六日入于脊内，注于伏膂之脉，其气上行，九日出于缺盆之中，〔缺盆之中：指左右两缺盆的中间。〕其气日高，故作日益早也。其间日发者，由邪气内薄于五脏，横连募原也，〔募原：亦称膜原。王冰注："谓膈募之原系。"〕其道远，其气深，其行迟，不能与卫气俱行，不得皆出，故间日乃作也。

帝曰：夫子言卫气每至于风府，腠理乃发，发则邪气入，入则病作。今卫气日下一节，〔日下一节：每日向下移行一节。〕其气之发也不当风府，其日作者奈何？岐伯曰：此邪气客于头项循膂而下者也，故虚实不同，邪中异所，〔异所：其他部位。〕则不得当其风府也。故邪中于头项者，气至头项而病；中于背者，气至背而病；中于腰脊者，气至腰脊而病；中于手足者，气至手足而病。卫气之所在，与邪气相合，则病作。故风无常府，卫气之所发，必开其腠理，邪气之所合，则其府也。

帝曰：善。夫风之与疟也，相似同类，〔夫风之与疟也，相似同类：此风指风证而言，痎疟亦生于风，二者都有寒热症状，故言"相似同类"。〕而风独常在，疟得有时而休者何也？岐伯曰：风气留其处，故常在；疟气随经络沉以内薄，〔沉：深。〕故卫气应乃作。

帝曰：疟先寒而后热者何也？岐伯曰：夏伤于大暑，其汗大出，腠理开发，因遇夏气凄沧之小寒迫之，〔凄沧：寒凉。〕藏于腠理皮肤之中，秋伤于风，则病成矣。夫寒者阴气也，风者阳气也，先伤于寒而后伤于风，故先寒而后热也，病以时作，名曰寒疟。帝曰：先热而后寒者何也？岐伯曰：此先伤于风而后伤于寒，故先热而后寒也，亦以时作，名曰温疟。其但热而不寒者，阴气先绝，〔阴气先绝：《素问经注节解》注："先绝，非谓阴气败绝也，言火邪炽盛，纯阳独胜，若无阴然。"〕阳气独发，则少气烦冤，〔烦冤：心烦郁闷。〕手足热而欲呕，名曰瘅疟。〔瘅：王冰注："瘅，热也，极热为之也。"〕

帝曰：夫经言有余者泻之，〔经言：指古医经所言。〕不足者补之。今热为有余，寒为不足。夫疟者之寒，汤火不能温也，及其热，冰水不能寒也，此皆有余不足之类。当此之时，良工不能止，必须其自衰乃刺之，其故何也？愿闻其说。岐伯曰：经言无刺熇熇之热，〔熇熇：热炽盛。熇熇之热：热势炽盛的样子。〕无刺浑浑之脉，〔浑浑之脉：脉来急速的样子。〕无刺漉漉之汗，〔漉漉之汗：漉，渗滤已极的意思。指汗大出。〕故为其病逆未可治也。夫疟之始发也，阳气并于阴，当是之时，阳虚而阴盛，外无气，〔外无气：《素问经注节解》注："人之无病也，阳卫外，阴守中。及邪中于身而为病也，阴阳之气，随之而乱矣。是故邪入于阴，则阳气亦随之而并于阴，唯并于阴，于是阳在内而不在外，故外无气。"〕故先寒栗也。阴气逆极，则复出之阳，阳与阴复并于外，则阴虚而阳实，故先热而渴。夫疟气者，并于阳则阳胜，并于阴则阴胜，阴胜则寒，阳胜则热。疟者，风寒之气不常也，病极则复至〔病极则复至：指疟疾的发作是阴阳之气相并而盛极，盛极则又会复发。〕病之发也，如火之热，如风雨不可当也。故经言曰：方其盛时，勿敢毁伤，〔方其盛时，勿敢毁伤：指病邪方盛之时，真气正衰，辄加以刺，必致毁伤。〕因其衰也，事必大昌，〔大昌：顺利。〕此之谓也。夫疟之未发也，阴未并阳，阳未并阴，因而调之，真气得安，邪气乃亡。故工不能治其已发，为其气逆也。

帝曰：善。攻之奈何？早晏何如？〔早晏：早晚。〕岐伯曰：疟之且发也，阴阳之且移也，必从四末始也，〔疟之且发也，阴阳之且移也，必从四末始也：马莳注："方疟之将发，阴阳将移，必从四末而移，四末者，手足之指也，四末为十二经进荣俞经合之所行，故阴阳相移，必从此始。"〕阳已伤，阴从之，故先其时坚束其处，〔先其时坚束其处：《太素》注："疗之二气未并之前，以绳束四肢病所来处，使二气不得相通，必邪见孙络，皆刺去血。"〕令邪气不得入，阴气不得出，审候见之在孙络盛坚而血者皆取之，此真往而未得并者也。〔真往：马莳注："真气自往。"〕

帝曰：疟不发，其应何如？岐伯曰：疟气者，必更盛更虚，当气之所在也。病在阳，则热而脉躁；在阴，则寒而脉静；极则阴阳俱衰，卫气相离，故病得休；卫气集，则复病也。

帝曰：时有间二日或至数日发，或渴或不渴，其故何也？岐伯曰：其间日者，邪气与卫气客于六腑，而有时相失，不能相得，故休数日乃作也。〔邪气与卫气客于六腑……故休数日乃作也：张志聪注："六腑者，谓六腑之募原也，六腑之募原者，连于肠胃之脂膜也。相失者，不与卫气相遇也。"客：作"会"解。〕疟者，阴阳更胜也，或甚或不甚，故或渴或不渴。〔句释：《太素》注："阴胜寒甚不渴，阳胜热甚故渴也。"〕

帝曰：论言夏伤于暑，〔论：指《生气通天论》及《阴阳应象大论》。〕秋必病疟，今疟不必应者何也？岐伯曰：此应四时者也。其病异形者，反四时也。〔句释：《类经》十六卷第四十八注："夏伤于暑，秋必病疟，此应四时者也。其于春夏冬而病疟者，则病形多异，正以四时之气，寒热各有相反，皆能为疟也。"〕其以秋病者寒甚，〔以秋病者寒甚：王冰注："秋气清凉，阳气下降，热藏肌肉，故寒甚也。"〕以冬病者寒不甚，〔以冬病者寒不甚：王冰注："冬以严冽，阳气伏藏，不与寒争？故寒不甚。"〕以春病者恶风，〔以春病者恶风：春气温和，阳气外泄，肉腠开发，故恶于风。〕以夏病者多汗。〔以夏病者多汗：夏气暑热，津液充盈，外泄皮肤，故多汗出。〕

帝曰：夫病温疟与寒疟而皆安舍？舍于何脏？岐伯曰：温疟者，得之冬中于风，寒气藏于骨髓之中，至春则阳气大发，邪气不能自出，因遇大暑，脑髓烁，〔烁：消熔。脑髓烁：指暑热之气上熏于脑，使脑髓受到消耗，出现精神疲倦，头昏等症状。〕肌肉消，腠理发泄，或有所用力，邪气与汗皆出，此病藏于肾，其气先从内出之于外也。如是者，阴虚而阳盛，阳盛则热矣，衰则气复反入，入则阳虚，阳虚则寒矣，故先热而后寒，名曰温疟。

帝曰：瘅疟何如？岐伯曰：瘅疟者，肺素有热，气盛于身，<u>厥逆上冲</u>，〔厥逆上冲：肺主一身之气，肺素有热，则热气充斥于全身，此热不能外出皮毛，则厥逆而冲上。厥，逆也。〕中气实而不外泄，因有所用力，腠理开，风寒舍于皮肤之内、分肉之间而发，发则阳气盛，阳气盛而不衰则病矣。<u>其气不及于阴，故但热而不寒</u>，〔其气不及于阴，故但热而不寒：《类经》注："肺素有热者，阳盛气实之人也，故邪中于外，亦但在阳分而不及于阴，则但热不寒也"。及：结合上文温疟"气复反入"，当为反之误。〕气内藏于心，而外舍于分肉之间，令人消烁脱肉，<u>故命曰瘅疟</u>。〔命曰瘅疟：马蒔注："此热气者，内藏于心肺而外舍于分肉，令人消烁脱肉，病名曰瘅疟，由此观之，则瘅疟之所舍者，肺与心耳。"〕帝曰：善。

导读分析

一、篇名解析 ▶▶▶

本篇专论疟疾的病因、病机、症状和治疗等方面的问题，故篇名为《疟论》。

二、文章大意 ▶▶▶

本篇专论疟疾的病因、病机、症状以及治疗方法等。这是一篇有关疟疾的最早文献。

三、结构分析 ▶▶▶

第1段：说明疟疾发病的特点
第2段：阐述疟疾的发病机制——阴阳上下交争、虚实更作、阴阳相移
第3段：阐述疟疾隔日发作的机理（阴阳相争，邪不得出）和特点（间日乃作）
第4段：阐述疟疾的发作时间，有一天迟于一天，有一天早于一天的原因
第5段：阐述疟疾每天发作的机理（虚实不同，邪中异所）
第6段：阐述风邪与疟病发病特点不同的原因
第7段：阐述寒疟、温疟、瘅疟的发作特点及机理
第8段：阐述疟疾针刺治疗时机选择的道理
第9段：阐述疟疾的治疗方法与治疗时机的掌握（坚束四末、审刺孙络）
第10段：阐述疟疾未发作时的情况
第11段：阐述疟疾隔二日或隔至数日发作的原因
第12段：阐述因与四时规律相顺逆而发作的疟疾的原因
第13段：阐述温疟的发病机理和临床表现
第14段：阐述瘅疟的发病机理和临床表现

刺疟篇第三十六

足太阳之疟，令人腰痛头重，寒从背起，〔**足太阳之疟，令人腰痛头重，寒从背起**：足太阳之脉，从巅入络脑，还出别下项，循肩膊内挟脊抵腰中；其支别者，从膊内左右别下贯胂，故足太阳之疟，令人腰痛头重，寒从背起。〕先寒后热，熇熇暍暍然，〔**暍暍**：形容发热之状。〕热止汗出，难已，刺郄中出血。〔**郄中**：即委中穴，在膝弯中央横纹处。〕

足少阳之疟，令人身体解㑊，〔**解㑊**：四肢懈怠，懒于行动。《太素》卷二十五二疟注："足少阳脉羁终身之肢节，故此脉病，身体解㑊。"〕寒不甚，热不甚，恶见人，见人心惕惕然，〔**惕**：恐惧。**惕惕然**：恐惧的样子。〕热多汗出甚，刺足少阳。〔**刺足少阳**：王冰注："侠溪主之。侠溪大足小指次指岐骨间本节前陷者中，少阳之荥。"〕

足阳明之疟，令人先寒，洒淅洒淅，〔**洒淅**：恶寒战栗的样子。〕寒甚久乃热，热去汗出，喜见日月光火气乃快然，〔**喜见日月光火气乃快然**：盖阳明本多气多血，又感受阳邪，故恶见火热；今因胃气虚，又感阴邪，故喜见日月光及火气，见之乃快然。〕刺足阳明跗上。〔**刺足阳明跗上**：即刺足阳明经之冲阳穴。〕

足太阴之疟，令人不乐，好大息，〔**大息**：即太息，指深长的呼吸。〕不嗜食，多寒热汗出，病至则善呕，呕已乃衰，即取之。〔**即取之**：王冰注："即取之进俞及公孙也。公孙在足大指本节后，同身寸之一寸，太阴络也。"〕

足少阴之疟，令人呕吐甚，多寒热，热多寒少，欲闭户牖而处，其病难已。

足厥阴之疟，令人腰痛少腹满，〔**足厥阴之疟，令人腰痛少腹满**：足厥阴脉，循股阴入毛中，环阴器抵少腹，故足厥阴之疟，令人腰痛少腹满。〕小便不利如癃状，〔**癃**：小便不利。〕非癃也，数便，意恐惧，气不足，腹中悒悒，〔**悒悒**：不畅貌，郁而不舒。〕刺足厥阴。〔**刺足厥阴**：王冰注："太冲主之：在足大指本节后同身寸之二寸陷者中，厥阴俞也。"〕

肺疟者，令人心寒，寒甚热，热间善惊，如有所见者，刺手太阴阳明。〔**句释**：《类经》十六卷第五十注："肺者心之盖也，以寒邪而乘所不胜，故肺疟者令人心寒。寒甚复热，而心气受伤，故善惊如有所见。当刺其表里二经。"〕心疟者，令人烦心甚，欲得清水，反寒多，不甚热，刺手少阴。〔**反寒多，不甚热，刺手少阴**：心虽阳脏，但因疟邪所干，则阳虚阴盛，故反寒多，不甚热。刺手少阴。神门主之。〕肝疟者，令人色苍苍然，太息，其状若死者，刺足厥阴见血。〔**刺足厥阴见血**：王冰注："中封主之。中封在足内踝前同身寸之一寸半陷者中，仰足而取之，伸足乃得之，足厥阴经也，刺出血止。"〕脾疟者，令人寒，腹中痛，热则肠中鸣，鸣已汗出，刺足太阴。〔**刺足太**

阴：王冰注："商丘主之。商丘在足内踝下微前陷者中，足太阴经也。"〕肾疟者，令人洒洒然，〔洒洒然：寒栗貌。〕腰脊痛宛转，〔宛转：难于转身。〕大便难，目眴眴然，〔眴眴然：《太素》注："又或为眩，肾腑膀胱足太阳脉起目内眦，故令目眩也。"眴眴，摇动不明也。〕手足寒，刺足太阳少阴。〔足太阳少阴：据本节及足少阴疟王冰注，当指足太阳委中穴及足少阴大钟穴。大钟在足内踝后陷中，为少阴络穴。〕胃疟者，令人且病也，善饥而不能食，食而支满腹大，刺足阳明太阴横脉出血。〔刺足阳明太阴横脉出血：王冰注："厉兑、解溪、三里主之。厉兑在足大指次指之端，去爪甲如韭叶，阳明进也；……解溪在冲阳后同身寸之三寸半腕上陷者中，阳明经也；……三里在膝下同身寸之三寸，胻骨外廉两筋肉分间，阳明合也。……然足阳明取此三穴，足太阴刺其横脉出血也。横脉，谓足内踝前斜过大脉，则太阴经脉也。"〕

疟发身方热，刺跗上动脉，〔刺跗上动脉：指足阳明胃经之冲阳穴。胃为五脏六腑之长，阳明为多气多血之经，故阳盛身热，可取其穴刺之出血，以泻其热。〕开其空，〔空：同"孔"。〕出其血，立寒。疟方欲寒，刺手阳明太阴、足阳明太阴。〔刺手阳明太阴、足阳明太阴：即刺手阳明经进穴商阳、俞穴三间；手太阴经进穴少商、俞穴太渊；足阳明经进穴厉兑、俞穴陷谷；足太阴经进穴隐白、俞穴太白。〕

疟脉满大急，刺背俞，〔背俞：指脊椎两旁各一寸五分之五脏俞，即肺俞、肝俞、心俞、脾俞、肾俞。〕用中针傍五胠俞各一，〔五胠俞：诸说不一。杨上善指为"两胁下肢中之输有疗疟者"。王冰、马莳均指为谚语穴；吴昆指为魄户、神堂、谚语、膈关、魂门五穴。张介宾、张志聪均指为魄户、神堂、魂门、意舍、志室五穴。〕适肥瘦出其血也。疟脉小实急，灸胫少阴、刺指井。〔灸胫少阴、刺指井：王冰注："灸胫少阴，是谓复溜。……刺指井，谓刺至阴。"〕疟脉满大急，刺背俞，用五胠俞、背俞各一，适行至于血也。〔适行至于血也：根据其肥瘦以行其针，而至于出血也。〕疟脉缓大虚，便宜用药，不宜用针。〔句释：疟病脉缓而虚，是气血两虚，故不宜针刺再伤气血，而宜用药物滋补之。〕

凡治疟，先发如食顷乃可以治，〔凡治疟，先发如食顷乃可以治：应在病还没有发作前约一顿饭的时间进行治疗。〕过之则失时也。

凡诸疟而脉不见，刺十指间出血，〔凡诸疟而脉不见，刺十指间出血：吴昆注："脉不见者，阳亢而脉反伏也，故刺十指间以泻阳。"〕血去必已，先视身之赤如小豆者尽取之。〔视身之赤如小豆者取之：疟热内盛，迫及营血，血渗出皮肤之外，则为紫斑赤如小豆。治之，可视紫斑处刺之出血。〕十二疟者，〔十二疟：指上文五脏疟、六经疟及胃疟。〕其发各不同时，察其病形，以知其何脉之病也。先其发时如食顷而刺之，一刺则衰，二刺则知，三刺则已。不已，刺舌下两脉出血；不已，刺郄中盛经出血，又刺项已下侠脊者，〔项已下侠脊者：指背俞、胠俞。〕必已。舌下两脉者，廉泉也。

刺疟者，必先问其病之所先发者，先刺之。先头痛及重者，先刺头上及两额两眉间出血。先项背痛者，先刺之。先腰脊痛者，先刺郄中出血。先手臂痛者，先刺手少阴阳明十指间。〔**手少阴阳明十指间**：《类经》十六卷第五十注："手少阴阳明，皆以井穴为言，又刺十指间者，各随其所病之经也，亦取井穴。"〕先足胫痠痛者，先刺足阳明十指间出血。〔**足阳明十指间出血**：马莳注："先足胫痠痛者，先刺足阳明胃经、及足十指间之井穴以出其血。"〕

风疟，疟发则汗出恶风，刺三阳经背俞之血者。〔**刺三阳经背俞之血者**：即取足太阳经在背部的俞穴，并刺出其血。〕胕痠痛甚，按之不可，名曰胕髓病，〔**胕髓病**：《类经》十六卷第五十注："其邪深伏，故名曰胕髓病。"〕以镵针针绝骨出血，〔**镵针**：古时九针之一，长一寸六分，头鄜部膨大而锐，形如箭头，用于浅刺。**绝骨**：也叫悬钟穴，位足外踝上三寸动脉中。〕立已。身体小痛，刺诸阴之井，无出血，间日一刺。疟不渴，间日而作，刺足太阳。渴而间日作，刺足少阳。温疟汗不出，为五十九刺。〔**五十九刺**：为治热病的五十九个俞穴。详见《刺热篇》及《水热穴论》。〕

导读分析

一、篇名解析 ▶▶▶

本篇着重论述针刺治疗疟疾的方法，故篇名为《刺疟》。

二、文章大意 ▶▶▶

本篇介绍了六经疟、五脏疟、胃疟等十二种疾病的症状和针刺的方法，并且指出了治疗疟病的大法，应该"先其发时而刺之"、"病之所先发者，先刺之"，以及不同症状必须采用不同的治疗方法等原则。

三、结构分析 ▶▶▶

第1～6段：分述三阳、三阴经疟的症状、针刺方法和预后

第7段：分述五脏疟、胃疟的症状与针刺方法

第8段：分述疟疾发作身热、身寒的治疗

第9段：分述各经脉之疟的针刺疗法

第10段：阐述治疗时机（应在病发前一顿饭时给予治疗，过时便失治疗的时机而无效）

第11段：介绍诸脉之脉不见及十二疟的诊断、治疗

第12段：介绍疟疾不同先发部位相应的治法

第13段：介绍风疟、胕髓病、身体小痛、间日疟、温疟不同症状相应的治法

气厥论篇 第三十七

黄帝问曰：五脏六腑，寒热相移者何？岐伯曰：肾移寒于脾，痈肿少气。〔痈肿少气：《类经》十五卷第四十六注："痈者，壅也。肾以寒水之气反传所胜，侵侮脾土，故壅为浮肿。……少气者，寒盛则阳虚于下，阳虚则无以化气也。"〕脾移寒于肝，痈肿筋挛。肝移寒于心，狂隔中。〔狂：王冰注："心为阳脏，神处其中，寒迫之则神乱离，故狂也。"隔中：王冰注："阳气与寒相迫，故隔塞而不通也。"〕心移寒于肺，肺消，〔肺消：病名，即上消。〕肺消者饮一溲二，死不治。肺移寒于肾，为涌水，〔涌水：病名。〕涌水者，按腹不坚，水气客于大肠，疾行则鸣濯濯如囊裹浆，〔濯濯：水激荡之声。此指肠鸣。〕水之病也。

脾移热于肝，则为惊衄。肝移热于心，则死。心移热于肺，传为鬲消。〔鬲消：病名。〕肺移热于肾，传为柔痓。〔柔痓：属痓病的一种，主要症状是头项强急，角弓反张，四肢抽搐，发热汗出等。〕肾移热于脾，传为虚，肠澼死，不可治。胞移热于膀胱，〔胞：胞有女子之胞，有膀胱之胞，据文义，本处当指膀胱之胞。〕则癃溺血。膀胱移热于小肠，鬲肠不便，上为口糜。小肠移热于大肠，为虙瘕，〔虙瘕：古韵"虙"通"伏"，瘕为腹中积块。积块沉伏，故称"虙瘕"。〕为沉。〔沉：指沉痔。〕大肠移热于胃，善食而瘦人，谓之食亦。胃移热于胆，亦曰食亦。〔食亦：病名。其症消谷善食，而身体消瘦无力。〕胆移热于脑，则辛頞鼻渊，〔頞：音"è"，鼻两旁。辛頞：鼻梁处有辛辣的感觉。〕鼻渊者，浊涕不下止也，传为衄衊瞑目。〔衄衊：衄指鼻中出血；衊指血污、血迹。〕故得之气厥也。〔气厥：气上逆厥。故得之气厥：此总结全篇之义，盖诸症皆由气逆所致。〕

导读分析

一、篇名解析 ▶▶▶

本篇重点讨论了五脏六腑寒热相移所引起的各种病变，因这些病变是由脏气厥逆引起，故篇名为《气厥论》。

二、文章大意 ▶▶▶

本篇前半部分阐述五脏寒邪相移的病变，后半部分阐述脏腑热邪相移的病变，说明了脏腑之间有着密切的联系，一脏有病，可以影响到其他脏腑的病理变化。

三、结构分析 ▶▶▶

第 1 段：阐述五脏寒邪相移的病变

第 2 段：阐述脏腑热邪相移的病变 ｛ 五脏热邪相移的病变 ｜ 六腑热邪相移的病变

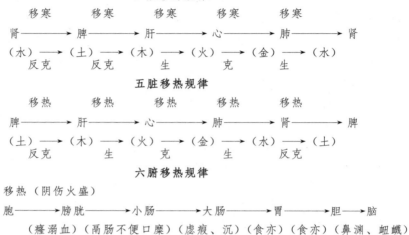

五脏移寒规律

| 移寒 | 移寒 | 移寒 | 移寒 | 移寒 |

肾 ——→ 脾 ——→ 肝 ——→ 心 ——→ 肺 ——→ 肾

（水）——→（土）——→（木）——→（火）——→（金）——→（水）

反克　　反克　　生　　克　　生

五脏移热规律

移热　　移热　　移热　　移热　　移热

脾 ——→ 肝 ——→ 心 ——→ 肺 ——→ 肾 ——→ 脾

（土）——→（木）——→（火）——→（金）——→（水）——→（土）

反克　　生　　克　　生　　反克

六腑移热规律

移热（阴伤火盛）

胞 ——→ 膀胱 ——→ 小肠 ——→ 大肠 ——→ 胃 ——→ 胆 ——→ 脑

（癃溺血）（鬲肠不便口糜）（虑瘕、沉）（食亦）（食亦）（鼻渊、衄衊）

咳论篇 第三十八

黄帝问曰：肺之令人咳何也？岐伯对曰：五脏六腑皆令人咳，非独肺也。帝曰：愿闻其状。岐伯曰：皮毛者，肺之合也，皮毛先受邪气，邪气以从其合也。其寒饮食入胃，从肺脉上至于肺则肺寒，肺寒则内外合邪因而客之，则为肺咳。五脏各以其时受病，非其时，各传以与之。〔**句释**：张志聪注："乘春则肝先受邪，乘夏则心先受邪，乘秋则肺先受邪，是五脏各以所主之时而受病，如非其秋时，则五脏之邪，各传于肺而为之咳也。"〕

人与天地相参，〔**相参**：相合相应。〕故五脏各以治时感于寒则受病，〔**治时**：指五脏在一年中分别所主的时令。如肝主春，心主夏。〕微则为咳，甚者为泄为痛。乘秋则肺先受邪，乘春则肝先受之，〔**先受之**：首先受邪。〕乘夏则心先受之，乘至阴则脾先受之，〔**至阴**：农历六月为至阴，亦称长夏或季夏。〕乘冬则肾先受之。

帝曰：何以异之？岐伯曰：肺咳之状，咳而喘息有音，甚则唾血。〔**唾血**：血随咳唾而出，病在肺。〕心咳之状，咳则心痛，喉中介介如梗状，〔**介介**：坚梗而有妨碍。〕甚则咽肿喉痹。〔**喉痹**：病名。指咽喉阻塞肿痛一类的病。〕肝咳之状，咳则两胁下痛，甚则不可以转，转则两胠下满。脾咳之状，咳则右胁下痛，阴阴引肩背，〔阴阴：隐隐。〕甚则不可以动，动则咳剧。肾咳之状，咳则腰背相引而痛，甚则咳涎。〔咳涎：咳吐痰涎。〕

帝曰：六腑之咳奈何？安所受病？岐伯曰：五脏之久咳，乃移于六腑。脾咳不已，是胃受之，胃咳之状，咳而呕，呕甚则长虫出。〔长虫：即蛔虫。呕甚则长虫出：蛔虫居肠胃之中，呕甚则随气而上出。〕肝咳不已，则胆受之，胆咳之状，咳呕胆汁。肺咳不已，则大肠受之，大肠咳状，咳而遗矢。〔矢：同"屎"，即大便。遗矢：大便失禁。〕心咳不已，则小肠受之，小肠咳状，咳而失气，气与咳俱失。肾咳不已，则膀胱受之，膀胱咳状，咳而遗溺。久咳不已，则三焦受之，三焦咳状，咳而腹满，不欲食饮。此皆聚于胃，关于肺，使欠多涕唾而面浮肿气逆也。

帝曰：治之奈何？岐伯曰：治脏者治其俞，〔俞：指五脏俞穴，其中肺俞太渊，脾俞太白，心俞神门，肾俞太溪，肝俞太冲。〕治腑者治其合，〔合：指六腑合，其中大肠合曲池，胃合三里，小肠合小海，膀胱合委中，三焦合天井，胆合阳陵泉。〕浮肿者治其经。〔经：指五脏六腑之经穴，其中大肠之经穴阳溪，胃之经穴解溪，脾之经穴商丘，心之经穴灵道，小肠之经穴阳谷，膀胱之经穴昆仑，肾之经穴复溜，心包络之经穴间使，三焦之经穴支沟，胆之经穴阳辅，肝之经穴中封。〕帝曰：善。

导读分析

一、篇名解析 ▶▶▶

本篇重点讨论了咳嗽的病因、病机、症状和治疗原则，故篇名为《咳论》。

二、文章大意 ▶▶▶

本篇专论咳嗽，对各种咳嗽的病因、症状、治疗等问题进行了讨论，提出了"五脏六腑皆令人咳"的观点，对指导临床治疗咳嗽时，应根据症状，分别施治，具有重要的临床意义。

三、结构分析 ▶▶▶

咳嗽的病因病机
- 第1段：提出"五脏六腑皆令人咳"的观点，并阐述肺咳的原理
- 第2段：阐述五脏感寒传肺为咳的机理

咳嗽的病证及治则
- 第3段：阐述五脏咳的症状
- 第4段：阐述六腑咳的发病机理（五脏久咳，移于六腑）
- 第5段：阐述治咳方法

卷第十一

举痛论篇 第三十九

黄帝问曰：余闻善言天者，必有验于人；善言古者，必有合于今；善言人者，必有厌于己。〔**厌**：合的意思。〕如此，则道不惑而要数极，〔**道**：道理，事物运动变化的规律。**要数**：即要理，最重要的道理。〕所谓明也。今余问于夫子，令言而可知，〔**言**：问诊。〕视而可见，〔**视**：望诊。〕扪而可得，〔**扪**：切诊。〕令验于己而发蒙解惑，〔**发蒙解惑**：启发蒙昧，解除迷惑。〕可得而闻乎？岐伯再拜稽首对曰：何道之问也？帝曰：愿闻人之五脏卒痛，何气使然？岐伯对曰：经脉流行不止，环周不休，寒气入经而稽迟，〔**稽**：留、止。**稽迟**：留滞不行。〕泣而不行，客于脉外则血少，客于脉中则气不通，故卒然而痛。

帝曰：其痛或卒然而止者，或痛甚不休者，或痛甚不可按者，或按之而痛止者，或按之无益者，或喘动应手者，〔**喘**：与"揣"义同，动。**喘动应手**：指痛处跳动应手。〕或心与背相引而痛者，或胁肋与少腹相引而痛者，或腹痛引阴股者，〔**阴股**：大腿内侧近前阴处。〕或痛宿昔而成积者，〔**宿昔**：经久。〕或卒然痛死不知人有少间复生者，或痛而呕者，或腹痛而后泄者，或痛而闭不通者，凡此诸痛，各不同形，别之奈何？岐伯曰：寒气客于脉外则脉寒，脉寒则缩蜷，〔**蜷**：蜷曲不伸，不舒展貌。**缩蜷**：收缩不伸。〕缩蜷则脉绌急，绌急则外引小络，〔**绌**：指屈曲。**急**：指拘急。**绌急**：屈曲拘急的样子。〕故卒然而痛，得炅则痛立止。〔**炅**：音"jiǒng"，热。〕因重中于寒，则痛久矣。寒气客于经脉之中，与炅气相薄则脉满，满则痛而不可按也，寒气稽留，炅气从上，则脉充大而血气乱，故痛甚不可按也。寒气客于肠胃之间，膜原之下，血不得散，小络急引故痛，按之则血气散，故按之痛止。寒气客于侠脊之脉则深，按之不能及，〔**侠脊之脉则深，按之不能及**：因督脉循脊里，太阳脉贯膂筋，故邪客之则深，而按之不能及。〕故按之无益也。寒气客于冲脉，冲脉起于关元，随腹直上，寒气客则脉不通，脉不通则气因之，故喘动应手矣。寒气客于背俞之脉则脉泣，〔**背俞之脉**：指足太阳脉。背俞为五脏在背部足太阳经上的俞穴。〕

脉泣则血虚，血虚则痛，其俞注于心，故相引而痛。按之则热气至，热气至则痛止矣。寒气客于厥阴之脉，厥阴之脉者，络阴器系于肝，寒气客于脉中则血泣脉急，故胁肋与少腹相引痛矣。厥气客于阴股，寒气上及少腹，血泣在下相引，故腹痛引阴股。寒气客于小肠膜原之间，络血之中，血泣不得注于大经，血气稽留不得行，故宿昔而成积矣。寒气客于五脏，厥逆上泄，〔上泄：上越。〕阴气竭，阳气未入，故卒然痛死不知人，气复反则生矣。〔反：通"返"。〕寒气客于肠胃，厥逆上出，故痛而呕也。寒气客于小肠，小肠不得成聚，故后泄腹痛矣。热气留于小肠，肠中痛，瘅热焦渴则坚干不得出，故痛而闭不能矣。〔不能：不通。〕

帝曰：所谓言而可知者也。视而可见奈何？岐伯曰：五脏六腑固尽有部，〔五脏六腑固尽有部：指五脏六腑在面部各有一定的分部。〕视其五色，黄赤为热，白为寒，青黑为痛，〔青黑为痛：青黑色者，血凝气滞，故为痛。〕此所谓视而可见者也。

帝曰：扪而可得奈何？岐伯曰：视其主病之脉，坚而血及陷下者，〔坚而血及陷下者：《类经》注："脉坚者，邪之聚也。血留者，络必盛而起也。陷下者，血气不足，多阴候也。"〕皆可扪而得也。

帝曰：善。余知百病生于气也，〔百病生于气：《类经》注："气之在人，和则为正气，不和则为邪气，凡表里虚实，逆顺缓急，无不因气而至，故百病皆生于气。"〕怒则气上，喜则气缓，悲则气消，恐则气下，寒则气收，炅则气泄，惊则气乱，劳则气耗，思则气结，九气不同，何病之生？岐伯曰：怒则气逆，甚则呕血及飧泄，故气上矣。喜则气和志达，荣卫通利，故气缓矣。悲则心系急，肺布叶举，〔布：张。举：起。肺布叶举：肺脏张大，而肺叶上举。〕而上焦不通，荣卫不散，热气在中，故气消矣。恐则精却，〔精却：精气退缩。〕却则上焦闭，闭则气还，还则下焦胀，故气下行矣。〔气下行：疑为"气不行"。〕寒则腠理闭，气不行，故气收矣。〔句释：王冰注："腠，为津液渗泄之所；理，谓文理逢会之中；闭，谓密闭，气，谓卫气；行，谓流行；收，谓收敛也。身寒则卫气沉，故皮肤之理及渗泄之处，皆闭密而气不流行，卫气收敛于中而不发散也。"〕炅则腠理开，荣卫通，汗大泄，故气泄。惊则心无所倚，神无所归，虑无所定，故气乱矣。劳则喘息汗出，外内皆越，故气耗矣。思则心有所存，神有所归，正气留而不行，故气结矣。

导读分析

一、篇名解析 ▶▶▶

举，列举；痛，疼痛。本篇着重论述 14 种疼痛的临床特点，阐述了因寒致痛的病理机制，故篇名为《举痛论》。

二、文章大意 ▶▶▶

本篇阐述痛证的原因主要是因于寒，但无论是因寒还是因热，痛的病灶，总是在经脉，痛的病变，总是气和血两方面。篇中还论述了九气之病的症状和病理，从而论证了"百病生于气"的理论观点。

三、结构分析 ▶▶▶

第 1 段：阐述寒邪致痛的机理

第 2～4 段：阐述 14 种疼痛的鉴别
- 第 2 段：阐述各种疼痛的原因和按压是否有益的机理，同时列举寒气客于不同部位所引起的各种疼痛的特点
- 第 3 段：阐述通过观察面部五色判断五脏六腑之病的方法
- 第 4 段：阐述通过扣诊判断病变的脏腑和邪气的虚实

第 5 段：阐述多种致病因素（九气变化，即怒、喜、悲、恐、寒、炅、惊、劳、思）所致脏腑气机的逆乱

腹中论篇第四十

黄帝问曰：有病心腹满，旦食则不能暮食，此为何病？岐伯对曰：名为鼓胀。〔鼓胀：即臌胀。其症心腹胀满，其形如鼓，故名鼓胀。〕帝曰：治之奈何？岐伯曰：治之以鸡矢醴，〔鸡矢醴：治疗臌胀的药酒方。《太素》卷二十九胀论注："可取鸡粪作丸，熬令烟盛，以清酒一斗半沃之，承取汁，名曰鸡醴，饮取汗。"〕一剂知，二剂已。帝曰：其时有复发者何也？岐伯曰：此饮食不节，故时有病也。虽然其病且已时，故当病气聚于腹也。〔句释：其愈后有腹胀者，是因为饮食不节故耳。正以病将愈时，而饮食复伤，则邪气复聚于腹，所以为之再胀也。〕

帝曰：有病胸胁支满者，妨于食，病至则先闻腥臊臭，〔闻腥臊臭：肝臭臊，肺臭腥，肺虚不能制肝，则肝肺之气俱逆，浊气不降，故闻腥臊臭。〕出清液，〔清液：清涕。〕先唾血，四肢清，〔四肢清：气血亏虚不能温养肢体，故四肢清。〕目眩，时时前后血，〔时时前后血：肝血不藏，随经而下，故时常前后阴出血。〕病名为何？何以得之？岐伯曰：病名血枯，〔血枯：病名，月水断绝（绝经）。〕此得之年少时，有所大脱血，若醉入房，中气竭，〔醉入房，中气竭：醉后行房，血盛而热，因而纵肆，则阴精尽泄，精去则气去，故中气竭也。〕肝伤，故月事衰少不来也。帝曰：治之奈何？复以何术？岐伯曰：以四乌鲗骨一藘茹，〔乌鲗骨：即乌贼骨，一名海螵蛸。藘茹：即茜草。〕二物并合之，丸以雀卵，〔雀卵：王冰注："味甘温平无毒，主治男子阴痿不起，强之令热，多精有子。"〕大如小豆，以五丸为后饭，〔为后饭：先吃药，后吃饭。〕饮以鲍鱼

汁，〔鲍鱼：治女子血枯病伤肝，利肠。〕利肠中及伤肝也。

帝曰：病有少腹盛，上下左右皆有根，此为何病？可治不？岐伯曰：病名曰伏梁。〔伏梁：其病伏藏于腹中，如强梁之坚硬，故名。〕帝曰：伏梁何因而得之？岐伯曰：裹大脓血，居肠胃之外，不可治，治之每切按之致死。〔治之每切按之致死：王冰注："以裹大脓血，居肠胃之外，按之痛闷不堪，故每切按之致死也。"〕帝曰：何以然？岐伯曰：此下则因阴，必下脓血，上则迫胃脘，出膈，侠胃脘内痈，〔此下则因阴……侠胃脘内痈：王冰注："以冲脉下行者络阴，上行者循腹，故此上则迫近于胃脘，下则因薄于阴器也。若因薄于阴，则便下脓血。若迫近于胃，则病气上出于膈，复侠胃脘内长其也。保以然哉？以本有大脓血在肠胃之外故也。"〕此久病也，难治。居脐上为逆，居脐下为从，〔居脐上为逆，居脐下为从：王冰注："若裹大脓血居脐上，则渐伤心脏，故为逆。居脐下，则心稍远，犹得渐攻，故为从。从，顺也。"〕勿动亟夺。〔勿动亟夺：不可动用屡次攻夺的方法治疗。〕论在《刺法》中。帝曰：人有身体髀股胻皆肿，环脐而痛，是为何病？岐伯曰：病名伏梁，此风根也。〔风根：《太素》卷三十伏梁病注；"此伏梁病，以风为本也。"〕其气溢于大肠而著于肓，肓之原在脐下，〔脐下：谓脖胦。脖胦，一名下肓，即脐下气海。〕故环脐而痛也。不可动之，〔不可动之：不可用药物攻下以击动之。〕动之为水溺涩之病。〔水溺：小便。〕

帝曰：夫子数言热中消中，〔热中消中：王冰注："多饮数溲，谓之热中；多食数溲，谓之消中。"〕不可服高粱芳草石药，〔高粱芳草石药：《类经》十六卷第六十注："高粱，厚味也；芳草，辛香之品也；石药，煅炼金石之类也。三者皆能助热，亦能销阴，凡病热者，所当禁用。"〕石药发癫，芳草发狂。〔癫、狂：均系精神错杂失常的疾病。〕夫热中消中者，皆富贵人也，今禁高粱，是不合其心，禁芳草石药，是病不愈，愿闻其说。岐伯曰：夫芳草之气美，石药之气悍，二者其气急疾坚劲，故非缓心和人，不可以服此二者。帝曰：不可以服此二者，何以然？岐伯曰：夫热气慓悍，〔慓悍：峻猛。〕药气亦然，二者相遇，恐内伤脾，〔恐内伤脾：《类经》十六卷第六十注："脾者，阴中之至阴也，阳盛则伤阴"，故二热合气，必致伤脾。〕脾者土也而恶木，服此药者，至甲乙日更论。〔至甲乙日更论：即至甲日和乙日其病必甚。〕

帝曰：善。有病膺肿颈痛胸满腹胀，此为何病？何以得之？岐伯曰：名厥逆。帝曰：治之奈何？岐伯曰：炙之则瘖，〔瘖：音"yīn"，即失音不能言语〕石之则狂，〔石：指砭石、针石。〕须其气并，乃可治也。〔须其气并，乃可治也：必须等到阴阳之气上下相合，才能进行治疗。〕帝曰：何以然？岐伯曰：阳气重上，有余于上，炙之则阳气入阴，入则瘖；〔句释：上本为阳，阳气又逆于上，重阳在上，则有余于上，若再用炙法，是以火济火，阳极乘阴，阴不能上承，故发生失音。〕石之则阳气虚，虚则狂；须其气并而治之，可使全也。

帝曰：善。何以知怀子之且生也？〔怀子之且生：指从怀孕至临产的一个全过程。之，至也。〕岐伯曰：身有病而无邪脉也。〔句释：身体虽然有某些疾病的证候，但不见

有病脉，就可以诊为妊娠。〕

帝曰：病热而有气痛者何也？岐伯曰：病热者，阳脉也，以三阳之动也，〔三阳之动：三阳属表，故外邪侵及体表而病发热者，必于三阳之脉动甚。〕人迎一盛少阳，二盛太阳，三盛阳明，入阴也。夫阳入于阴，故病头与腹，乃䐜胀而头痛也。〔䐜胀而头痛：三阳既毕，则入之三阴经矣。阳入子阴，故头主阳，腹主阴，在阴当腹䐜胀，而在阳当头痛。〕帝曰：善。

导读分析

一、篇名解析 ▶▶▶

本篇重点讨论了鼓胀、血枯、伏梁、热中、消中、厥逆等病的病因、症状、治法及注意事项等。由于这些病都生于腹中，故篇名为《腹中论》。

二、文章大意 ▶▶▶

本篇主要讨论鼓胀、血枯、伏梁、热中、消中、厥逆等病的病因、症状、治法及注意事项，提出鸡矢醴及乌鲗骨一蘆茹丸两个古代方剂。

三、结构分析 ▶▶▶

第1～5段：分别阐述鼓胀、血枯、伏梁、热中消中、厥逆的证治
第6段：阐述如何观察妇女怀孕将要生产的证候
第7段：阐述病发热并兼身体痛的原因

刺腰痛篇第四十一

足太阳脉令人腰痛，引项脊尻背如重状，〔足太阳脉令人腰痛，引项脊尻背如重状：王冰注："足太阳脉，别下项，循肩髆内，挟脊抵腰中，别下贯臀，故令人腰痛，引项脊尻背如负重之状也。"尻：此指脊骨末端。〕刺其郄中，〔郄中：即委中穴。〕太阳正经出血，〔太阳正经：有二说，一指昆仑穴，一指委中穴。〕春无见血。〔春无见血：王冰注："太阳合肾，肾旺于冬，水衰于春，故春无见血也。"〕

少阳令人腰痛，如以针刺其皮中，循循然不可以俯仰，不可以顾，〔少阳令人腰痛……不可以顾：足少阳之脉，循胁里，出气街，绕毛际，横入髀厌中，故可令人腰痛。少阳属火主于夏，夏气在皮肤，故皮中如针刺。循循然，依次貌。足少阳脉行身之侧，故不可以俯仰。其脉起于目锐眦，上抵头角，下耳后，循颈下胸中，故不可以顾。顾：回首。〕

刺少阳成骨之端出血，〔成骨：又名骭骨，即胫骨。因能成立其身，故名成骨。〕成骨在膝外廉之骨独起者，夏无见血。〔夏无见血：王冰注："少阳合肝，肝旺于春，木衰于夏，故无见血。"〕

阳明令人腰痛，不可以顾，顾如有见者，善悲，〔阳明令人腰痛……善悲：足阳明之筋，上循胁属脊，故阳明脉病可以令人腰痛。其脉循喉咙入缺盆，故不可以回顾。阳明为水谷之海，气血营卫皆由此生，阳咀瘟则神气虚乱，故目见怪异而善悲哀。〕刺阳明于胻前三痏，上下和之出血，〔刺阳明于胻前三痏，上下和之出血：治疗时应刺足阳明经在胫骨前的足三里穴三次，并配合上、下巨虚穴刺出其血。〕秋无见血。〔秋无见血：王冰注："阳明合脾，脾旺长夏，土衰于秋，故秋无见血。"〕

足少阴令人腰痛，痛引脊内廉，〔足少阴令人腰痛，痛引脊内廉：足少阴脉贯脊属肾，腰为肾之府，故其病令人腰痛，痛引脊内廉。〕刺少阴于内踝上二痏，〔少阴于内踝上：即复溜穴。在内踝上同身寸二寸。〕春无见血。〔春无见血：马莳注："春时木旺则水衰，故春无见血。"〕出血太多，不可复也。〔不可复：指肾气不可复。〕

厥阴之脉令有腰痛，腰中如张弓弩弦，〔厥阴之脉令有腰痛，腰中如张弓弩弦：足厥阴脉，其支者与太阳、少阳之脉同结于腰踝下中髎、下髎之间，故厥阴之脉病则令人腰痛。肝主筋，肝足厥阴之脉病则筋急，筋急则腰部强直拘急，故如新张弓弩之弦。〕刺厥阴之脉，在腨踵鱼腹之外，循之累累然，〔腨：腿肚。踵：足跟。累累然：如串珠之状。〕乃刺之，其病令人言默默然不慧，〔言默默然不慧：指沉默寡言而精神不爽。〕刺之三痏。〔刺之三痏：可以针刺三次。〕

解脉令人腰痛，〔解脉：散行脉也，言不合而别行也。两脉如绳之解股，故名解脉也。〕痛引肩，目䀮䀮然，〔䀮䀮然：不明貌。〕时遗溲，〔溲：小便。〕刺解脉，在膝筋肉分间郄外廉之横脉出血，〔膝筋肉分间郄外廉之横脉：膝筋肉分间指委中穴处，亦即郄中。此外侧之横脉，指委阳穴处。〕血变而止。〔血变而止：先见黑血，必候其血色变赤乃止。〕

解脉令人腰痛如引带，常如折腰状，善恐，〔解脉令人腰痛如引带，常如折腰状，善恐：足太阳之脉，其支者从腰中下挟脊，贯臀入腘中，故其痛如引带，如腰折。其脉络肾，肾志为恐，故善恐。〕刺解脉，在郄中结络如黍米，刺之血射以黑，见赤血而已。

同阴之脉令人腰痛，〔同阴之脉：王冰注："足少阳之别络也，并少阳经上行，去足外踝上同身寸之五寸，乃别走厥阴，并经下络足跗，故曰同阴脉也。"〕痛如小锤居其中，怫然肿，〔怫然肿：肿起之状。〕刺同阴之脉，在外踝上绝骨之端，〔绝骨之端：指足少阳经之阳辅穴，在足外踝上四寸。〕为三痏。

阳维之脉令人腰痛，痛上怫然肿，刺阳维之脉，脉与太阳合腨下间，去地一尺所。〔去地一尺所：指承山穴处。〕

衡络之脉令人腰痛，〔衡络：王冰注："衡，横也，谓太阳之外络，自腰中横入髀外后廉，而下与中经合于腘中者。"〕不可以俯仰，仰则恐仆，得之举重伤腰，衡络绝，恶血归之，〔衡络绝，恶血归之：横络阻绝不通，瘀血留滞在里。〕刺之在郄阳筋之间，上郄数寸，〔刺之在郄阳筋之间，上郄数寸：刺委阳大筋间上行数寸处的殷门穴。〕衡居为二痏血。

会阴之脉令人腰痛，〔会阴之脉：有二说。一是认为指足太阳之中经；二是认为指任督之脉，二脉会于前后二阴的会阴穴处，故名会阴之脉。〕痛上漯漯然汗出，汗干令人欲饮，饮已欲走，〔痛上漯漯然汗出……饮已欲走：太阳之脉行身之背，挟脊抵腰中，故令人腰痛。太阳为巨阳热盛，阳热迫津外泄，故痛上漯漯然汗出。汗干阴液消亡，故令人饮水自救。饮已正复，正邪又相交争，故令人烦躁而欲奔走。漯漯然：汗出貌。漯，音"tà"。〕刺直阳之脉上三痏，〔直阳之脉：诸说不一。一指太阳之脉；二指督脉；三指太阳与督脉相合之脉。〕在跷上郄下五寸横居，视其盛者出血。〔在跷上郄下五寸横居，视其盛者出血：王冰注："跷为阳，所生申脉穴，在外踝下也。郄下，则腘下也。言此刺处在腘下同身寸五寸，上承郄中之穴，下当申脉之位，是谓承筋穴，即腨中央如外陷者中也，太阳脉气所发，禁不可刺，可灸三壮。今云刺者，谓刺其血络之盛满者也。"〕

飞阳之脉令人腰痛，〔飞阳之脉：张志聪注："足太阳之别名曰飞阳，去踝七寸，别走少阴。阴维之脉，起于足少阴筑宾穴，为阴维之郄。故名飞阳者，谓阴维之原，从太阳之脉，走少阴而起者也。"〕痛上怫怫然，〔怫怫然：指气郁而不行。〕甚则悲以恐，〔悲以恐：悲者生于心肺，恐者生于肾。足少阴脉属肾，从肾上贯肝入肺中，其支别者，从肺出络心，故其脉病，甚则悲以恐。〕刺飞阳之脉，在内踝上二寸，少阴之前，与阳维之会。〔少阴之前，与阳维之会：指筑宾穴。〕

昌阳之脉令人腰痛，〔昌阳之脉：马莳注："昌阳，系跳少阴肾经穴名，又名复溜。"〕痛引膺，〔痛引膺：脉注胸中，故痛引膺。〕目䀮䀮然，甚则反折，舌卷不能言，〔目䀮䀮然……舌卷不能言：肾之精为瞳子，故目䀮䀮然。少阴经合于太阳，太阳脉行于脊背，故甚则反折。肾脉循喉咙，挟舌本，故舌卷不能言。〕刺内筋为二痏，〔内筋：内筋，筋之内，即复溜穴，在足太阴经之后，内踝上二寸所。〕在内踝上大筋前太阴后，上踝二寸所。

散脉令人腰痛而热，〔散脉：张志聪注："冲脉者，起于胞中，上循背里，为经络之海，其浮而外者，循腹右上行至胸中，而散灌于皮肤，渗于脉外，故名散脉也。"〕热甚生烦，腰下如有横木居其中，甚则遗溲，刺散脉，在膝前骨肉分间，络外廉，〔在膝前骨肉分间，络外廉：张志聪注："其俞上在于大杼，下出于巨虚之上下廉，故取膝前外廉者，取冲脉之下俞也。"巨虚上下廉，即上、下巨虚穴，其穴在膝前下方外侧骨肉分间。〕束脉为三痏。

肉里之脉令人腰痛，〔肉里之脉：王冰注："肉里之脉，少阳所生，则阳维之脉气所发也。"据王冰注文之义，肉里当指分肉穴之里。〕不可以咳，咳则筋缩急，〔不可以咳，咳则筋缩急：少阳主筋，其脉循胸过季胁，故病则不能咳，咳则相引而痛，且筋脉拘急挛缩。〕刺肉里之脉为二痏，在太阳之外，少阳绝骨之后。

腰痛侠脊而痛至头几几然，〔腰痛侠脊而痛至头几几然：马莳注："此言腰痛之证，有关于足太阳者，当即其本经而刺之也。足太阳膀胱经之脉，起于目内眦，上额交巅，其直者从巅入络脑，还出别下项，循肩膊内，侠脊抵腰中，故腰痛之疾，有侠脊而痛者至头。"〔几几然：拘强不舒貌。几，音"shū"。〕目晣晣欲僵仆，刺足太阳郄中出血。

腰痛上寒，刺足太阳、阳明；〔**刺足太阳、阳明**：以散阳分之邪。〕上热，刺足厥阴；〔**刺足厥阴**：以去阴之风热。〕不可以俯仰，刺足少阳；〔**刺足少阳**：以转枢机关。〕中热而喘，刺足少阴，〔**刺足少阴**：以壮水之主。〕刺郄中出血。

腰痛，上寒不可顾，刺足阳明；上热，刺足太阴；〔**句释**：王冰注："上寒，阴市主之。……不可以顾，三里主之。……上热，地机主之。"〕中热而喘，刺足少阴。大便难，刺足少阴。〔**句释**：肾开窍于二阴，肾病关门不利，故大便难，应刺足少阴肾经。王冰注："涌泉主之。"〕少腹满，刺足厥阴。〔**句释**：足厥阴脉环阴器抵少腹，故病则少腹胀满，应刺足厥阴经。王冰注："太冲主之。"〕如折不可以仰，不可举，刺足太阳。〔**句释**：足太阳之脉循腰背，故其病如是，应刺足太阳。王冰注："如折，束骨主之。不可以俯仰，京骨、昆仑悉主之。不可举，申脉、仆参悉主之。"〕引脊内廉，刺足少阴。〔**句释**：足少阴循行脊内廉，故腰痛引脊内廉者，应刺足少阴经。王冰注："复溜主之。"〕

腰痛引少腹控䏚，〔**控䏚**：牵引的。䏚，肋之下髂嵴之上空软处。〕不可以仰，刺腰尻交者，〔**腰尻交者**：指下髎穴。〕两髁胂上，〔**髁胂**：髁，即髋骨，由髂骨、坐骨和耻骨组成，音"kē"。胂，指高起丰满的肌肉群，如脊椎两旁或髂嵴以下的肌肉等，音"shēn"。〕以月生死为痏数，〔**以月生死为痏数**：即以月亮的圆缺变化作为计算针刺的次数。〕发针立已，左取右，右取左。

导读分析

一、篇名解析 ▶▶▶

本篇重点论述诸经病变发生腰痛的症状和针刺治疗方法，故篇名为《刺腰痛》。

二、文章大意 ▶▶▶

本篇专论十二经、奇经的腰痛症状并提示辨证求经，随经取穴的针刺治疗法则。

三、结构分析 ▶▶▶

第 1～5 段：各段分述足三阳经脉，足少阴、足厥阴经脉腰痛的症状及针刺方法

第 6～7 段：分别介绍解脉腰痛、解脉令人腰痛如引带的症状及针刺方法

第 8～10 段：分别介绍同阴脉、阳维脉、衡络脉腰痛的症状及针刺方法

第 11～13 段：分别介绍会阴脉、飞阳（阴维）脉、昌阳（阳跷）脉腰痛的症状
及针刺方法

第 14～16 段：分别介绍散脉腰痛、肉里脉腰痛、腰痛侠脊的症状及针刺方法

第 17 段：介绍腰痛上寒、上热、不可以俯仰、中热而喘等证的症状及针刺方法

第 18 段：介绍腰上寒不可顾、上热、中热而喘、大便难、少腹满等证的症状及针
刺方法

第 19 段：介绍腰痛引少腹控䏚的症状及针刺方法

卷第十二

风论篇第四十二

黄帝问曰：风之伤人也，或为寒热，或为热中，〔**热中**：病名。此指风邪侵入人体，因腠理致密，邪气不得外泄，表现为内热目黄的病症。〕或为寒中，〔**寒中**：病名。此指素体阳虚，风邪侵入人体后，阳气外泄，表现为内寒泣出的病症。〕或为疠风，〔**疠风**：病名。即麻风。〕或为偏枯，〔**偏枯**：即半身不遂。多为中风后遗症，症见一侧上下肢偏废不用，或兼疼痛，久则患侧肌肉枯瘦，故名偏枯。〕或为风也，其病各异，其名不同，或内至五脏六腑，不知其解，愿闻其说。岐伯对曰：风气藏于皮肤之间，内不得通，外不得泄，风者善行而数变，腠理开则洒然寒，闭则热而闷，〔**腠理开则洒然寒，闭则热而闷**：风本阳邪，阳主疏泄，故令腠理开，开则卫气不固，故洒然而寒；若寒胜则腠理闭，闭则阳气内壅，故烦热而闷。〕其寒也则衰食饮，其热也则消肌肉，故使人怢栗而不能食，〔**怢栗**：卒振寒貌。怢，音"tū"。〕名曰寒热。

风气与阳明入胃，〔**与**：音"yù"，《正韵》："干也。"即犯的意思。〕循脉而上至目内眦，其人肥则风气不得外泄，则为热中而目黄；人瘦则外泄而寒，则为寒中而泣出。风气与太阳俱入，行诸脉俞，散于分肉之间，〔**分肉之间**：指肌肉与肌肉之间的分界处。〕与卫气相干，其道不利，故使肌肉愤䐜而有疡，〔**愤䐜**：胀满肿起的样子。〕卫气有所凝而不行，故其肉有不仁也。疠者，有荣气热胕，〔**胕**：同"腐"。〕其气不清，故使其鼻柱坏而色败，皮肤疡溃，风寒客于脉而不去，名曰疠风，或名曰寒热。〔**名曰寒热**：王冰注："始为寒热，热成曰疠风。"〕

以春甲乙伤于风者为肝风，〔**以春甲乙伤于风者为肝风**：春指春季，甲乙指甲日和乙日。春季属木，甲日和乙日亦属木，皆为木应之时。肝属木，故此时伤于风者为肝风。下心风、脾风、肺风、肾风同此义。〕以夏丙丁伤于风者为心风，以季夏戊己伤于邪者为脾风，〔**季夏**：农历六月称季夏，亦即长夏。〕以秋庚辛中于邪者为肺风，以冬壬癸中于邪者为肾风。〔**以秋庚辛中于邪者为肺风，以冬壬癸中于邪者为肾风**：本段所述肝风、心风、脾风、肺风、肾风合称五脏之风。五脏合四时，四时合五行，春夏秋冬，四时之五行

也。甲乙丙丁戊己庚辛壬癸，十日之五行也。肝心脾肺肾，五脏之五行也。各以五行之时日受邪，而五脏之气应之，则为五脏之风。〕

风中五脏六腑之俞，亦为脏腑之风，各入其门户所中，〔门户：此指俞穴，俞穴位于气血出入之门户，故名。〕则为偏风。〔偏风：风邪随左侧或右侧的俞穴偏中人体，则为偏风。〕风气循风府而上，则为脑风。〔句释：指风府为督脉穴，风邪循风府而上，则为脑户穴，并由此入脑，故称脑风。〕风入系头，则为目风，眼寒。〔句释：指目受风气，故眼寒而畏风。〕饮酒中风，则为漏风。〔句释：指热郁腠理，中风汗出，多如液漏，故曰"漏风"。〕入房汗出一中风，则为内风。〔句释：指入房则阴精内竭，汗出则阳气外弛，是以中风则风气入于内，而为内风矣。〕新沐中风，〔沐：洗头。〕则为首风。久风入中，则为肠风飧泄。〔肠风：当指今之痔疮一类疾病，或便血症。飧泄：指完谷不化的腹泻。句释：指久风不散，传变而入于肠胃之中，热则为肠风下血，寒则水谷不化，而为飧泄泻痢。〕外在腠理，则为泄风。故风者百病之长也，〔故风者百病之长也：所以说风是许多疾病的首要致病因素。〕至其变化，乃为他病也，无常方，然致有风气也。

帝曰：五脏风之形状不同者何？愿闻其诊及其病能。〔病能：即病态。能：同"态"。〕岐伯曰：肺风之状，多汗恶风，色皤然白，〔皤然：形容白色。皤，音"pó"，素白之色。〕时咳短气，昼日则差，〔差：同"瘥"，病情减轻。〕暮则甚，诊在眉上，〔眉上：指两眉间的阙庭部位，为肺所主。〕其色白。心风之状，多汗恶风，焦绝，〔焦：通"憔"，或指面色憔悴至极；一云焦躁烦乱。〕善怒吓，〔善怒吓：时常发怒而吓人。〕赤色，病甚则言不可快，诊在口，其色赤。肝风之状，多汗恶风，善悲，色微苍，〔苍：青色，形容面色苍老无泽。〕嗌干善怒，时憎女子，〔时憎女子：《吴注素问》注："肝脉坏阴器，肝气治则悦色而欲女子，肝气衰则恶色而憎女子。"〕诊在目下，其色青。脾风之状，多汗恶风，身体怠惰，四肢不欲动，色薄微黄，不嗜食，诊在鼻上，其色黄。肾风之状，多汗恶风，面胧然浮肿，〔胧然：臃肿貌。〕腰脊痛不能正立，其色炲，〔炲：音"tái"，烟气凝积而成的黑灰，又称烟子。〕隐曲不利，〔隐曲：指生殖器官。隐曲不利：即生殖功能衰退。〕诊在颐上，其色黑。

胃风之状，颈多汗恶风，食饮不下，膈塞不通腹善满，失衣则䐜胀，〔失衣：衣服减少。失：减去或减少。〕食寒则泄，诊形瘦而腹大。首风之状，头面多汗恶风，当先风一日则病甚，〔当先风一日则病甚：当外界风气将要发的前一天，则病情加重。〕头痛不可以出内，至其风日则病少愈。漏风之状，或多汗，〔漏风之状，或多汗：漏风乃饮酒中风得之，风邪挟酒致阳气散越，故多汗。〕常不可单衣，〔常不可单衣：表虚，欲复衣，故常不可单衣也。〕食则汗出，甚则身汗，〔身汗：自汗。〕喘息恶风，衣常濡，〔濡：湿。〕口干善渴，不能劳事。泄风之状，多汗，汗出泄衣上，口中干，上渍，〔上渍：身半以上汗多如水浸渍。〕其风不能劳事，身体尽痛则寒。帝曰：善。

导读分析

一、篇名解析 ▶▶▶

　　本篇重点论述了风邪侵入人体后所引起的各种疾病的病机、症状及诊察方法，故篇名为《风论》。

二、文章大意 ▶▶▶

　　本篇专论风之为病，阐明它的症状和诊法，从而阐明"风者善行数变"和"风为百病之长"的道理。

三、结构分析 ▶▶▶

第 1 段 { 黄帝问：风之伤人，其病各异，其名不同，请详加说明
　　　　 岐伯答：风伤肌肉（寒热）的症状与病机
第 2 段：分述风伤经脉（热中、寒中）、风气与卫气相搏（疠、疠）的症状与病机
第 3 段：总述五脏风
第 4 段：分述风中五脏六腑之俞（偏风）
第 5 段：分述五脏风的症状与诊断
第 6 段：分述胃风、首风、漏风、泄风的症状与诊断

痹论篇 第四十三

　　黄帝问曰：痹之安生？岐伯对曰：风寒湿三气杂至，合而为痹也。其风气胜者为行痹，〔**行痹**：也叫风痹。表现为肢节疼痛，游走不定。〕寒气胜者为痛痹，〔**痛痹**：也叫寒痹。表现为四肢关节疼痛较重，得热则减，遇冷加重，很少移动。〕湿气胜者为著痹也。〔**著痹**：著，通"着"。也叫湿痹，表现为肢体疼痛重着，固定不移，或肌肤麻木不仁。〕

　　帝曰：其有五者何也？〔**有**：通"又"。〕岐伯曰：以冬遇此者为骨痹，以春遇此者为筋痹，以夏遇此者为脉痹，以至阴遇此者为肌痹，〔**至阴**：指长夏。〕以秋遇此者为皮痹。

　　帝曰：内舍五脏六腑，〔**内舍**：病邪深居于内部。〕何气使然？岐伯曰：五脏皆有合，〔**合**：应合。**五脏皆有合**：五脏均有应合，如《五脏生成篇》曰："心之合脉也，肺之合皮也，肝之合筋也，脾之合肉也，肾之合骨也。"即属此义。〕病久而不去者，内舍于

其合也。故骨痹不已，复感于邪，内舍于肾。筋痹不已，复感于邪，内舍于肝。脉痹不已，复感于邪，内舍于心。肌痹不已，复感于邪，内舍于脾。皮痹不已，复感于邪，内舍于肺。所谓痹者，各以其时重感于风寒湿之气也。〔**各以其时**：指各以本脏气旺之时。如肝旺于春，心旺于夏，脾旺于长夏，肺旺于秋，肾旺于冬等。〕

凡痹之客五脏者，肺痹者，烦满喘而呕。心痹者，脉不通，烦则心下鼓，暴上气而喘，嗌干善噫，〔**噫**：嗳气。〕厥气上则恐。肝痹者，夜卧则惊，多饮数小便，上为引如怀。〔**引如怀**：腹部膨大如引满之弓，有似怀孕之状。〕肾痹者，善胀，尻以代踵，〔**尻**：尾骨。**尻以代踵**：足挛急。**踵**：足跟，此指足。〕脊以代头。〔**脊以代头**：身踡屈，脊骨高耸。〕脾痹者，四肢解堕，〔**解堕**：懈惰。〕发咳呕汁，上为大塞。肠痹者，数饮而出不得，中气喘争，时发飧泄。胞痹者，少腹膀胱按之内痛，若沃以汤，涩于小便，上为清涕。

阴气者，〔**阴气**：指脏气。〕静则神藏，躁则消亡。〔**静则神藏，躁则消亡**：人能安静，则邪不能干，故精神完固而内藏。若躁扰妄动，则精气耗散，神志消亡。〕饮食自倍，肠胃乃伤。〔**句释**：王冰注："脏以躁动致伤，腑以饮食见损，皆谓过用越性，则受其邪。"〕

淫气喘息，〔**淫气**：有二义：一为名词，指淫乱之气，亦即风寒湿邪；一为动宾名，指邪气浸淫。可两参其义。〕痹聚在肺；淫气忧思，痹聚在心；淫气遗溺，痹聚在肾；淫气乏竭，〔**乏竭**：阴血亏耗，疲乏力竭。〕痹聚在肝；淫气肌绝，痹聚在脾。诸痹不已，亦益内也。〔**益**：逐渐。**益内**：逐渐向内发展。**句释**：指上述诸痹日久不愈，则日深一日，以致难以治愈。〕其风气胜者，其人易已也。

帝曰：痹，其时有死者，或疼久者，或易已者，〔**易已**：容易痊愈。〕其故何也？岐伯曰：其入脏者死，其留连筋骨间者疼久，其留皮肤间者易已。

帝曰：其客于六腑者何也？岐伯曰：此亦其食饮居处，为其病本也。六腑亦各有俞，〔**六腑亦各有俞**：六腑在背部也有俞穴。〕风寒湿气中其俞，而食饮应之，〔**食饮应之**：饮食所伤在内应之。〕循俞而入，各舍其腑也。

帝曰：以针治之奈何？岐伯曰：五脏有俞，〔**五脏有俞**：此指五脏经脉在四肢的俞穴，即肝经之俞太冲，心经之俞大陵，脾经之俞太白，肺经之俞太渊，肾经之俞太溪。〕六腑有合，〔**六腑有合**：此指六腑在下肢的合穴，即胃合于足三里，大肠合于巨虚上廉，小肠合于巨虚下廉，三焦合于委阳，膀胱合于委中内，胆合于阳陵泉。〕循脉之分，各有所发，〔**循脉之分，各有所发**：指在经脉循行之处，五脏之俞、六腑之合，各有脏腑脉气所发。〕各治其过，则病瘳也。〔**过**：过失。**瘳**：病愈。音"chōu"。〕

帝曰：荣卫之气亦令人痹乎？岐伯曰：荣者，水谷之精气也，和调于五脏，〔**和调**：调和。〕洒陈于六腑，〔**洒**：散。**洒陈**：散布。〕乃能入于脉也，故循脉上下，贯五脏，络六腑也。卫者，水谷之悍气也，〔**悍**：盛疾滑利。〕其气慓疾滑利，〔**慓**：音"piào"，争。**慓疾**：急疾。〕不能入于脉也，故循皮肤之中，分肉之间，熏于肓膜，〔**肓膜**：《类经》十七卷六十七注："凡腔腹肉里之间，上下空隙之处，皆谓之肓。……膜，筋膜也。"〕散于胸腹。逆其气则病，从其气则愈。不与风寒湿气合，故不为痹。

帝曰：善。痹或痛，或不痛，或不仁或寒，或热，或燥，或湿，其故何也？岐伯曰：痛者，寒气多也，有寒故痛也。〔**有寒故痛**：寒性收引凝敛，易使气血凝带不通，故痛。〕其不痛不仁者，病久入深，荣卫之行涩，经络时疏，故不痛，皮肤不营，故为不仁。〔**句释**：此不痛，是顽木不知痛痒，即是不仁，故不痛与不仁兼言也。病久之人，气血衰弱，运行滞涩，惟滞涩，故经络顽痹而不知痛也。〕其寒者，阳气少，阴气多，与病相益，〔**与病相益**：与病气相增益而加重其病。〕故寒也。其热者，阳气多，阴气少，病气胜，阳遭阴，故为痹热。〔**句释**：由于人体阳气多阴气少，邪得阳气之助，故病气强盛。盛阳与阴邪相逢，阴不能胜之，则化而为热，故为痹热。〕其多汗而濡者，此其逢湿甚也，阳气少，阴气盛，两气相感，故汗出而濡也。

帝曰：夫痹之为病，不痛何也？岐伯曰：痹在于骨则重，〔**重**：身重。〕在于脉则血凝而不流，在于筋则屈不伸，在于肉则不仁，在于皮则寒。故具此五者，则不痛也。凡痹之类，逢寒则急，逢热则纵。〔**逢寒则急，逢热则纵**：逢寒则筋挛，故急；逢热则筋弛，故缓。**急**：拘急。**纵**：弛缓。〕帝曰：善。

导读分析

一、篇名解析 ▶▶▶

痹，闭也，指经络阻滞，营卫凝涩，脏腑气血运行不畅，由此而导致的病证，称为痹证。本篇较全面系统地对痹证的病因、病机、分类、治则、预后等进行了专门讨论，故篇名为《痹论》。

二、文章大意 ▶▶▶

本篇论述了痹证的证候、病因、病机、治疗等方面，论证了痹证的病因在于外有风寒湿三气杂至，内有饮食、情志内伤，病机在于营卫气血阻闭不通，并指出了证候发病的规律，是专题讨论痹证的篇章。

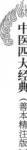

三、结构分析 ▶▶▶

痹证的病因、发病及分类
- 第1段：指出痹证由风、寒、湿三邪偏胜而成，并说明痹的分类
- 第2段：指出因遇邪时间不同，而分五痹（骨、筋、脉、肌、皮痹）
- 第3段：阐述脏痹的形成和发病机理

痹证的症状、病因、预后及针刺大法
- 第4段：阐述五脏痹及肠痹、胞痹的症状
- 第5段：阐述躁动而阴气消亡致痹
- 第6段：阐述邪气浸淫，躁扰妄动而致痹
- 第7段：阐述痹病之死、久、已
- 第8段：阐述六腑痹病
- 第9段：阐述循脉针刺治疗痹证的机理

阐述营卫之气与痹证的关系（荣卫致痹的机理）：第10段

痹证不同的临床表现及产生机理
- 第11段：阐述痹病痛、不痛、不仁、寒、热、多汗濡的机理
- 第12段：罗列五种不痛之痹，总结痹特点是"逢寒则急，逢热则纵"

痿论篇 第四十四

黄帝问曰：五脏使人痿何也？〔痿：病名。由于致病原因以及邪侵的部位不同，又分各种痿证。〕岐伯对曰：肺主身之皮毛，心主身之血脉，肝主身之筋膜，〔筋膜：《类经》十七卷第七十一注："盖膜犹幕也，凡肉里脏腑之间，其成片联络薄筋，皆谓之膜，所以屏障血气者也。凡筋膜所在之处，脉络必分，血气必聚。"〕脾主身之肌肉，肾主身之骨髓。故肺热叶焦，〔焦：燥。〕则皮毛虚弱急薄，〔薄：同"迫"。〕著则生痿躄也。〔躄：足弱不能行走。〕心气热，则下脉厥而上，上则下脉虚，虚则生脉痿，枢折挈，〔枢：此指四肢关节之处，其动如枢纽，故名。挈：提的意思。枢折挈：四肢关节弛如折，不能提举。〕胫纵而不任地也。肝气热，则胆泄口苦筋膜干，筋膜干则筋急而挛，发为筋痿。脾气热，则胃干而渴，肌肉不仁，发为肉痿。肾气热，则腰脊不举，骨枯而髓减，发为骨痿。

帝曰：何以得之？岐伯曰：肺者，脏之长也，〔肺者，脏之长也：肺居心上，为五脏六腑之华盖，朝百脉而行气于脏腑，故为脏腑之长。〕为心之盖也，有所失亡，〔失亡：此指事不随心的意思。〕所求不得，则发肺鸣，鸣则肺热叶焦。故曰五脏因肺热叶焦，发为痿躄。此之谓也。悲哀太甚，则胞络绝，〔胞络绝：即心包络阻绝不通。〕胞络绝则阳气内动，发则心下崩，〔崩：败坏。〕数溲血也。故《本病》曰：〔《本病》：王冰注："古经论篇名也。"〕大经空虚，发为脉痹，传为脉痿。思想无穷，所愿不得，意淫于外，入房太甚，宗筋弛纵，〔宗筋：筋的会集处。又，前阴也称宗筋。〕发为筋痿，及为白淫。〔白淫：指男子败精淋、白浊及女子带下之类的疾病。〕故《下经》曰：〔《下经》：王冰注："上古之经名也。"已亡佚。〕筋痿者，生于肝，使内也。〔使内：指房事。〕有渐于湿，〔渐：浸渍。〕以水为事，若有所留，居处相湿，肌肉濡渍，〔濡渍：浸润。〕痹而不仁，发为肉痿。故《下经》曰：肉痿者，得之湿地也。有所远行劳倦，逢大热而渴，渴则阳气内伐，〔伐：攻伐。〕内伐则热舍于肾，肾者水脏也，今水不胜火，则骨枯而髓虚，故足不任身，发为骨痿。故《下经》曰：骨痿者，生于大热也。

帝曰：何以别之？岐伯曰：肺热者色白而毛败，心热者色赤而络脉溢，肝热者色苍而爪枯，脾热者色黄而肉蠕动，〔肉蠕动：指肌肉微微掣动如虫行。蠕，音同"儒"，虫行貌，微动也。〕肾热者色黑而齿槁。

帝曰：如夫子言可矣，论言治痿者独取阳明何也？〔论：指言古代某种医论书籍。〕岐伯曰：阳明者，五脏六腑之海，主润宗筋，宗筋主束骨而利机关也。〔机关：指大关节。〕冲脉者，经脉之海也。主渗灌溪谷，〔渗灌溪谷：渗灌，渗透灌溉。溪谷，王冰注："肉之大会为谷，肉之小会为溪。"〕与阳明合于宗筋，阴阳总宗筋之会，会于气街，而阳明为之长，皆属于带脉，而络于督脉。故阳明虚则宗筋纵，带脉不引，故足痿不用也。〔句释：阳明多气多血，为五脏六腑之海，阳明虚则气血少，不能润养宗筋，则宗筋纵缓，纵缓则带脉不能收引，故足痿而不用。此所以治痿独取阳明之故也。〕

帝曰：治之奈何？岐伯曰：各补其荥而通其俞，〔荥、俞：是经脉在手足末端的位穴，诸经所留为荥，气注为俞。〕调其虚实，和其逆顺，筋脉骨肉，各以其时受月则病已矣。〔各以其时受月：张志聪注："按《诊要经终篇》曰：正月二月，人气在肝；三月四月，人气在脾；五月六月，人气在头，七月八月，人气在肺；九月十月，人气在心，十一月十二月，人气在肾。故春刺散俞，夏刺络俞，秋刺皮肤，冬刺俞窍，春夏秋冬，各有所刺。谓各随其五脏受气之时月，察其浅深而取之。如皮痿者治皮，而骨痿者刺骨也。"〕帝曰：善。

导读分析

一、篇名解析 ▶▶▶

本篇重点论述痿证的病因、病机和治疗原则，故篇名为《痿论》。

二、文章大意 ▶▶▶

本篇专论痿证。对痿躄、脉痿、筋痿、肉痿、骨痿等病证的病因、病机、辨证关系作了详细的阐述，并指出了治疗大法应以独取阳明为主。

三、结构分析 ▶▶▶

- 第 1 段：说明五脏各有所主，所致痿证各不相同
- 第 2 段：分述五脏痿证的病因
- 第 3 段：分述五脏痿证的区别
- 第 4 段：阐述治痿独取阳明的道理
- 第 5 段：阐述治痿"补荣通俞，调虚实，和逆顺"的思路

厥论篇 第四十五

黄帝问曰：厥之寒热者何也？〔**厥**：指气逆所致足寒、足热之厥。〕岐伯对曰：阳气衰于下，〔**阳**：指足之三阳脉。**下**：指足。〕则为寒厥；阴气衰于下，则为热厥。〔**阴**：指足之三阴脉。〕

帝曰：热厥之为热也，必起于足下者何也？岐伯曰：阳气起于足五指之表，〔**指**：与"趾"通。〕阴脉者集于足下而聚于足心，故阳气胜则足下热也。〔**阳气胜则足下热**：盖阴气弱则阳气胜，阳胜则热，故热厥之热从足下开始发生。〕

帝曰：寒厥之为寒也，必从五指而上于膝者何也？岐伯曰：阴气起于五指之里，集于膝下而聚于膝上，故阴气胜则从五指至膝上寒，〔**阴气胜则从五指至膝上寒**：阳气虚则阴气胜，阴胜则燥，故寒冷从五趾开始至于膝上。〕其寒也，不从外，皆从内也。

帝曰：寒厥何失而然也？〔**失**：疑为"如"之误，即当作"何如而然"。〕岐伯曰：前阴者，宗筋之所聚，〔**前阴者，宗筋之所聚**：宗，总也。人身大筋总聚，以为前阴。〕太阴阳明之所合也。春夏则阳气多而阴气少，秋冬则阴气盛而阳气衰。此人者质壮，以秋冬夺于所用，〔**以秋冬夺于所用**：《类经》注："质壮者有所恃，当秋冬阴胜之时，必多情欲之用，以夺肾中之精气。"〕下气上争不能复，〔**争**：引。〕精气溢下，邪气因从之而上也，气因于中，阳气衰，〔**气因于中，阳气衰**：指阴寒邪气逆而上行，因而停聚于中焦，使阳气日渐虚衰。〕不能渗营其经络，〔**渗营**：渗灌营养。〕阳气日损，阴气独在，故手足为之寒也。

帝曰：热厥何如而然也？岐伯曰：酒入于胃，则络脉满而经脉虚，〔**络脉满而经脉虚**：经与络不能两实，今络脉充满则经脉空虚。〕脾主为胃行其津液者也，阴气虚则阳气入，阳气入则胃不和，胃不和则精气竭，精气竭则不营其四肢也。此人必数醉若饱以入房，气聚于脾中不得散，酒气与谷气相薄，热盛于中，故热遍于

身，内热而溺赤也。夫酒气盛而慓悍，肾气有衰，阳气独胜，故手足为之热也。

帝曰：厥或令人腹满，或令人暴不知人，〔**暴不知人**：突然不省人事。〕或至半日远至一日乃知人者何也？岐伯曰：阴气盛于上则下虚，下虚则腹胀满；阳气盛于上，则下气重上而邪气逆，〔**重**：并。**邪气**：气行失常。**下气重上而邪气逆**：指由于阳气偏盛于上，因而下气并而上行，这样则气行逆乱，气行逆乱即为"邪气"。〕逆则阳气乱，阳气乱则不知人也。

帝曰：善。愿闻六经脉之厥状病能也。岐伯曰：巨阳之厥，〔**巨阳**：太阳经。〕则肿首头重，足不能行，发为眴仆。〔**眴**：通"眩"。**仆**：猝倒。**眴仆**：眩晕仆倒。〕阳明之厥，则癫疾欲走呼，腹满不得卧，面赤而热，妄见而妄言。少阳之厥，则暴聋颊肿而热，胁痛，胻不可以运。太阴之厥，则腹满䐜胀，后不利，不欲食，食则呕，不得卧。少阴之厥，则口干溺赤，腹满心痛。厥阴之厥，则少腹肿痛，腹胀泾溲不利，〔**泾溲**：王冰注："泾，大便，溲，小便也。"〕好卧屈膝，阴缩肿，胻内热。盛则泻之，虚则补之，不盛不虚，以经取之。〔**以经取之**：就从本经取穴治疗。〕

太阴厥逆，胻急挛，〔**胻急挛**：小腿拘急痉挛。〕心痛引腹，治主病者。〔**治主病者**：《类经》十五卷第三十五注："谓如本经之左右上下及原俞等穴，各有宜用，当审其所主而刺之也。"即取本经主病的俞穴治疗。下同。〕少阴厥逆，虚满呕变，下泄清，治主病者。厥阴厥逆，挛腰痛，虚满前闭谵言，〔**虚满前闭谵言**：腹部虚满，小便不通。胡言乱语。〕治主病者。三阴俱逆，不得前后，〔**不得前后**：大、小便闭结不通。〕使人手足寒，三日死。太阳厥逆，僵仆、呕血、善衄，治主病者。少阳厥逆，机关不利，机关不利者，腰不可以行，项不可以顾，发肠痈不可治，惊者死。阳明厥逆，喘咳身热，善惊，衄，呕血。

手太阴厥逆，虚满而咳，善呕沫，治主病者。手心主少阴厥逆，心痛引喉，身热，死不可治。〔**死不可治**：心为五脏六腑之主，邪侵则十二官危，故病则死不可治。〕手太阳厥逆，耳聋泣出，项不可以顾，腰不可以俯仰，治主病者。手阳明少阳厥逆，发喉痹，嗌肿，痉，〔**痉**：与"痓"义通。〕治主病者。

导读分析

一、篇名解析 ▶▶▶

本篇重点论述了厥证的病因、病机、症状和治疗法则，是讨论厥证之专篇，故篇名《厥论》。

二、文章大意 ▶▶▶

本篇阐述寒厥、热厥的症状、病因、病机，论述厥证的形成，主要是由于阴阳失调。

另外指出六经与厥逆的症状和治法。

三、结构分析 ▶▶▶

寒、热厥产生的病机
- 第 1 段：阐述厥的寒热
- 第 2 段：阐述热厥起于足下的原因
- 第 3 段：阐述寒厥从五指而上于膝的原因

寒、热厥产生的病因
- 第 4 段：阐述寒厥的成因
- 第 5 段：阐述热厥的成因

昏厥的病机：第 6 段

六经厥的症状及治疗原则：第 7 段

十二经厥的症状与预后
- 第 8 段：阐述足六经脉厥的治疗
- 第 9 段：阐述手六经脉厥的治疗

卷第十三

病能论篇第四十六

黄帝问曰：人病胃脘痈者，诊当何如？岐伯对曰：诊此者当候胃脉，其脉当沉细，**沉细者气逆**，〔**沉细者气逆：**胃为水谷之海，其经多气多血，脉当洪大，而反见沉细，为胃气之逆，逆则气盛于人迎，寸口脉反见沉细。〕逆者人迎甚盛，甚盛则热，人迎者，胃脉也，逆而盛，则热聚于胃口而不行，故胃脘为痈也。

帝曰：善。人有卧而有所不安者何也？岐伯曰：**脏有所伤及，精有所之寄，则安**，〔**脏有所伤及，精有所之寄，则安：**王冰注："五脏有所伤损及之，水谷精气有所之寄，扶其下则卧安。"〕故人不能悬其病也。〔**悬：**停，引伸为搁置不论。〕

帝曰：人之不得偃卧者何也？〔**偃卧：**仰卧。〕岐伯曰：**肺者脏之盖也，肺气盛则脉大，脉大则不能偃卧**。〔**句释：**言邪气实也，故令脉大，邪盛于肺者，偃卧则气促而急，故不能也。〕论在《奇恒》《阴阳》中。〔**《奇恒》《阴阳》：**王冰注："上古经篇名，世本阙。"〕

帝曰：有病**厥**者，〔**厥：**指气逆。〕诊右脉沉而紧，左脉浮而迟，不知病主安在？岐伯曰：冬诊之，右脉固当沉紧，此应四时，左脉浮而迟，此逆四时，在左当主病在肾，颇关在肺，当腰痛也。〔**句释：**冬季为肾之主时，左脉尺部属肾，今冬季左脉异常，故主病在肾。冬季脉应沉紧，今反见浮而迟的肺脉，则是反于四时，而关联于肺脏。腰为肾之府，肾病所以腰痛。〕帝曰：何以言之？岐伯曰：少阴脉贯肾络肺，今得肺脉，肾为之病，故肾为腰痛之病也。

帝曰：善。有病颈痈者，或石治之，或针灸治之，而皆已，其治安在？岐伯曰：此同名异等者也。〔**同名异等：**高士宗注："颈痈之名虽同，而在气在血则异类也。"〕夫痈气之息者，〔**痈气之息者：**《类经》十八卷第八十八注："息，止也。痈有气结而留止不散者，治宜用针以开除其气，气行则痈愈矣。"〕宜以针开除去之，夫气盛血聚者，宜石而泻之，此所谓同病异治也。

帝曰：有病**怒狂**者，〔**怒狂：**《类经》十七卷第六十四注："怒狂者，多怒而狂也，即

107

骂詈不避亲疏之谓。"〕此病安生？岐伯曰：生于阳也。帝曰：阳何以使人狂？岐伯曰：阳气者，因暴折而难决，〔折：挫折。〕故善怒也，病名曰阳厥。帝曰：何以知之？岐伯曰：阳明者常动，巨阳少阳不动，不动而动大疾，此其候也。帝曰：治之奈何？岐伯曰：夺其食即已。夫食入于阴，长气于阳，故夺其食即已。使之服以生铁洛为饮，〔生铁洛：即"生铁落"，为锻铁时在砧上打落之铁屑。〕夫生铁洛者，下气疾也。

帝曰：善。有病身热解堕，汗出如浴，恶风少气，此为何病？岐伯曰：病名曰酒风。〔酒风：即漏风。风论云："饮酒中风，则为漏风。"〕帝曰：治之奈何？岐伯曰：以泽泻、术各十分，麋衔五分，〔麋衔：一名薇衔。《本草经》云："味苦，平，治风湿痹，历节痛，惊痫吐舌，悸气贼风，鼠瘘痈肿。"〕合以三指撮为后饭。〔三指撮：用三个指头撮药末，以计算药量。〕

所谓深之细者，其中手如针也，〔所谓深之细者，其中手如针也：《太素》卷三十经解注："诊脉所知，中手如针，此细之状也。"〕摩之切之，〔摩：按摩。切：切循，似指诊脉时手指的动作。〕聚者坚也，博者大也。《上经》者，言气之通天也。〔句释：张志聪注："《上经》者，谓《上古天真》、《生气通天》至《六节脏象》、《脏气法时》诸篇，论人之脏腑阴阳，地之九州九野，其气皆通于天气。"〕《下经》者，言病之变化也。〔句释：张志聪注："《下经》者，谓《通评虚实》以下至于《脉解》诸篇，论疾病之变化。"〕《金匮》者，决死生也。〔句释：张志聪注："《金匮》者，如《金匮真言》、《脉要精微》、《平人气象》诸篇，论脉理之要妙，以决死生之分。藏之金匮，非其人勿教，非其真勿授，故曰《金匮》者，所以决死生也。"〕《揆度》者，切度之也。〔句释：张志聪注："《揆度》者，切度奇恒之脉病。"〕《奇恒》者，言奇病也。〔句释：张志聪注："《奇恒》者，言奇病之异于恒常也。"〕所谓奇者，使奇病不得以四时死也。〔句释：张志聪注："所谓奇者，病五脏之厥逆，不得以四时之气应之。"〕恒者，得以四时死也。〔句释：张志聪注："所谓恒者，奇恒之势，乃六十首，亦得以四时之气而为死生之期。"〕所谓揆者，方切求之也，言切求其脉理也。度者，得其病处，以四时度之也。

导读分析

一、篇名解析 ▶▶▶

　　本篇以胃脘痈、卧不安、不得偃卧、腰痛、颈痛、怒狂、酒风等病的形态为例，有选择地分析了它们的病因、病机、脉象、诊断和治法，故篇名为《病能论》。

二、文章大意 ▶▶▶

　　本篇重点介绍胃脘痈、卧不安、不得偃卧、腰痛、颈痛、怒狂、酒风等病的病因、脉象、诊断、治疗方法等阐述精详，对启发后世临床仔细分析病情有着极其重要的意义。

三、结构分析 ▶▶▶

第1段：阐述胃脘痈的脉诊
第2段：阐述卧不安的原因
第3段：阐述不得偃卧的原因
第4段：阐述腰痛证的脉象
第5段：阐述颈痈证的同名异因和同病异治
第6段：阐述怒狂证的原因和治疗方法
第7段：阐述酒风证的症状、原因和治疗方法
第8段：总括脉象感觉，并剖析了5本早期医书书名的含义

奇病论篇 第四十七

黄帝问曰：人有重身，〔重身：怀孕。重，音"chóng"。〕九月而瘖，〔瘖：音"yīn"。王冰注："瘖，谓不得言语也。妊娠九月，足少阴脉养胎，约气断则瘖不能言也。"〕此为何也？岐伯对曰：胞之络脉绝也。〔胞：指女子胞。绝：阴绝不通。〕帝曰：何以言之？岐伯曰：胞络者系于肾，少阴之脉，贯肾系舌本，故不能言。帝曰：治之奈何？岐伯曰：无治也，当十月复。〔十月复：王冰注："十月胎去，胞络复通，肾脉上营，故复旧而言也。"〕《刺法》曰：无损不足益有余，以成其疹。〔疹：此指疾病。〕所谓无损不足者身羸瘦，无用镵石也。〔镵石：镵即镵针，九针之一，头大末锐，形如箭头。石指砭石，亦称箴石，古代石制针刺工具。〕无益其有余者，腹中有形而泄之，泄之则精出而病独擅中，〔擅：据。〕故曰疹成也。

帝曰：病胁下满，气逆，二三岁不已，是为何病？岐伯曰：病名曰息积，〔病名曰息积：《太素》卷三十息积病注："胁下满，肝气聚也，因于喘息则气逆行，故气聚积经二三岁，名曰息积。"王冰注："腹中列形，胁下逆满，频岁不愈息且形之，气逆息难，故名息积也。"〕此不妨于食，不可灸刺，〔不可灸刺：病在胁下息积有形，灸之则助火热，刺之则伤精气，故不可灸刺。〕积为导引服药，〔积：渐次、积累。导引：治疗方法之一，乃是通过调整呼吸、运动肢体等，进行保健与治病。〕药不能独治也。

帝曰：人有身体髀股胻皆肿，环脐而痛，是为何病？岐伯曰：病名曰伏梁，此风根也。其气溢于大肠而著于肓，肓之原在脐下，故环脐而痛也。不可动之，动之为水溺涩之病也。

〔段注：本节所论伏梁病，与《腹中论》文同，可参看该篇校注。王冰云："此一问答之义，与《腹中论》同，以为奇病，故重出于此。"〕

帝曰：人有尺脉数甚，筋急而见，〔人有尺脉数甚，筋急而见：《素问经注节解》注："尺为肾，主水；肝为木，主筋。今尺脉数甚，是水虚不能养木，故令筋急。"〕此为何病？岐伯曰：此所谓疹筋，〔疹筋：即筋病。疹，病也。因筋急而见，其病在筋，故曰疹筋。〕是人腹必急，〔是：此，这。腹必急：足厥阴肝脉环阴器抵少腹，今肝病筋脉失养，故少腹拘急。〕白色黑色见，则病甚。〔白色黑色见，则病甚：王冰注："色见，谓见于面部也。夫相五色者，白为寒，黑为寒，故二色见，病弥甚也。"〕

帝曰：人有病头痛以数岁不已，〔以：同"已"。〕此安得之？名为何病？岐伯曰：当有所犯大寒，内至骨髓，髓者以脑为主，〔髓者以脑为主：脑为髓海，故云"髓者以脑为主"。〕脑逆故令头痛，〔脑逆：指寒邪上逆于脑。〕齿亦痛，病名曰厥逆。〔厥逆：寒受于下，邪逆于上，故名"厥逆"。〕帝曰：善。

帝曰：有病口甘者，病名为何？何以得之？岐伯曰：此五气之溢也，〔五气：张介宾注："五气，五味之所化也。"盖五味入口，藏于胃，为脾所化，其气上溢，则为口甘。〕名曰脾瘅。〔脾瘅：瘅，热。口甘之病，为脾热精气上溢所致，故"脾瘅"。〕夫五味入口，藏于胃，脾为之行其精气，津液在脾，故令人口甘也。此肥美之所发也，此人必数食甘美而多肥也，肥者令人内热，甘者令人中满，〔肥者令人内热，甘者令人中满：肥者味厚助阳，阳气滞而不畅，故内热；甘者性缓不散，留滞于中，故中满。〕故其气上溢，转为消渴。〔消渴：病名，以多饮、多食、小便多为其特征。〕治之以兰，除陈气也。〔句释：兰，兰草。除，去除。陈，陈故。兰草气味辛平芳香，能醒脾化湿，清暑辟浊，过食肥甘而致消渴者，可用此排除陈故郁热之气。〕

帝曰：有病口苦，取阳陵泉。口苦者病名为何？何以得之？岐伯曰：病名曰胆瘅。〔胆瘅：此病因胆热上溢而得，故名"胆瘅"。〕夫肝者，中之将也，取决于胆，咽为之使。〔句释：王冰注："《灵兰秘典论》曰：肝者，将军之官，谋虑出焉。胆者，中正之官，决断出焉。肝与胆合，气性相通，故诸谋虑取决于胆。咽胆相应，故咽为之使。"使：役使。〕此人者，数谋虑不决，故胆虚，气上溢而口为之苦。治之以胆募俞，〔胆募俞：募俞，指脏腑在胸腹部的募穴与在背部的俞穴而言。胆募为日月穴，在乳下三胁处；胆俞穴在背部第十椎旁一寸五分处。〕治在《阴阳十二官相使》中。〔《阴阳十二官相使》：古医书之名。王冰注："言治法俱于彼篇，今经已亡。"〕

帝曰：有癃者，〔癃：小便不利。〕一日数十溲，此不足也。〔此不足也：指因正气不足引起的小便频数。〕身热如炭，颈膺如格，〔颈膺如格：咽喉胸膺格拒不通，如有物阻塞。〕人迎躁盛，〔人迎躁盛：人迎为足阳明胃脉所过，在喉结两旁，其脉躁动急数，主阳明热盛。〕喘息，气逆，此有余也。太阴脉微细如发者，此不足也。其病安在？名为何病？岐伯曰：病在太阴，其盛在胃，颇在肺，〔颇：略。颇在肺：即与肺有关。〕病名曰厥，〔病名曰厥：阳明胃热过盛，太阴脾肺虚衰，阴阳之气均逆于上而不相交通，故名曰厥。厥，逆也。〕死不治，此所谓得五有余二不足也。〔五有余二不足：五有余指身热如炭、颈膺如格、人迎躁盛、喘息、气逆五种症状。二不足指癃而一日数十溲、太阴脉微细如发等两种症状。〕帝曰：何谓五有余二不足？岐伯曰：所谓五有余者，五病之气有余也，二不足者，亦病气不足也。今外得五有余，内得二不足，此其身不表不里，<u>亦正死明矣</u>。〔亦正死明矣：必死无疑。〕

帝曰：人生而有病癫疾者，〔癫疾：即癫痫。〕病名曰何，安所得之？岐伯曰：病名为胎病，此得之在母腹中时，其母有所大惊，气上而不下，精气并居，故令子发为癫疾也。〔气上而不下……故令子发为癫疾也：《类经》十七卷第六十五注："惊则气乱而逆，故气上而不下，气乱则精从之，故精气并及于胎，令子为癫痫也。"〕

帝曰：有病疧然如有水状，〔疧然：病因不荣而面目浮肿貌。〕切其脉大紧，〔其脉大紧：张志聪注："大则为风，紧则为寒，故其脉大紧也。"〕身无痛者，形不瘦，不能食，食少，名为何病？岐伯曰：病生在肾，名为肾风。肾风而不能食，善惊，惊已心气痿者死。〔句释：《类经》十五卷第三十一注："风生于肾，则反克脾土，故不能食，肾邪犯心，则神气失守，故善惊，惊后而心气痿弱不能复者，心肾俱败，水火俱困也，故死。"〕帝曰：善。

导读分析

一、篇名解析 ▶▶▶

本篇所论疾病，如妇女重身九月而瘖、息积、伏梁、胎病癫疾等，都是异于一般的奇病，故篇名《奇病论》。

二、文章大意 ▶▶▶

本篇介绍异于寻常的疾病，如息积、疹筋等，并对于这些疾病的病因、病机、症状、治疗等，进行详细的分析，是古代医家的临床经验总结。

三、结构分析 ▶▶▶

阐述一些奇病的症状、病机和治疗方法

- 第1段：怀孕九月时失声
- 第2段：息积
- 第3段：伏梁
- 第4段：疹筋
- 第5段：厥逆头痛
- 第6段：脾瘅
- 第7段：胆瘅
- 第8段：癃、癃厥
- 第9段：癫痫（胎病）
- 第10段：肾风

大奇论篇第四十八

肝满肾满肺满皆实，即为肿。〔句释：此肝肾肺经之满者，其脉必实，其证必肿也。满：胀满。肿：浮肿。〕

肺之雍，喘而两胠满。〔句释：肺司呼吸，主肃降，位居胸中，故肺气雍滞者，其病如是。雍：同"壅"，壅滞不畅的意思。〕肝雍，两胠满，卧则惊，不得小便。〔句释：肝经布胁肋，环阴器，故气雍滞则两胠满，不得小便，肝主惊骇，卧则气愈雍滞，故卧则惊。〕肾雍，胠下至少腹满，胫有大小，髀胻大跛，易偏枯。〔句释：肾脉属肾络膀胱，其直者，从肾上贯肝隔，故肾脉雍滞，则胠下至少腹满；肾脉循内踝之后，别入足跟中，以上端内，出腘内廉，上股内后廉，今肾脉雍滞不畅，累其一支，故致两下肢粗细大小不等，患侧髀胻活动受阴，行走不便，若日久患肢失养，又易发生半身不遂的偏枯病。〕

心脉满大，痫瘛筋挛。〔痫：癫痫。瘛：瘛疭，即抽搐。筋挛：筋脉拘挛。〕肝脉小急，痫瘛筋挛。〔句释：肝藏血主养筋。脉小为血虚，脉急为有寒。寒滞肝脉，筋脉不利则筋挛。血不养心则痫瘛。〕肝脉鹜暴，〔肝脉鹜暴：是脉搏动急疾而乱。〕有所惊骇，脉不至若瘖不治自己。肾脉小急，肝脉小急，心脉小急，不鼓皆为瘕。〔鼓：指下浮取鼓击不明显。瘕：假也，块似有形，而隐见不常，故曰"瘕"。〕

肾肝并沉为石水，〔石水：石水者，凝结少腹，沉坚在下。〕并浮为风水，〔风水：风水者，游行四体浮泛于上也。〕并虚为死，并小弦欲惊。〔并虚为死，并小弦欲惊：王冰注："肾为五脏之根，肝为发生之主，二者不足，是生主俱微，故死。"《类经》六卷第二十四注："肝肾并小，真阴虚也，小而兼弦，木邪胜也，气虚胆怯，故为欲惊。〕肾脉大急沉，肝脉大急沉，皆为疝。〔句释：疝者，系寒气结聚所为。夫脉急为痛，气实寒薄聚，故为绞痛为疝。〕心脉搏滑急为心疝，〔心脉搏滑急为心疝：病疝而心脉搏滑急者，为寒挟肝邪乘心。〕肺脉沉搏为肺疝。〔肺脉沉搏为肺疝：肺脉沉搏者，为寒挟肝邪乘肺。〕三阳急为瘕，〔三阳：即太阳。〕三阴急为疝，〔三阴：即太阴。〕二阴急为痫厥，〔二阴：即少阴。〕二阳急为惊。〔二阳：即阳明。〕

脾脉外鼓沉，为肠澼，〔肠澼：下痢。〕久自已。肝脉小缓为肠澼，易治。〔句释：肝脉急大，则邪盛难愈，今脉缓，为邪轻易治也。〕肾脉小搏沉，为肠澼下血，血温身热者死。〔血温身热：是阴气伤败，故死。〕心肝澼亦下血，二脏同病者可治。〔句释：肝藏血，心养血，故澼皆下血也。心火肝木，木火相生，故可治之。〕其脉小沉涩为肠澼，其身热者死，热见七日死。〔句释：脉沉细者不当热，今脉小身热是为逆，故当死。而死于热见七日者，六阴败尽也。〕

胃脉沉鼓涩，胃外鼓大，〔胃脉沉鼓涩，胃外鼓大：凡脉贵于中和，胃脉沉鼓涩，偏于阴也；外鼓大，偏于阳也。〕心脉小坚急，皆隔偏枯。〔隔：指阴阳闭绝。偏枯：指半身不遂。〕**男子发左，女子发右，**〔**男子发左，女子发右：**男子左为逆，右为从；女子右为逆，左为从。〕**不瘖舌转，可治，三十日起。其从者瘖，三岁起。年不满二十者，三岁死。**

脉至而搏，血衄身热者死，脉来悬钩浮为常脉。〔句释：失血之症多阴虚，阴虚之脉多浮大，故弦钩而浮，乃其常脉，无足虑也。悬者，不高不下，不浮不沉，如物悬空之义，谓脉虽浮钩，而未失中和之气。钩脉，即洪脉。〕**脉至如喘，**〔**如喘：**如喘人之息，有出无入也。〕**名曰暴厥，**〔**暴厥：**病名。其症突然错厥，不省人事。〕**暴厥者不知与人言。脉至如数，使人暴惊，三四日自已。**〔句释：数脉主热，而如数者实非真数之脉，盖以猝动肝心之火，故令人暴惊。然脉非真数，故俟三四日而气衰自愈矣。〕

脉至浮合，浮合如数，〔**浮合：**如浮波之合，后至者凌前，速疾而动，无常候。〕一息十至以上，是经气予不足也，〔**予：**通"与"，授与、给与。〕微见九十日死。〔**微见：**始见。〕**脉至如火新然，**〔**新然：**然，通"燃"，烧。指火之初燃，或明或灭。〕是心精之予夺也，〔**夺：**失。〕草干而死。〔**草干：**指冬天。〕**脉至如散叶，**〔**如散叶：**如散叶浮泛无根者。〕是肝气予虚也，木叶落而死。**脉至如省客，**〔**如省客：**如省问之客，或去或来。〕省客者脉寒而鼓，是肾气予不足也。悬去枣华而死。〔**华：**与"花"通。句释：枣华之候，初夏时也，悬者华之开，去者华之落，言于枣华开落之时，火旺而水败，肾虚者死也。〕**脉至如丸泥，**〔**丸泥：**泥弹之状，坚强短涩之谓，乃胃精中气之不足。〕是胃精予不足也，榆荚落而死。〔**榆荚：**榆钱。春深而落，木旺之时，土败者死。〕**脉至如横格，是胆气予不足也，禾熟而死。**〔句释：脉至如横格，或为脉来而时有断绝之义，是谓木之真脏，而胆气不足。禾熟于秋，金令旺也，故木败而死。**横格：**如横木之格于指下，长而且坚。〕**脉至如弦缕，**〔**弦缕：**如弦之急，如缕之细，为真元亏损之脉。〕是胞精予不足也。〔**胞：**子宫，为命门元阳之所聚。〕**病善言，下霜而死；不言，可治。**

脉至如交漆，交漆者左右傍至也，〔**脉至如交漆，交漆者左右傍至也：**交漆者，如泻漆之交，左右傍至，缠绵不清也。〕微见三十日死。〔**微见三十日死：**三十日为月建之易，而阴阳偏败者，不过一月之期。〕**脉至如涌泉，浮鼓肌中，**〔**脉至如涌泉，浮鼓肌中：**脉来如泉水之涌，浮鼓于肌肉之中，谓出而不入。〕太阳气予不足也，少气味，韭英而死。〔**英：**花。**韭英而死：**韭花生于长夏，长夏属土，膀胱壬水之所畏，故死。〕**脉至如颓土之状，**〔**颓土之状：**虚大无力。〕按之不得，是肌气予不足也，五色先见黑，白垒发死。〔**垒：**同"藟"，即蓬藟之属。有五种，而白者发于春，木旺之时，土当败也。〕**脉至如悬离，悬离者浮揣切之益大，**〔**浮揣：**即脉搏浮动有力。以其浮揣，与筋骨相离，故又称"悬离"。〕是十二俞之予不足也，水凝而死。

脉至如偃刀，偃刀者浮之小急，按之坚大急，〔**偃刀：**卧刀。**脉至如偃刀……按之坚大急：**浮之小急，如手摸刀口；按之坚大急，如手摸刀背。〕五脏菀热，〔**菀：**同"郁"，积。〕寒热独并于肾也，如此其人不得坐，立春而死。**脉至如丸滑不直手，**〔**如丸：**短而小。〕**不直手者，**〔**直：**当。〕**按之不可得也，**〔**按之不可得也：**滑小无根而

113

不胜按。〕是大肠气予不足也，枣叶生而死。〔枣叶生而死：枣叶生初夏，火旺则金衰，故死。〕脉至如华者，〔如华：如草木之华，而轻浮柔弱。〕令人善恐，不欲坐卧，行立常听，是小肠气予不足也，季秋而死。

导读分析

一、篇名解析 ▶▶▶

本篇着重从脉象的变化论述某些疾病的机转及其预后，因所论都是比较少见的奇病，并进一步对《奇病论》加以发挥，故篇名为《大奇论》。

二、文章大意 ▶▶▶

本篇对于比较少见的病症和脉象作了具体介绍。文章从不同脉象中，对于可治与不可治的病症，进行详细分析。还对各种死证脉的病理变化作了说明。

三、结构分析 ▶▶▶

介绍多种满脉病证
- 第1段：总述脉满为实为肿
- 第2段：分述肺雍、肝雍、肾雍的症状
- 第3段：论述痫瘛筋挛、瘕

介绍多种沉脉病证
- 第4段：论述石水、风水、疝
- 第5段：阐述肠澼诸证的脉象和预后
- 第6段：阐述偏枯的脉象、发病性别特点及其死证

介绍18种死脉（脉之生死）
- 第7段：脉至而搏、脉来悬钩浮、脉至如喘
- 第8段：脉至如数、脉至浮合、脉至如火薪然、脉至如散叶、脉至如省客、脉至如丸泥、脉至如横格、脉至如弦缕
- 第9段：脉至如交漆、脉至如涌泉、脉至如颓土、脉至如悬雍
- 第10段：脉至如偃刀、脉至如丸滑、脉至如华

脉解篇 第四十九

太阳所谓肿腰脽痛者，〔脽：音"shuí"，指臀肉。〕正月太阳寅，寅太阳也，〔正月太阳寅，寅太阳也：王冰注："正月三阳生，主建寅，三阳谓之太阳，故曰寅太阳也。"〕正月阳气出在上而阴气盛，阳未得自次也，〔正月阳气出在上而阴气盛，阳未得自次也：王冰注："正月虽三阳生，而天气尚寒，以其尚寒，故曰阴气盛，阳未得自次。"〕故肿

腰脽痛也。病偏虚为跛者，正月阳气冻解，地气而出也，所谓偏虚者，冬寒颇有不足者，故偏虚为跛也。〔跛：即瘸。偏虚：注家多解为阳气偏虚，高士宗以为"偏枯"，今从之。句释：足太阳经偏枯而跛足者，是因为正月里太阳主令，阳气促使冰冻解散，地气从下上出，由于寒冬的影响，体内阳气颇感不足，所以阳气偏虚在一侧，而发生跛足的症状。〕所谓强上引背者，〔强上引背：谓颈项强硬而牵引背部。〕阳气大上而争，故强上也。所谓耳鸣者，阳气万物盛上而跃，故耳鸣也。所谓甚则狂颠疾者，〔狂：狂病。颠：与"癫"通，在此似指后世之痫证。〕阳尽在上而阴气从下，下虚上实，故狂颠疾也。所谓浮为聋者，皆在气也。所谓入中为喑者，阳盛已衰，故为喑也。内夺而厥，则为喑俳，〔俳：通"痱"，废。喑俳：病名。内夺而厥，则为喑俳：内夺者，夺其精也，精夺则气夺而厥，故声喑于上，体废于下。〕此肾虚也，少阴不至者，厥也。

少阳所谓心胁痛者，言少阳戌也，〔少阳戌也：戌为九月，九月阳少，故曰"少阳"。〕戌者心之所表也，〔戌者心之所表也：戌少阳脉散络心包，故为心之所表。〕九月阳气尽而阴气盛，〔九月阳气尽而阴气盛：九月之时，阳气将尽，阴气方盛，人亦应之。〕故心胁痛也。所谓不可反侧者，〔反侧：侧身转动。〕阴气藏物也，物藏则不动，故不可反侧也。所谓甚则跃者，九月万物尽衰，草木毕落而堕，则气去阳而之阴，气盛而阳之下长，故谓跃。〔句释：九月万物衰败，草木尽落于地，人身的阳气也由表入里，盛于下而鼓动于阴分，少阳脉出于足之外踝，所以容易发生跳跃的状态。〕

阳明所谓洒洒振寒者，〔洒洒：寒栗貌。〕阳明者午也，〔阳明者午也：张景岳："五月阳气明盛，故曰阳明。"阳明为阳之极，相当于五月，五月月建再午，故云。〕五月盛阳之阴也，阳盛而阴气加之，故洒洒振寒也。所谓胫肿而股不收者，是五月盛阳之阴也，阳者衰于五月，而一阴气上，与阳始争，故胫肿而股不收也。所谓上喘而为水者，〔上喘而为水：因水肿而致喘息。〕阴气下而复上，上则邪客于脏腑间，故为水也。所谓胸痛少气者，水气在脏腑也，水者阴气也，阴气在中，故胸痛少气也。所谓甚则厥，恶人与火，〔恶：音"wù"，讨厌、憎恨。〕闻木音则惕然而惊者，阳气与阴气相薄，水火相恶，故惕然而惊也。所谓欲独闭户牖而处者，阴阳相薄也，阳尽而阴盛，故欲独闭户牖而居。所谓病至则欲乘高而歌，〔乘：上，登。〕弃衣而走者，阴阳复争，而外并于阳，故使之弃衣而走也。所谓客孙脉则头痛鼻衄腹肿者，〔衄：鼻塞不通。〕阳明并于上，上者则其孙络太阴也，故头痛鼻衄腹肿也。

太阴所谓病胀者，太阴子也，〔太阴子也：十一月月建在子，为阴气最盛的时期，太阴又是阴中之至阴，故云。〕十一月万物气皆藏于中，故曰病胀。所谓上走心为噫者，〔噫：嗳气。〕阴盛而上走于阳明，阳明络属心，故曰上走心为噫也。所谓食则呕者，物盛满而上溢，故呕也。所谓得后与气则快然如衰者，〔后：指大便。气：指矢气。〕十二月阴气下衰，而阳气且出，故曰得后与气则快然如衰也。〔句释：盖十二月阴气盛极而下衰，阳气初生，腹中阴邪得以下行，故得大便与矢气则腹胀暖气快然

如衰。〕

少阴所谓腰痛者，少阴者申也，**七月万物阳气皆伤，故腰痛也。**〔**七月万物阳气皆伤，故腰痛也：**七月秋气始至，阴气始生，故应于少阴。少阴属肾，腰为肾之府，七月的万物肃杀，阳气皆伤，人体应之，肾阳虚不能温养本府，所以腰痛。〕所谓呕咳上气喘者，阴气在下，阳气在上，诸阳气浮，无所依从，故呕咳上气喘也。所谓邑邑不能久立，〔**邑邑：**微弱貌。《楚辞》九叹："风邑邑而蔽之。"〕习坐起则目𥆨𥆨无所见者，〔**目𥆨𥆨：**视物不清。〕万物阴阳不定未有主也，秋气始至，微霜始下，而方杀万物，阴阳内夺，故目𥆨𥆨无所见也。所谓少气善怒者，**阳气不治，**〔**阳气：**指少阳之气。〕阳气不治则阳气不得出，肝气当治而未得，故善怒，善怒者名曰煎厥。〔**煎厥：**详见《生气通天论》。〕所谓恐如人将捕之者，〔**恐如人将捕之者：**肾伤故恐惧，犹如犯了罪怕将要被捕一样。〕秋气万物未有毕去，阴气少，阳气入，阴阳相薄，故恐也。所谓恶闻食臭者，〔**食臭：**指食物的气味。**臭：**气味。〕胃无气，故恶闻食臭也。所谓面黑如地色者，秋气内夺，故变于色也。所谓咳则有血者，阳脉伤也，**阳气未盛于上而脉满，**〔**阳气未盛于上而脉满：**阳气未盛于上而脉满，则所满者皆寒邪。〕满则咳，故血见于鼻也。

厥阴所谓癫疝，〔**癫疝：**疝气的一种，主要症状是阴囊肿大，或有疼痛，或妇人少腹肿者。〕妇人少腹肿者。**厥阴者辰也，**〔**厥阴者辰也：**三月建在辰，故云。〕三月阳中之阴，邪在中，故曰癫疝少腹肿也。所谓腰脊痛，不可以俯仰者，三月一振，荣华万物，一俯而不仰也。〔**句释：**三月一振，阳气振也，故荣华万物。然余寒尚在，若阴气或盛则阳屈，俯而不仰，故病为腰脊痛，亦应三月之气。〕所谓癫癃疝肤胀者，〔**癫癃疝：**病名。其症前阴肿痛，小便不利而皮肤肿胀。〕曰阴亦盛而脉胀不通，故曰癫癃疝也。所谓甚则嗌干热中者，〔**嗌：**咽喉。〕阴阳相薄而热，故嗌干也。

导读分析

一、篇名解析 ▶▶▶

本篇主要是以六经配合月份，并以四时阴阳的变化来解释不同的经脉发生的病变，故篇名为《脉解》。

二、文章大意 ▶▶▶

本篇主要阐述三阴三阳经脉，在偏盛或偏衰时所发生病变的原因和病理变化。

三、结构分析 ▶▶▶

三阳经脉偏盛偏衰的病理变化

- 第1段：太阳经脉病
  - 正月→阳始生→肿腰脽痛，偏虚为跛，强上引背，耳鸣
    ↓
  - 阳气逆上→狂颠，耳聋
    ↓
  - 阳气逆上（肾虚）→瘖，瘖俳
- 第2段：少阳经脉病——九月→阴气盛→心胁痛，不可反侧，跃
- 第3段：阳明经脉病
  - 五月→阳盛阴生→洒洒振寒
    ↓
  - 阳衰阴上→胫肿而股不收，客孙脉
    ↓
  - 阴阳内夺→上喘为水，胸痛少气，甚则厥，欲独闭户牖，欲乘高而歌，弃衣

阴阳合病的病理变化

- 第4段：太阴外合阳明经脉病：十一月→阴盛阳生→病胀，心为噫，食则呕，得气后快然
- 第5段：少阴外合太阳经脉病
  - 冬十月→阳气皆伤→腰痛，少气善怒，恐
    ↓
  - 阴阳内夺→呕咳上气喘，目䀮䀮
    ↓
  - 阴气盛→恶闻食臭，面黑，咳有血
- 第6段：厥阴外合少阳经脉病
  - 三月→阳气微→癫疝，腰脊痛，癃癃疝
    ↓
  - 阴阳相薄嗌干热中

卷第十四

刺要论篇第五十

黄帝问曰：愿闻刺要。岐伯对曰：病有浮沉，〔浮沉：指浅深，浮在表为其病浅，沉在里为其病重。〕刺有浅深，各至其理，无过其道。〔刺有浅深，各至其理，无过其道：针刺的深浅要适度，既不能过深，也不能过浅。〕过之则内伤，不及则生外壅，壅则邪从之。〔句释：刺得过深会内伤脏气，刺得太浅则不达病变所在的部位，反会使气机壅滞，给邪气以可乘之机。〕浅深不得，反为大贼，〔大贼：大害。〕内动五脏，〔内动五脏：指内伤五脏。〕后生大病。故曰：病有在毫毛腠理者，有在皮肤者，有在肌肉者，有在脉者，有在筋者，有在骨者，有在髓者。故刺毫毛腠理无伤皮，〔无：不要。〕皮伤则内动肺，肺动则秋病温疟，〔皮伤则内动肺，肺动则秋病温疟：肺合于皮，应于秋，故皮伤则肺动而秋病温疟。〕泝然寒栗。刺皮无伤肉，肉伤则内动脾，脾动则七十二日四季之月，病腹胀烦不嗜食。〔肉伤则内动脾……病腹胀烦不嗜食：脾合于肉，寄旺于四季。肉伤则内动脾气，脾气应每季之末的十八天，其受伤则运化不利，故在四季的七十二天中病腹胀满不嗜食。〕刺肉无伤脉，脉伤则内动心，心动则夏病心痛。〔心动则夏病心痛：心之合脉，旺于夏气，故脉伤则动心，且病心痛。〕刺脉无伤筋，筋伤则内动肝，肝动则春病热而筋弛。〔筋伤则内动肝，肝动则春病热而筋弛：肝合于筋，应于春，故筋伤肝动则春发热而筋弛缓。〕刺筋无伤骨，骨伤则内动肾，肾动则冬病胀腰痛。〔句释：肾合于骨应于冬，腰为肾之府，其脉从肾上贯肝膈，故骨伤肾动则冬时病胀、病腰痛。〕刺骨无伤髓，髓伤则销铄胻酸，〔销铄：指骨髓日减，如五金遇火而销铄也。〕体解㑊然不去矣。〔解㑊：指身体懈怠困倦。〕

导读分析

一、篇名解析 ▶▶▶

本篇着重论述针刺深浅的重要意义，故篇名为《刺要论》。

二、文章大意 ▶▶▶

本篇说明针刺治疗，必须按照一定的规律和法则，否则，就会造成极大的危害。篇名《刺要论》，就是提示人们高度注意。

三、结构分析 ▶▶▶

刺法：病有浮沉，刺有浅深
- 无过其道
  - 太过→内伤
  - 不及→生外壅，壅则邪从之
- 各至其理

针刺之要：禁忌太过，内动五脏，后生大病
- 刺毫毛腠理，伤皮→内动肺，秋病温疟
- 刺皮，伤肉→内动脾，腹胀、烦、不嗜食
- 刺肉，伤脉→内动心，夏病心痛
- 刺脉，伤筋→内动肝，春病热，筋弛
- 刺筋，伤骨→内动肾，冬病胀，腰痛
- 刺骨，伤髓→髓伤，胻酸，体解㑊

刺齐论篇 第五十一

黄帝问曰：愿闻刺浅深之分。岐伯对曰：<u>刺骨者无伤筋，刺筋者无伤肉，刺肉者无伤脉，刺脉者无伤皮，刺皮者无伤肉，刺肉者无伤筋，刺筋者无伤骨。</u>〔**句释**：各句同义，均指应当浅刺时不宜深刺。〕帝曰：余未知其所谓，愿闻其解。岐伯曰：刺骨无伤筋者，针至筋而去，不及骨也。〔**句释**：此申明刺宜深者，不要浅而去之。"刺骨无伤筋者"，言病在骨，刺当及骨，若针至筋而去，不及于骨，则反伤筋气，而骨病不除，是刺骨反伤其筋也。〕刺筋无伤肉者，至肉而去，不及筋也。刺肉无伤脉者，至脉而去，不及肉也。刺脉无伤皮者，至皮而去，不及脉也。所谓刺皮无伤肉者，病在皮中，针入皮中无伤肉也。刺肉无伤筋者，过肉中筋也。<u>刺筋无伤骨者，过筋中骨也。</u>〔**句释**：此句提示切勿针刺太深。〕此之谓反也。

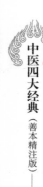
导读分析

一、篇名解析 ▶ ▶ ▶

本篇承上篇进一步论述针刺浅深的区别，故篇名为《刺齐论》。

二、文章大意 ▶ ▶ ▶

本篇阐述针刺的浅度深度是根据病的部位确定的，如果违反了刺法，就会损伤其他部位，给病人造成痛苦。这在临床上是必须注意的。

三、结构分析 ▶ ▶ ▶

皮肉筋骨，各有所主之气，刺必至其处 { 刺宜浅者，勿深，过之为逆
刺宜深者，勿浅，浅则必伤
刺宜浅者勿刺深，刺深则为反 }

刺禁论篇第五十二

黄帝问曰：愿闻禁数。〔数：几、哪些。禁数：禁刺之处有哪些。〕岐伯对曰：脏有要害，〔脏有要害：指身体中容易致命的部位。〕不可不察，肝生于左，肺藏于右，〔肝生于左，肺藏于右：指人面南而立，左东右西的位置。肝主春生之气，位居东方，故肺生于右。肺主秋收之气，位居西区，故肺藏于右。〕心部于表，肾治于里。〔心部于表，肾治于里：心为阳中之阳，故布阳气于表；肾为阴中之阴，故主阴气于里。〕脾为之使，〔脾为之使：指脾土旺于四季，主运水谷，以营四脏，故云"脾为之使"。〕胃为之市。〔胃为之市：意指胃主收纳五谷，如市之聚退。〕膈肓之上，中有父母，〔膈肓之上，中有父母：膈肓以上有心肺两脏，分主阴阳，以象父母。〕七节之傍，中有小心。〔小心：为真心，神灵之宫室。〕从之有福，逆之有咎。〔句释：遵循禁刺原则，便可取得疗效，违犯禁刺原则，便能招致害祸。〕

刺中心，一日死，其动为噫。〔其动为噫：其变动症状为嗳气。〕刺中肝，五日死，其动为语。〔语：多言多语。〕刺中肾，六日死；其动为嚏。刺中肺，三日死，〔三日：疑为五日。〕其动为咳。刺中脾，十日死，其动为吞。〔吞：吞咽。〕刺中胆，一日半死，其动为呕。

刺跗上中大脉，血出不止死。〔跗上：指足背部的冲阳穴。句释：刺足背上误中大脉，若出血不止则死。〕刺面中溜脉，〔面中溜脉：与目相流通的脉。〕不幸为盲。刺头中脑户，入脑立死。〔句释：刺头部的脑户穴，若深入脑中可使人立即死亡。〕刺舌下中脉太过，血出不止为喑。〔句释：刺舌下经脉太深，血出不止的可造成失音。〕刺足下布络中脉，血不出为肿。〔句释：刺足下布散的络脉，若血留于内，可令局部肿胀。〕刺郄中大脉，令人仆脱色。〔郄中：即委中穴。句释：刺委中穴若误伤大脉，可令人仆倒，面部脱血。〕刺气街中脉，血不出，为肿鼠仆。〔句释：刺气冲穴，若中伤血脉，血不得出，可使局部肿得象伏着的老鼠一样。〕刺脊间中髓，为伛。〔句释：刺脊髓间隙，若中伤脊髓，可使人脊背伛偻。〕刺乳上，中乳房为肿根蚀。〔句释：若中伤乳房，可令局部肿胀，若肿久不消，可使乳根溃烂腐蚀。〕刺缺盆中内陷，〔缺盆：锁骨上窝。〕气泄，令人喘咳逆。刺手鱼腹内陷为肿。〔陷：即中伤。〕

无刺在醉，〔在：疑为"大"〕令人气乱。无刺大怒，令人气逆。无刺大劳人，无刺新饱人，无刺大饥人，无刺大渴人，无刺大惊人。

刺阴股中大脉，血出不止死。刺客主人内陷中脉，为内漏为聋。〔客主人：又名上关。内漏：耳底生脓。句释：刺上关穴太深内伤中脉，可令人耳底生脓。〕刺膝髌出液，为跛。〔句释：刺伤膝髌骨下，若流出液体，可使人腿跛。〕刺臂太阴脉，出血多立死。刺足少阴脉，重虚出血，为舌难以言。〔句释：肾气虚时刺足少阴脉出血，这是重虚，可使舌转动不灵活。〕刺膺中陷中肺，为喘逆仰息。刺肘中内陷，气归之，为不屈伸。〔肘中：意指在肘弯中的尺泽、曲池等穴。〕刺阴股下三寸内陷，令人遗溺。〔句释：刺大腿内侧五里等穴太深而内伤，可令人小便失禁。〕刺腋下胁间内陷，令人咳。刺少腹中膀胱溺出，令人少腹满。刺腨肠内陷，为肿。刺匡上陷骨中脉，为漏为盲。〔匡上：即眼眶。句释：刺眼眶部深陷骨间，伤及脉络，可使人流泪不止，甚至失盲。〕刺关节中液出，不得屈伸。

导读分析

一、篇名解析 ▶▶▶

本篇着重论述针刺的禁忌问题，故篇名为《刺禁论》。

二、文章大意 ▶▶▶

本篇主要指出人体禁刺的部位及误刺后引起的病变和危险，要求施术者有所警惕。

三、结构分析 ▶▶▶

第1段：指出"脏有要害，不可不察"，以强调针刺过程中要注意要害部位的深浅和针刺手法

第2～3段：阐述了针刺不当所 ┌ 第2段：阐述刺中脏腑所导致的死期、死证
导致的不良后果 └ 第3段：阐述误刺所导致的症状

第4段：列举了大醉、大怒、大劳、新饱、大饥、大渴、大惊等多种禁刺情况

第5段：阐述针刺过深所导致的后遗症

刺志论篇第五十三

黄帝问曰：愿闻虚实之要。岐伯对曰：<u>气实形实，气虚形虚，此其常也，反此者病。</u>〔**句释**：气充实的，形体也就充实，气虚弱的，形体也就虚弱，这是正常现象，若与此相反的就是病态。〕<u>谷盛气盛，谷虚气虚，此其常也，反此者病。</u>〔**句释**：纳谷多的气盛，纳谷少的气虚，这是正常现象，与此相反的即是病态。〕<u>脉实血实，脉虚血虚，此其常也，反此者病。</u>〔**句释**：脉搏大而有力的，血液就充盛，脉搏小而细弱的血液就不足，这是正常现象，与此相反的就是病态。〕帝曰：如何而反？岐伯曰：<u>气盛身寒，气虚身热，此谓反也。</u>〔**句释**：气盛而身体反感寒冷，气虚而身体反感发热，这都是反常现象。〕<u>谷入多而气少，此谓反也。谷不入而气多，此谓反也。脉盛血少，此谓反也。脉小血多，此谓反也。</u>〔**句释**：上三句指饮食虽多而气不足、饮食虽少而气反盛、脉搏盛而血少、脉搏小而血气反多，这都是反常现象。〕<u>气盛身寒，得之伤寒。气虚身热，得之伤暑。谷入多而气少者，得之有所脱血，湿居下也。</u>〔**句释**：纳谷多而气反少，是由于失血的原因，或是由于湿邪聚于下部。〕<u>谷入少而气多者，邪在胃及与肺。脉小血多者，饮中热也。</u>〔**句释**：脉搏小而血多，是饮病而中焦有热。〕<u>脉大血少者，脉有风气，水浆不入，</u>〔**脉大血少者，脉有风气，水浆不入**：脉搏大而血少，是因为感受风邪而汤水不进。〕<u>此之谓也。夫实者，气入也；虚者，气出也。</u>〔**句释**：所谓实，是指邪气入人体；虚，是指下气外泄。〕<u>气实者，热也；气虚者，寒也。入实者，左手开针空也；入虚者，左手闭针空也。</u>〔**句释**：针刺实证，出针时左手要开其针孔，以泻其邪气。针刺虚证时，出针要用左手急按其穴，紧闭针孔，则下气不得外泄。〕

导读分析

一、篇名解析 ▶▶▶

本篇着重论述针刺的虚实补泻之法和虚实之要，故篇名为《刺志论》。

中医四大经典（善本精注版）

二、文章大意 ▶▶▶

本篇主要论述违反常规的病理表现，即气与形、谷与气、脉与血的虚实表现不合常态，从而阐明其内在机理，并指明针刺虚实的方法。

三、结构分析 ▶▶▶

1. 虚实的正常表现
- 气实形实，气虚形虚
- 谷盛气盛，谷虚气虚
- 脉实血实，脉虚血虚

2. 虚实的反常表现
- 气盛身寒，气虚身热
  - 得之身寒→气盛身寒
  - 得之伤暑→气虚身热
- 谷入多气少，谷不入气多
  - 得之有所脱血，湿居下→谷入多气少
  - 邪在胃及与肺→谷不入气多
- 脉盛血少，脉小血多
  - 饮中热→脉盛血少
  - 脉有风气，水浆不入→脉小血多

3. 虚实的原因：气入、气出

4. 虚实寒热的针法：入实者，左手开针空；入虚者，左手闭针空

针解篇 第五十四

黄帝问曰：愿闻《九针》之解，〔《九针》：系《内经》成编前之古医书。〕虚实之道。岐伯对曰：**刺虚则实之者，针下热也**，〔**刺虚则实之者，针下热也**：刺虚证使正气充实的，就是使针下产生热感。〕气实乃热也。满而泄之者，针下寒也，气虚乃寒也，**菀陈则除之者**，〔**菀陈**：即血液郁积日久的意思。菀，音"yù"。〕出恶血也。**邪盛则虚之者，出针勿按**。〔句释：王冰注："邪者，不正之目，非本经气，是则为邪，非言鬼毒精邪之所胜也。出针勿按，穴俞且开，故得经虚，邪气发泄也。"〕**徐而疾则实者，徐出针而疾按之**。〔**徐出针而疾按之**：王冰注："徐出，谓得经气已久，乃出之。疾按，谓针出穴已，速疾按之，则真气不泄，经脉气全。故徐而疾乃实也。"即刺虚用补时，可徐缓进针，正气已盛，乃疾出针，速按针孔，则经气不泄。〕疾而徐则虚者，**疾出针而徐按之**。〔**疾出针而徐按之**：刺实用泻时，可疾速入针至于经脉，即可将针缓缓起出，而徐按针孔或不闭针孔，则邪气得泄。〕言实与虚者，寒温气多少也。〔句释：张志聪注："言实与虚者，谓针下寒而少气者，为虚，邪气已去也。针下热而气多者，为实，正气已复也。"〕**若无若有者，疾不可知也**。〔句释：针下之寒温，气至之有无，来去其疾，若不细心体察是不易明辨清楚的。〕**察后与先者**，〔**察后与先者**：指察病的标本先后。〕知病先后也。为虚与

实者，工勿失其法。若得若失者，离其法也。虚实之要，九针最妙者，为其各有所宜也。补泻之时以针为之者，与气开阖相合也。〔句释：马蒔注："其针"入之后，若针下气来，谓之开，可以迎而泻之。气过谓之阖，可以随而补之，针与气开阖相合也。"〕九针之名，各不同形者，针穷其所当补泻也。

刺实须其虚者，留针阴气隆至，乃去针也。〔句释：针刺实证须使邪气虚衰，就是要待阴气隆盛，针下有阴凉感觉后才可出针。〕刺虚须其实者，阳气隆至，针下热乃去针也。〔句释：针刺虚证须使正气充实，就是要待阳气隆盛，针下有温热感觉后才可出针。〕经气已至，慎守勿失者，勿变更也。〔句释：针下经气已至，应抓住有利时机进行施术，不可随意改变手法。〕深浅在志者，知病之内外也。〔句释：针刺的深浅，要根据疾病的在内、在外而定，病在内者刺宜深，病在外者刺宜浅。〕近远如一者，深浅其候等也。〔句释：深则远，浅则近，其候气之法，与深浅等。〕如临深渊者，不敢堕也。〔句释：行针候气，应集中精神，不可稍有疏忽（以身临深渊，不敢堕慢为喻）。〕手如握虎者，〔手如握虎者：持针应坚而有力，如握虎之势。〕欲其壮。神无营于众物者，静志观病人，无视左右也。〔句释：神志不定，先从目始，目静则神静，神静则志专，病以静观，方无失也，故无视左右也。〕义无邪下者，欲端以正也。〔邪：同"斜"，不正的意思。句释：针刺时应取穴正确，正指直刺，无针左右。〕必正其神者，欲瞻病人目制其神，令气易行也。〔句释：必须注意病人的眼神，勿令斜视，以控制其精神活动，使经气易行。〕所谓三里者，下膝三寸也。跗之者，举膝分易见也。〔句释：此述跗之穴的位置。此穴举膝时肌肉可起，低膝时肌肉微陷，故云"跗之者，举膝分易见也"。〕巨虚者，跷足胻独陷者。〔巨虚：穴名。跷：举。句释：取巨虚下廉，当举足取之，则胻外两筋之间陷下处即是。〕下廉者，陷下者也。

帝曰：余闻九针，上应天地四时阴阳，愿闻其方，令可传于后世以为常也。岐伯曰：夫一天、二地、三人、四时、五音、〔五音：即宫、商、角、徵、羽。〕六律、〔六律：指十二律中阳声之律，即黄钟、太蔟、姑洗、蕤宾、夷则、无射。〕七星、〔七星：指北斗七星，即天枢、天璇、天玑、天权、玉衡、开阳、摇光七星。此处以北斗七星比拟面部的耳、目、口、鼻七窍。〕八风、〔八风：即八方之风。古籍诸书所载不一，《灵枢·九宫八风篇》指出：风从其所居之乡来为实风，主生，长养万物。从其冲后来为虚风，伤人者也，主杀主害者。"风从南方来，名曰大弱风"；"风从西南方来，名曰谋风"；"风从西方来，名曰刚风"；"风从西北方来，名曰折风"；"风从北方来，名曰大刚风"；"风从东北方来，名曰凶风"；"风从东方来，名曰婴儿风"，"风从东南方来，名曰弱风"。《灵枢》九针论载："八者，风也。风者人之股肱八节。"意思是将四时八节之风与人体四肢八节联系起来，以说明人与自然的关系。〕九野，身形亦应之。〔九野：按《灵枢》九针论张志聪注："九野者，在天为分野，在地为九州，在人为首膺喉手足腰胁。"此即"身形之应九野也"之义。〕针各有所宜，故曰九针。人皮应天，〔人皮应天：张志聪注："一者，天也。天者，阳也。五脏之应天者肺，肺者五脏六腑之盖也，皮者肺之合也，人之阳也，故人皮以应天。"〕人肉应地，〔人肉应地：二者地也，人之所以应土者，肉也。〕人脉应人，〔人脉应人：人之所以能够生长发育，依赖于血脉的运行濡养，故云。〕人筋应时，〔人筋应时：人筋十二，足筋起于足趾，手筋起于手指，手足为四肢，一如十二月分四时，故云。〕人声应音，〔人声应音：人之发声，以备五音。〕人阴阳合气应律，〔人阴阳合气应律：张志聪注："六脏六腑，阴阳相合而为六也，以六气之相合而应六律。"〕人齿面目应星，〔人面应七星者：指面有七孔，与七星相应。〕人出入气应风，〔人出入气应风：指人呼吸出入之气，犹如风象。〕人九窍三百六十五络应野。〔人九窍三百六十五络应野：张志聪注："《阴阳应象大论》曰：地有九野，人有九窍。九野者，九州之分野也，人之三百六十五络，犹地之百川流注会通于九州之间。"〕故一针皮，二针肉，三针脉，四针筋，五针骨，六针调阴阳，七针益精，八针除风，九针通九窍，除三百六十五节气。此之谓各有所主也。人心意应八风，〔人心意应八风：人之心意多变，天之八风无常，故相应也。〕人气应天，〔人气应天：天为阳，其运不息，人气亦属阳，运行不止，犹天之象也，故云。〕人发齿耳目五声应五音六律，〔人发齿耳目五声应五音六律：发之多，齿之列，耳之聪，目之明，五声之抑扬清浊，皆纷纭不乱，各有条理，故应五音六律。〕人阴阳脉血气应地，〔人阴阳脉血气应地：吴昆注："人之十二脉，外合十二水，血以象阴，水之类也。气以煦之，血以濡之，脉行而不已，水流而不息，是其应地者也。"〕人肝目应之九。〔人肝目应之九：肝主于目，在天为日月，其数当九。〕

九窍三百六十五。人一以观动静天二以候五色七星应之以候发毋泽五音一以候宫商角徵羽六律有余不足应之二地一以候高下有余九野一节俞应之以候闭节三人变一分人候齿泄多血少十分角之变五分以候缓急六分不足三分寒关节第九分四时人寒温燥湿四时一应之以候相反一四方各作解。

〔按：此段文字，残缺已久，如王冰注云："此一百二十四字，囊简烂文，文义残缺，莫可寻究，而上古书，姑且载之，以伫后之具本也。"此文《太素》卷十九知针石虽为之断句，并作了一些解释，似勉强，今姑存之，以待考，故未加注释。〕

导读分析

一、篇名解析 ▶▶▶

本篇主要解释《九针》和有关针刺的一些基本道理，故篇名为《针解篇》。

二、文章大意 ▶▶▶

本篇阐述针刺手法及九针与自然的关系，提出施行针刺者，使病人的精神毫不外越。

三、结构分析 ▶▶▶

第 1 段：阐述了虚实的针刺补泻手法，并指出九针是治疗虚实最恰当的方法

第 2 段：论述针刺虚实时应细细体会经气的来去而及时施针
强调医生施针时应精神集中、全神贯注并观察病人的精神状态
指出足三里、巨虚及下廉三穴的简易取法

第 3～4 段：阐释了九针与天、地、四时、阴阳的关系

长刺节论篇 第五十五

刺家不诊，听病者言，〔**刺家不诊，听病者言**：精通治法的医家，即使不诊，也要认真听取病人的自诉。〕在头头疾痛，为藏针之，〔**藏**：深刺。**为藏针之**：指头部皮薄肉少，刺之当深刺至肉下骨部。〕刺至骨病已止，无伤骨肉及皮，〔**皮**：为针刺入骨肉的通道。〕皮者道也。阳刺，入一傍四处。〔**入一傍四处**：指中间刺一针，在其上、下、左、右四周各刺一针。〕治寒热深专者，〔**深专者**：即病邪深入，专攻于脏。〕刺大脏，〔**大脏**：即五脏。〕迫脏刺背，背俞也，〔**背俞**：指五脏出于背部的俞穴，如肺俞、心俞、脾俞、肝俞、肾俞等。〕刺之迫脏，脏会，〔**脏会**：指背俞为脏气所会之处。吴昆注："刺俞之迫脏者，以其为脏气之会集也。"〕腹中寒热去而止，与刺之要，发针而浅出血。治痈肿者刺痈上，视痈小大深浅刺，刺大者多血，小者深之，必端内针为故止。病在少腹有积，刺皮髓以下，至少腹而止，刺侠脊两傍四椎间，〔**侠脊两傍四椎间**：此足太阳之厥阴俞，手心主脉气所及也。〕刺两髂髎季胁肋间，〔**季胁肋间**：王冰注："当是刺季肋之间京门穴也。"〕导腹中气热下已。病在少腹，腹痛不得大小便，病名曰疝，得之寒，刺少腹两股间，刺腰髁骨间，刺而多之，尽炅病已。

病在筋，筋挛节痛，不可以行，名曰筋痹，刺筋上为故，刺分肉间，不可中骨也，病起筋炅病已止。病在肌肤，肌肤尽痛，名曰肌痹。伤于寒湿，刺大分小分，〔**分**：肌肉会合处。**大分**：较大肌肉的会合处。**小分**：较小肌肉的会合处。〕多发针而深之，以热为故，〔**故**：法，即法制也。在此可引申为法则、原则。〕无伤筋骨，伤筋骨，痈发若变，〔**痈发若变**：若发生病变就要成痈。〕诸分尽热病已止。病在骨，骨重不可举，骨髓酸痛，寒气至，名曰骨痹。深者刺无伤脉肉为故，其道大分小分，骨热病已止。病在诸阳脉，且寒且热，诸分且寒且热，名曰狂。刺之虚脉，视分尽热病已止。病初发，岁一发，不治月一发，不治月四五发，名曰癫病。刺诸分诸脉，其无寒者以针调之，病已止。病风且寒且热，炅汗出，一日数过，先刺诸分理络脉；汗出且寒且热，三日一刺，百日而已。疾大风，骨节重，须眉堕，名

曰大风。〔**大风**：即疬风，今谓"大麻风"。〕刺肌肉为故，汗出百日，刺骨髓，汗出百日，凡二百日，须眉生而止针。

导读分析

一、篇名解析 ▶▶▶

本篇由于广论刺节问题，故篇名为《长刺节论》。

二、文章大意 ▶▶▶

本篇对头痛、寒热、痈肿、少腹有积、寒疝、筋痹、肌痹、骨痹、狂癫、大疯等疾病的针刺手法、进针穴位、针后反应等分别作了说明。

三、结构分析 ▶▶▶

第1段：论述了头痛、寒热、痈肿、少腹有积、寒疝疾病的发病情况及针刺手法、进针穴位和针刺要领。

第2段：论述了筋痹、肌痹、骨痹、狂癫、大疯疾病的发病情况及针刺方法、针刺禁忌和预后

卷第十五

皮部论篇第五十六

黄帝问曰：余闻皮有分部，〔皮有分部：指人体皮肤上有十二经脉分属的部位。〕脉有经纪，筋有结络，骨有度量，其所生病各异，别其分部，左右上下，阴阳所在，病之始终，愿闻其道。岐伯对曰：欲知皮部以经脉为纪者，〔经脉为纪者：指人体皮肤上的分属部位是以经脉的循行部位为纲纪。〕诸经皆然。阳明之阳，名曰害蜚，〔害蜚：《素问识》云："盖害、盍、阖，古通用。《尔雅》释宫：阖，谓之扉。疏：阖，扇也。《说文》曰：阖，门扇也，一曰闭也，蜚音扉。害蜚，即是阖扉，门扇之谓。"〕上下同法，〔上下同法：上指手经，下指足经，言其络脉之色主病的诊法是相同的。〕视其部中有浮络者，皆阳明之络也，其色多青则痛，多黑则痹，黄赤则热，多白则寒，五色皆见，则寒热也。络盛则入客于经，阳主外，阴主内。〔阳主外，阴主内：络脉在外属阳，经脉在内属阴，故曰阳主外，阴主内。〕少阳之阳，名曰枢持，〔枢持：指少阳枢转阳气的作用，似门户之转轴。枢，门户的转枢。〕上下同法，视其部中有浮络者，皆少阳之络也。络盛则入客于经，故在阳者主内，在阴者主出，以渗于内，〔络盛则入客于经……以渗于内：高士宗注："皮络之邪过盛，则入客于经。络为阳主外，络盛客经，则阳气内入，故在阳者主内。经为阴主内，阳气内入则阴气外出，故在阴者主出，出而复入，以渗于内。"〕诸经皆然。太阳之阳，名曰关枢，〔关枢：意谓太阳主一身之表，具有卫外而为固的功能，可约束少阳枢转出入之机，故曰关枢。〕上下同法，视其部中有浮络者，皆太阳之络也。络盛则入客于经。少阴之阴，名曰枢儒，〔少阴之阴，名曰枢儒：少阴位于太阴、厥阴之间，具有枢转阴阳之功，与"少阳为枢"之义同，故喻之曰"枢儒"。〕上下同法，视其部中有浮络者，皆少阴之络也。络盛则入客于经，其入经也，从阳部注于经，〔从阳部注于经：指病邪由络内注于经。络为阳，经为阴，故曰从阳部注于经。〕其出者，从阴内注于骨。〔从阴内注于骨：指病邪由阴经内渗而入于骨。〕心主之阴，名曰害肩，〔害肩：《素问识》云："盖肩，掮同，枅也。《说文》：枅，屋栌也。"〕上下同法，视其部中有浮络者，皆心主之络也。络盛则入客于经。太阴之阴，名曰关蛰，〔**关蛰**：《素问识》云："盖蛰，是桼之讹。桼，闑同。《周礼》考工记郑注：'闑，古文作桼，乃门中橛也。'关桼者，取义于门中橛，左右之扉合处欤。"这说明太阴有闭藏的作用，不使阴气外泄。〕上下同法，视其部中有浮络者，皆太阴之络也。络盛则入客于经。凡十二经络脉者，皮之部也。

是故百病之始生也，必先于皮毛，邪中之则腠理开，开则入客于络脉，留而不去，传入于经，留而不去，传入于腑，廪于肠胃。〔**廪**：王冰注："积也，聚也。"〕邪之始入于皮也，<u>泝然</u>起毫毛，〔**泝然**：王冰注："泝然，恶寒也。"泝，音"sù"。〕开腠理；其入于络也，则络脉盛，色变；其入客于经也，则感虚乃陷下；其留于筋骨之间，寒多则筋挛骨痛，热多则筋弛骨消，肉烁䐃破，<u>毛直而败</u>。〔**毛直而败**：指毛皮枯槁的败证。〕

帝曰：夫子言皮之十二部，其生病皆何如？岐伯曰：<u>皮者，脉之部也</u>，〔**皮者，脉之部也**：皮之分部，即脉气循行处之分部。〕邪客于皮则腠理开，开则邪入客于络脉，络脉满则注于经脉，经脉满则入舍于腑脏也，故皮者有分部，<u>不与而生大病也</u>。〔**不与而生大病也**：在浅不疗，遂生大病也。与：治疗。〕帝曰：善。

导读分析

一、篇名解析 ▶▶▶

本篇主要论述十二经脉在人体皮肤上的分属部位，故篇名为《皮部论》。

二、文章大意 ▶▶▶

本篇阐述十二经脉在皮部的分属部位，提出如何从皮部上所见的络脉色泽来了解邪气侵入人体的程序，以此认识各经脉的疾病，从而掌握早期治疗的时机。

三、结构分析 ▶▶▶

第 1 段：论述如何依据十二经分属皮部及皮部的络脉的色泽，判断疾病的寒热
第 2 段：阐述病邪侵犯人体，首先是皮肤受病，然后一步一步侵入经络、筋骨、肠胃、五脏六腑的病变过程
第 3 段：再次阐述病邪由皮部侵入络脉、经脉，最后侵入脏腑的病变过程，指出皮部的病变不及时治疗，就会导致脏腑的大病

经络论篇第五十七

黄帝问曰：夫络脉之见也，〔见：同"现"。〕其五色各异，青黄赤白黑不同，其故何也？岐伯对曰：经有常色而络无常变也。〔无常变：变无常。〕帝曰：经之常色何如？岐伯曰：心赤，肺白，肝青，脾黄，肾黑，皆亦其经脉之色也。帝曰：络之阴阳，〔络之阴阳：即阴络阳络。阴络指较深的络脉，阳络指较浅的络脉。〕亦应其经乎？岐伯曰：阴络之色应其经，阳络之色变无常，〔阴络之色应其经，阳络之色变无常：深而在内者是为阴络，阴络近经，色则应之，故分五行以配五脏而色有常也。浅而在外者是为阳络，阳络浮显，色不应经，故随四时之气以为进退，而变无常也。〕随四时而行也。寒多则凝泣，凝泣则青黑，热多则淖泽，淖泽则黄赤。此皆常色，谓之无病。五色具见者，谓之寒热。帝曰：善。

导读分析

一、篇名解析 ▶▶▶

本篇主要论述经络的色泽变化，故篇名为《经络论》。

二、文章大意 ▶▶▶

本篇论述了经脉的常色和络脉颜色的临床意义，指出经脉的常色心赤、肺白、肝青、脾黄、肾黑是不变的，而络脉的颜色随着气候、疾病的变化而变化。本篇是色诊部分中的重要中医文献。

三、结构分析 ▶▶▶

1. 指出经脉颜色的规律：为五行常色，恒定不变
2. 论述五脏应五色，应经脉之色（心赤、肺白、肝青、脾黄、肾黑）
3. 指出络脉颜色的变化规律
   - 阴络：在内，系于经，色应其经（应五脏之色）
   - 阳络：在外，浮于皮，色变无常（随四时而行）
     - 秋寒多则凝泣（青黑）
     - 春夏多刚温热（黄赤）
     - 常色→病
     - 五色具见→浮络之色→病色→寒热病

气穴论篇第五十八

　　黄帝问曰：余闻气穴三百六十五以应一岁，〔气穴：即腧穴，或称孔穴，乃经气输注之处，故名气穴。〕未知其所，愿卒闻之。岐伯稽首再拜对曰；窘乎哉问也！其非圣帝，孰能究其道焉，因请溢意尽言其处。〔溢意：尽情。〕帝捧手逡巡而却曰：〔捧手逡巡而却：即退让谦逊的意思。逡巡：逡，音"jùn"，亦作"逡循"。却：退。逡巡而却：欲进不进，迟疑不决的样子。〕夫子之开余道也，目未见其处，耳未闻其数，〔数：《类经》七卷第七注："真数，格物穷理之数也。"意指气穴之数理。〕而目以明，耳以聪矣。岐伯曰：此所谓圣人易语，良马易御也。帝曰：余非圣人之易语也，世言真数开人意，今余所访问者真数，发蒙解惑，未足以论也。然余愿闻夫子溢志尽言其处，令解其意，请藏之金匮，不敢复出。岐伯再拜而起曰：臣请言之，背与心相控而痛，所治天突与十椎及上纪下纪。〔天突：在胸骨上窝正中，阴维，任脉之会，先直刺二分，再将针尖斜向下刺五分至一寸。十椎：指第十胸椎棘突下的中枢穴。〕上纪者胃脘也，〔胃脘：指中脘穴，一名太仓，胃的募穴。在上脘下一寸，手太阳、少阳、足阳明所生，任脉气所发。〕下纪者关元也。〔关元：一名次门，小肠的募穴。在脐下三寸，足三阴，任脉之会。〕背胸邪系阴阳左右，如此其病前后痛涩，胸胁痛而不得息，不得卧，上气短气偏痛，脉满起斜出尻脉，络胸胁支心贯膈，上肩加天突，斜下肩交十椎下。

　　脏俞五十穴，〔脏俞五十穴：脏指肝心脾肺肾五脏，俞即井荥俞经合五俞。五脏各有五俞，五五二十五，左右相加，共五十六。〕腑俞七十二穴，〔腑俞七十二穴：腑指胆胃大肠小肠膀胱三焦，俞即井荥俞原经合六俞，六腑各有六俞，六六三十六，左右相加，共七十二穴。〕热俞五十九穴，〔热俞五十九穴：指可以治热病的五十九个腧穴。详见《水热穴论》。〕水俞五十七穴。〔水俞五十七穴：指治水病的五十七个腧穴。详见《水热穴论》。〕头上五行，行五，五五二十五穴。〔句释：刺热病的五十九穴中，头上有五行，每行五穴，计中行有上星、囟会、前顶、百会、后顶；次傍两行有五处、承光、通天、络却、玉枕；又次傍两行有临泣、目窗、正营、承灵、脑空。以上共五行，每行五穴。〕中膂两傍各五，〔中膂两傍各五：即肺俞、心俞、肝俞、脾俞、肾俞。指脊椎两傍各五穴。膂，音"lǚ"，同"膋"，脊。〕凡十穴。大椎上两傍各一，〔大椎上两傍各一：为大杼穴〕凡二穴，目瞳子浮白二穴，〔目瞳子浮白：指瞳子髎、浮白二穴。〕两髀厌分中二穴，〔两髀厌分中：指环跳穴。在股骨大转子最高点与骶管裂孔的连线上，中三分之一与外三分之一的连接点。侧卧屈股取之。为足少阳、太阳之会。〕犊鼻二穴，〔犊鼻：穴名，在髌骨下缘，当髌韧带之外侧陷凹中。为足阳明脉气所发。〕耳中多所闻二穴，〔多所闻：又名听宫穴，在耳屏前方，当耳屏与下颌小头后缘之间的凹陷处。为手足少阳、手太阳之会。〕眉本二穴，〔**眉本二穴**：指攒竹穴，在眉头陷中。为足太阳脉气所发。〕完骨二穴，〔**完骨**：在乳突后下方之凹陷中。为足太阳、少阳之会。〕项中央一穴，〔**项中央**：指风府穴，在项后正中，入发际上一寸。为督脉、阳维之会。〕枕骨二穴，〔**枕骨**：一名窍阴，在浮白穴下，乳突根部。为足太阳、少阳之会。〕上关二穴，〔**上关**：穴名，在颧弓上缘，下关穴直上。为手足少阳、足阳明之会。〕大迎二穴，〔**大迎**：穴名，在下颌角前一寸三分凹陷中。为足阳明脉气所发。〕下关二穴，〔**下关**：穴名，在颧弓与下颌切迹之间的凹陷中，闭口有孔，开口即闭。为足阳明、少阳之会。〕天柱二穴，〔**天柱**：穴名，在哑门穴傍开一寸三分，当斜方肌外缘之陷凹中。为足太阳脉气所发。〕巨虚上下廉四穴，〔**巨虚上下廉**：即上巨虚、下巨虚，左右共四穴。上巨虚在足三里穴下三寸，为足阳明脉气所发。下巨虚在上巨虚三寸，为足阳明脉气所发。〕曲牙二穴，〔**曲牙**：穴名，一名颊车，在下颌角前上方约一横指处的陷凹中。为足阳明脉气所发。〕天突一穴，天府二穴，〔**天府**：穴名，在腋前纹头之下三寸，肱二头肌之外缘。为手太阴脉气所发。〕天牖二穴，〔**天牖**：穴名，在乳突后下方，胸锁乳突肌后缘，约与下颌角相平处。手少阳脉气所发。〕扶突二穴，〔**扶突**：穴名，在结喉之旁三寸处。为足阳明脉气所发。〕天窗二穴，〔**天窗**：穴名，在扶突后当胸锁乳突肌之后缘。为手太阳脉气所发。〕肩解二穴，〔**肩解**：指肩井穴，在大椎与肩峰连线的中点。为手足少阳、阳维之会。〕关元一穴，委阳二穴，〔**委阳**：穴名，在腘横纹外端，股二头肌内缘。为足太阳脉气所发。〕肩贞二穴，〔**肩贞**：在腋后纹头上一寸。为手太阳脉气所发。〕瘖门一穴，〔**瘖门**：在后发际正中直上五分，为督脉、阳维之会。〕脐一穴，〔**脐**：指神阙穴，属任脉。〕胸俞十二穴，〔**胸俞十二穴**：指俞府、彧中、神藏、灵墟、神封、步廊，以上左右共十二穴。俞府在锁骨下缘，前正中线旁二寸。彧中在俞府穴直下，第一肋间隙。神藏在彧中穴直下一肋。灵墟在神藏穴直下一肋。神封在灵墟穴直下一肋。步廊在神封穴直下一肋。均为足少阴脉气所发。〕背俞二穴，〔**背俞二穴**：指大杼穴，在第一胸椎棘突下傍开一寸五分，为督脉别络，手、足太阳之会。〕膺俞十二穴，〔**膺俞十二穴**：指云门、中府、周荣、胸乡、天溪、食窦，以上左右共十二穴。云门为手太阴脉气所发，中府为手足太阴之会，余均为足太阴脉气所发。云门在前正中线旁六寸，锁骨下缘。中府在云门穴下，平第一肋间隙。周荣在中府穴直下，第二肋间隙中。胸乡在周荣穴直下，第三肋间隙中。天溪在胸乡穴直下，第四肋间隙中。食窦在天溪穴直下，第五肋间隙中。〕分肉二穴，踝上横二穴，〔**踝上横二穴**：指交信、附阳二穴。〕阴阳跷四穴，〔**阴阳跷四穴**：即照海、申脉，左右共四穴。照海在内踝下陷凹中，阴跷脉所生。直刺五至八分。灸三至五壮，或艾条灸五至十分钟。申脉在外踝下陷凹中，阳跷脉所生。〕水俞在诸分，热俞在气穴，寒热俞在两骸厌中二穴，〔**两骸厌中**：谓膝下外侧骨厌中，即足少阳阳关穴。〕大禁二十五，在天府下五寸。〔**在天府下五寸**：指手阳明大肠经的五里穴。〕凡三百六十五穴，针之所由行也。

帝曰：余已知气穴之处，游针之居，〔**游针之居**：施行针刺的处所。〕愿闻孙络溪谷，〔**孙络**：络脉别出的小络。**溪谷**：《类经》七卷第八注："肉之会依乎骨，骨之会在乎节，故大节小节之间，即大会小会之所，而溪谷出乎其中。凡分肉之间，溪谷之会，皆所以行荣卫之大气者也。宋均曰：无水曰谷，有水曰溪。故溪谷之在天地，则所以通风水，在人身，则所以通气血。"〕亦有所应乎？岐伯曰：孙络三百六十五穴会，亦以应一岁，以溢奇邪，〔**以溢奇邪**：指邪气自皮毛而入客于孙络，泛溢于大络而生奇病。〕以通荣卫，荣卫稽留，卫散荣溢，气竭血著，〔**气竭血著**：意指卫气耗散，营血流滞不得畅行。**著**：同"着"，凝结而不流。〕外为发热，内为少气，疾泻无怠，以通荣卫，见而泻之，无问所会。帝曰：善。愿闻溪谷之会也。岐伯曰：肉之大会为谷，肉之小会为溪，肉分之间，溪谷之会。以行荣卫，以会大气。〔**大气**：指宗气。〕邪溢气壅，脉热肉败，荣卫不行，必将为脓，内销骨髓，外破大䐃，〔**䐃**：指大肉。音"jūn"。**邪溢气壅……外破大䐃**：邪气壅滞为热，内则销骨烁髓，外则坏肉破䐃。〕留于节凑，〔**凑**：理。与"腠"通。〕必将为败。积寒留舍，荣卫不居，卷肉缩筋，肋肘不得伸，内为骨痹，外为不仁，命曰不足，大寒留于溪谷也。溪谷三百六十五穴会，亦应一岁。其小痹淫溢，〔**小痹**：即邪在孙络，尚未深入于里的痹证，称为小痹。〕循脉往来，微针所及，与法相同。帝乃辟左右而起，再拜曰：今日发蒙解惑，藏之金匮，不敢复出。乃藏之金兰之室，署曰"气穴所在"。〔**句释**：将《气穴论》藏在金兰室内，并题上书名："气穴所在"。**金兰之室**：《太素》卷十一气穴注："金兰之室，藏书府也。"〕岐伯曰：孙络之脉别经者，其血盛而当泻者，亦三百六十五脉，并注于络，传注十二络脉，〔**十二络脉**：即十二正经之络脉。在此似应指十四络脉。〕非独十四络脉也，〔**十四络脉**：即十二经之络脉加任、督二脉之络，共为十四络脉。络脉十五，而脾之大络亦寓于中。在此似应指十二络脉。〕内解泻于中者十脉。〔**解**：解散，解除，即刺节真邪篇"解结"之谓。**泻**：泻去其实。**中者**：五脏。**十脉**：络虽十二，而分属于五脏，故可解泻于中，左右各五，故云十脉。〕

导读分析

一、篇名解析 ▶▶▶

本篇主要论述人体脏腑经络之气所发的三百六十五个气穴，故篇名为《气穴论》。

二、文章大意 ▶▶▶

本篇主要介绍人体三百六十五个穴位的分布概况并说明气穴与孙络、经络、经脉、溪谷、荣卫等关系。

三、结构分析 ▶▶▶

第 1 段：阐述背胸相控而痛的病机、症状及针刺治疗穴位

第 2 段：论述人体十四经三百六十五个气穴的分布概况

第 3 段
1. 说明孙络溪谷与三百六十五个气穴的生理、病理关系
2. 说明溪谷交会及荣卫气血运行的情况

气府论篇第五十九

　　足太阳脉气所发者七十八穴：两眉头各一，〔两眉头各一：指攒竹穴。〕入发至顶三寸半，傍五，相去三寸，〔入发至顶三寸半……相去三寸：高士宗注："顶，前顶穴也。自攒竹入发际至前顶，其中有神庭、上星、囟会，故上三寸半。前顶在中行，次两行，外两行，故旁五，言自中及旁有五行也。"〕其浮气在皮中者凡五行，〔浮气：指经脉浮于头部巅顶之气。〕行五，五五二十五，项中大筋两傍各一，〔项中大筋两傍各一：指天柱二穴。〕风府两傍各一，〔风府两傍各一：王冰注："谓风池二穴也。"〕侠脊以下至尻尾二十一节十五间各一，〔十五间各一：王冰注："十五间各一者，今《中诰孔穴图经》所存者十三穴，左右共二十六，谓附分、魄户、神堂、譩譆、鬲关、魂门、阳纲、意舍、胃仓、肓门、志室、胞肓、秩边十三也。"〕五脏之俞各五，〔五脏之俞各五：指肺俞、心俞、肝俞、脾俞、肾俞五穴，左右凡十穴，为五脏之俞。〕六腑之俞各六，〔六腑之俞各六：指胆俞、胃俞、三焦俞、大肠俞、小肠俞、膀胱俞六穴，左右凡十二穴，为六腑之俞。〕委中以下至足小指傍各六俞。〔指：古亦为"趾"。六俞：指委中、昆仑、京骨、束骨、通谷、至阴六穴，左右凡十二穴。〕

　　足少阳脉气所发者六十二穴：两角上各二，〔两角上各二：指在头两角之上各有天冲、曲鬓二穴。〕直目上发际内各五，〔直目上发际内各五：指瞳孔直上之发际内有临泣、目窗、正营、承灵、脑空五穴，左右凡十穴。〕耳前角上各一，〔耳前角上各一：指颔厌二穴。〕耳前角下各一，〔耳前角下各一：指悬厘二穴。〕锐发下各一〔锐发下各一：指和髎二穴。锐发：即耳前鬓发，俗称鬓角。〕客主人各一，〔客主人各一：即上关二穴。〕耳后陷中各一，〔耳后陷中各一：指翳风二穴。〕下关各一，〔下关各一：即足阳明经的下关二穴。〕耳下牙车之后各一，〔耳下牙车之后各一：王冰注："谓颊车二穴也。"〕缺盆各一，腋下三寸，胁下至胠，八间各一，〔腋下三寸，胁下至胠，八间各一：王冰注："腋下，谓渊腋、辄筋、天池。胁下至胠，则日月、章门、带脉、五枢、维道、居髎，九穴也，左右共十八穴也。……所以谓之八间者，自腋下三寸至季肋凡八肋骨。"〕髀枢中，傍各一，〔髀枢中，傍各一：指环跳穴。〕膝以下至足小指次指各六俞。〔膝以下至足小指次指各六俞：指阳陵泉、阳辅、丘墟、临泣、侠溪、窍阴六穴，左右凡十二穴。〕

　　足阳明脉气所发者六十八穴：额颅发际傍各三，〔额颅发际傍各三：高士宗注："从额颅入发际有本神、头维、悬颅，两旁各三，凡六穴。"〕面鼽骨空各一，〔面鼽骨空各一：面鼽骨，即颧骨。指四白穴，左右凡二穴。鼽，音"qiǔ"。〕大迎之骨空各一，〔大迎之骨空各一：指大迎穴，左右凡二穴。〕人迎各一，缺盆外骨空各一，〔缺盆外骨空各一：指天髎穴，左右凡二穴。〕膺中骨间各一，〔膺中骨间各一：指气户、库房、屋翳、膺窗、乳中、乳根六穴也，左右凡十二穴。〕侠鸠尾之外，当乳下三寸，侠胃脘各五，〔侠胃脘各五：指不容、承满、梁门、关门、太乙五穴，左右凡十穴。〕侠脐广三寸各三，〔侠脐广三寸各三：指滑肉门、天枢、外陵三穴，左右凡六穴。〕下脐二寸侠之各三，〔下脐二寸侠之各三：王冰注："下脐二寸，则外陵下同身寸之一寸，大巨穴也。各三者，谓大巨、水道、归来也。"〕气街动脉各一，〔气街动脉各一：指气冲穴，左右共二穴。〕伏兔上各一，〔伏兔上各一：指髀关穴，左右凡二穴。〕三里以下至足中指各八俞，〔三里以下至足中指各八俞：王冰注："谓三里、上廉、下廉、解溪、冲阳、陷谷、内庭、厉兑八穴也。左右言之，则十六俞也。"〕分之所在穴空。〔分之所在穴空：吴昆注："分之所在穴空者，言上文六十八穴，皆大明部分所在之穴孔也。"〕

手太阳脉气所发者三十六穴：目内眦各一，〔目内眦各一：王冰注："谓睛明二穴垫，在目囱眦，手足太阳、足阳明、阴跷、阳跷五脉之会。"〕目外各一，〔目外各一：高士宗注："目外，谓目外眦，两瞳子髎穴。"〕颧骨各一，〔颧骨各一：指颧骨下颧髎穴，左右凡二穴。〕耳郭上各一，〔耳郭上各一：郭亦作廓，凡四周及外部皆曰郭。指在两耳廓上的角孙穴，左右凡二穴。〕耳中各一，〔耳中各一：指听宫穴，左右凡二穴。〕巨骨穴各一，曲掖上骨穴各一，〔曲掖上骨穴各一：指臑俞穴，左右凡二穴。掖，同"腋"。〕柱骨上陷者各一，〔柱骨上陷者各一：指肩井穴，左右凡二穴。〕上天窗四寸各一，〔上天窗四寸各一：王冰注："谓天窗、窍阴四穴也。"〕肩解各一，〔肩解：即肩胛骨与肱骨交会分解之处。高士宗注："肩外解分之处，两秉风穴也。"〕肩解下三寸各一，〔肩解下三寸各一：指天宗穴，左右凡二穴。〕肘以下至手小指本各六俞。〔肘以下至手小指本各六俞：指少海、阳谷、腕骨、后溪、前谷、少泽六穴，左右凡十二穴。小指本：指经脉起于小指之端，故曰小指本。〕

手阳明脉气所发者二十二穴：鼻空外廉，〔鼻空外廉：指迎香穴。〕项上各二，〔项上：指扶突穴，左右各二，凡四穴。〕大迎骨空各一，柱骨之会各一，〔柱骨之会各一：指天鼎穴，左右凡二穴。〕髃骨之会各一，〔髃骨之会各一：指肩髃穴，左右凡二穴。髃骨：指肩端之骨镈。髃骨之会：肩髃在肩臂相会处的骨镈中，故云。〕肘以下至手大指次本各六俞。〔肘以下至手大指次本各六俞：指曲池、阳溪、合谷、三间、二间、商阳六穴，左右凡十二穴。〕

手少阳脉气所发者三十二穴：颧骨下各一，〔颧骨下各一：指手太阳颧髎二穴也，手少阳之会，此与手太阳脉气所发者重。〕眉后各一，〔眉后各一：指丝竹空穴，左右凡二穴。〕角上各一，〔角上各一：《太素》卷十一气府注："领厌左右二穴。"角上：指耳的前角上。〕下完骨后各一，〔下完骨后各一：指天牖穴，左右凡二穴。完骨：一指骨名，即今之所谓"乳突"，一指穴名，即在乳突后下方陷中的完骨穴，在此应为骨名。〕项中足太阳之前各一，〔项中足太阳之前各一：《素问释义》云："即足少阳风池二穴，重出。"此与足太阳脉气所发者重。〕侠扶突各一，〔侠扶突各一：指天窗穴，左右凡二穴。〕肩贞各一，肩贞下三寸分间各一，〔肩贞下三寸分间各一：指肩窌、臑会、消泺，左右共六穴。〕肘以

下至手小指次指本各六俞。〔肘以下至手小指次指本各六俞：指天井、支沟、阳池、中渚、液门、关冲六穴也。左右凡十二俞。〕

督脉气所发者二十八穴：项中央二，〔项中央二：指风府、哑门二穴。〕发际后中八，〔发际后中八：指神庭、上星、囟会、前顶、百会、后顶、强间、脑户穴。〕面中三，〔面中三：指素髎、水沟、兑端三穴。〕大椎以下至尻尾及傍十五穴。〔大椎以下至尻尾及傍十五穴：王冰注："脊椎之间有大椎、陶道、身柱、神道、灵台、至阳、筋缩、中枢、脊中、悬枢、命门、阳关、腰俞、长强、会阳十五俞也。"〕至骶下凡二十一节，脊椎法也。

任脉之气所发者二十八穴，喉中央二，〔喉中央二：指廉泉、天突二穴。〕膺中骨陷中各一，〔膺中骨陷中各一：指胸膺中行之骨陷中有璇玑、华盖、紫宫、玉堂、膻中、中庭六穴。〕鸠尾下三寸，〔鸠尾：心前蔽骨。〕胃脘五寸，〔胃脘：上脘。〕胃脘以下至横骨六寸半一。〔一：谓一寸当有一穴。自鸠尾至横内此上下共十四寸半，故亦有十四穴。即鸠尾、巨阙、上脘、中脘、建里、下脘、水分、脐中、阴交、气海、丹田、关元、中极、曲骨。〕腹脉法也。下阴别一，〔下阴别一：《类经》七卷第九注："自曲骨之下，别络两阴之间，为冲、督之会，故曰阴别。一，谓会阴穴也。"〕目下各一，〔目下各一：指承泣穴，左右凡二穴。〕下唇一，〔下唇一：指承浆穴。〕龈交一。〔龈交一：指督脉的龈交穴，为任脉之会。〕

冲脉气所发者二十二穴：侠鸠尾外各半寸至脐寸一，〔侠鸠尾外各半寸至脐寸一：指鸠尾之旁各五分至脐每寸一穴。指幽门、通谷、阴都、石关、商曲、肓俞六穴，左右则十二穴。〕侠脐下傍各五分至横骨寸一。〔侠脐下傍各五分至横骨寸一：指侠脐之两旁各五分至横骨一寸一穴，即中注、四满、气穴、大赫、横骨五穴，左右凡十穴，皆属冲脉与足少阴之会穴。〕腹脉法也。

足少阴舌下，〔足少阴舌下：王冰注："足少阴舌下二穴，在人迎前陷中动脉前，是日月本，左右二也。足少阴脉气所发，刺可入同身寸之四分。"〕厥阴毛中急脉各一，〔厥阴毛中急脉各一：《类经》七卷第九注："急脉在阴毛之中。凡疝气急痛者，上引小腹，下引阴丸，即急脉之验，厥阴脉气所发也。"〕手少阴各一，〔手少阴各一：指手少阴郄穴也。〕阴阳跷各一，〔阴阳跷各一：阴跷所生照海，阳跷所起申脉，左右四穴。〕手足诸鱼际脉气所发者，凡三百六十五穴也。

导读分析

一、篇名解析 ▶▶▶

本篇所论乃各经脉气所发俞穴的数目和大体部门因诸经脉气交会所发之府，乃俞穴所在之处，故篇名为《气府论》。

二、文章大意 ▶▶▶

    本篇论述手足三阳经脉、督脉、任脉、冲脉等脉气所发的人体三百六十五个气穴，同时详细论述了每个穴的位置及其寻找的方法。所列举的俞穴，有的属本经，有的属他经。文中划分了手足三阳经脉、督脉、任脉、冲脉等脉气所发的几个系统，指出气穴的气来源于经气，经脉之气就是气穴之气的府（气府）。

三、结构分析 ▶▶▶

共三百六十五个穴

第 1 段：说明足太阳经脉气所发的七十八个穴位的分布概况
第 2 段：说明足少阳经脉气所发的六十二个穴位的分布概况
第 3 段：说明足阳明经脉气所发的六十八个穴位的分布概况
第 4 段：说明手太阳经脉气所发的三十六个穴位的分布概况
第 5 段：说明手阳明经脉气所发的二十二个穴位的分布概况
第 6 段：说明手少阳经脉气所发的三十二个穴位的分布概况
第 7 段：说明督脉气所发的二十八个穴位的分布概况
第 8 段：说明任脉气所发的二十八个穴位的分布概况
第 9 段：说明冲脉气所发的二十二个穴位的分布概况

第 10 段：脉气所发之穴

足少阴舌下二穴
厥阴毛中急脉各一穴
手少阴各一穴
阴阳蹻各一穴
手足的鱼际穴

卷第十六

骨空论篇第六十

黄帝问曰：余闻风者百病之始也，以针治之奈何？岐伯对曰：风从外入，令人振寒，汗出头痛，身重恶寒，治在风府，〔风府：风府乃督脉经气所发之腧穴，太阳之会，为风邪所聚之处。〕调其阴阳，不足则补，有余则泻。大风颈项痛，刺风府，风府在上椎。大风汗出，灸譩譆，〔譩譆：穴名，属足太阳脉气所发，在第六胸椎棘突下两旁各三寸。〕譩譆在背下侠脊傍三寸所，**厌之令病者呼譩譆**，〔**厌之令病者呼譩譆**：即以手指按奈譩譆穴。厌，通"压"。譩譆一应手。**从风憎风**，〔**从**：迎。**憎**：恶。**从风憎风**：迎风恶风。〕**刺眉头**。〔**眉头**：即攒竹穴，在眉头之陷凹中。〕**失枕在肩上横骨间**。〔**失枕**：即颈项强痛，难以回顾，不能就枕，俗称"落枕"。每因风邪侵袭，枕卧姿势不当而致。〕**折使揄臂齐肘正，灸脊中**。〔**句释**：张志聪注：折者，谓脊背鬐折，而不能伸舒也，"揄"读作摇，谓摇其手臂，下垂齐肘尖，而正对于背中，以灸脊中之节穴。〕**眇络季胁引少腹而痛胀**，〔**眇络**：指侠脊两傍之空软处的脉络。眇，音"miǎo"。〕**刺譩譆。腰痛不可以转摇，急引阴卵，刺八髎与痛上**，〔**八髎**：指上髎、次髎、中髎、下髎，左右八穴的总称。〕**八髎在腰尻分间。鼠瘘寒热**，〔**鼠瘘**：指瘰疬病已溃后，其形如鼠穴，塞其一洞，复穿其一，故名鼠瘘。〕**还刺寒府，寒府在附膝外解营**。〔**寒府在附膝外解营**：意指寒府在膝关节外侧的骨缝中。解：为骨之分解处，即骨缝的意思。营：窟，意指穴腧。〕**取膝上外者使之拜**。〔**句释**：取膝上外解骨缝之穴，应取膝部微屈下拜的姿势，则穴空易开。〕**取足心者使之跪。**

任脉者，起于中极之下，〔**中极**：穴名，在脐下四寸。〕以上毛际，循腹里上关元，至咽喉，上颐循面入目。冲脉者，〔**冲脉**：《难经》二十八难杨玄操注："冲者，通也。言此脉下至于足，上至于头，通受十二经之气血，故曰冲焉。"〕起于气街，并少阴之经，侠脐上行，至胸中而散。任脉为病，男子内结七疝，〔**七疝**：指七种不同类型的疝气。〕女子带下瘕聚。〔**带下**：指赤、白带下。**瘕**：指癥瘕。**聚**：指积聚。〕冲脉为病，逆气里急。督脉为病，脊强反折。督脉者，起于少腹以下骨中央，女子入系廷孔，〔廷孔：指尿道口。〕其孔，溺孔之端也，其络循阴器合篡间，〔阴器：生殖器。篡：前阴、后阴之间，即会阴部。〕绕篡后，别绕臀，至少阴与巨阳中络者，合少阴上股内后廉，贯脊属肾，与太阳起于目内眦，上额交巅上，入络脑还出别下项，循肩髆内，侠脊抵腰中，入循膂络肾；其男子循茎下至篡，与女子等；其少腹直上者，贯脐中央，上贯心入喉，上颐环唇，上系两目之下中央。此生病，从少腹上冲心而痛，不得前后，为冲疝。其女子不孕，癃痔遗溺嗌干。督脉生病治督脉，治在骨上，甚者在脐下营。〔脐下营：指脐下小腹部之腧穴。〕

其上气有音者，治其喉中央，在缺盆中者。〔其喉中央，在缺盆中者：指在喉中央的廉泉穴和在两缺盆间的天突穴。〕其病上冲喉者，治其渐，〔治其渐：意指应取侠颐处的大迎穴治疗。〕渐者侠颐也。蹇膝伸不屈，〔蹇膝：即膝部疼痛屈曲艰难。蹇，音"jiān"。〕治其楗。〔治其楗：于股部取穴治疗。楗：据下文"辅骨上横骨下为楗"，指股部。〕坐而膝痛，治其机。〔机：据下文"侠髋为机"，指环跳穴。治其机：可取环跳穴治疗。〕起而引解，治其骸关。〔骸关：据下文"膝解为骸关"，指膝关节外侧之骨间隙。〕膝痛，痛及拇指，治其腘。〔治其腘：指当取膝腘处的委中穴治疗。〕坐而膝痛如物隐者，治其关。〔关：据下文"腘上为关"，指股骨背侧部。治其关：于股骨之背侧部取穴治疗。〕膝痛不可屈伸，治其背内。〔治其背内：指当取足太阳经之在背部的腧穴治疗。〕连骺若折，治阳明中俞髎。若别，治巨阳、少阴荥。〔巨阳：即太阳。荥：荥穴，太阳荥穴为通谷，少阴荥穴为然谷穴。〕淫泺胫酸，不能久立，治少阳之维，〔少阳之维：即指足少阳胆经之络穴光明。〕在外踝上五寸。辅骨上横骨下为楗，侠髋为机，膝解为骸关，侠膝之骨为连骸，骸下为辅，辅上为腘，腘上为关，头横骨为枕。

水俞五十七穴者，尻上五行，行五，〔尻上五行，行五：即尻骨向上，共分五行，每行五穴。详见《水热穴论》。〕伏兔上两行，行五，〔伏兔上两行，行五：指伏兔上腹部有二行，每行五穴。详见《水热穴论》。〕左右各一行，行五，〔左右各一行，行五：指伏兔上腹部又左右各有一行，每行五穴。详见《水热穴论》。〕踝上各一行，行六穴。〔踝上各一行，行六穴：指内踝上各有一行，每行六穴。详见《水热穴论》。〕髓空在脑后三分，〔髓空：即骨空，为通髓之处，精髓气血由此出入。〕在颅际锐骨之下，〔在颅际锐骨之下：指在颅后锐骨之下的风府穴。〕一面龂基下，〔龂基下：龂，音义同"龈"。《类经》八卷第十九注："唇内上齿疑缝中曰龂交，则上齿缝中当为'龂基'下者，乃颐下正中骨镈也。"〕一在项后中复骨下，〔复骨下：指大椎之上，伏而不显之椎下的哑门穴。〕一在脊骨上空在风府上。脊骨下空，在尻骨下空。〔尻骨下空：指长强穴。〕数髓空在面侠鼻，〔数髓空在面侠鼻：《类经》八卷第十九注："数，数处也。在面者，如足阳明之承泣、巨髎，手太阳之颧，足太阳之睛明，手少阳之丝竹空，足少阳之瞳子髎、听会。侠鼻者，如手阳明之迎香等处。皆在面之骨空也。"〕或骨空在口下当两肩。〔或骨空在口下当两肩：指大迎穴。〕两髆骨空，在髆中之阳。臂骨空在臂阳，去踝四寸两骨空之间。〔句释：指在前臂背侧，尺骨茎突之上四寸，尺骨与桡骨之间的三阳络。踝：指尺骨茎突。〕股骨上空在股阳，出上膝四寸。胻骨空在辅骨之上端。〔句释：指足阳明之犊鼻穴。〕股际骨空在毛中动脉下。〔**毛中动脉下**：张志聪注："股际者，谓两大腿骨之上小腹下之横骨，在两股骨之间，毛中动脉之下。"〕尻骨空在髀骨之后，相去四寸。〔句释：王冰注："是谓尻骨八髎也。"〕扁骨有渗理凑，〔**扁骨有渗理凑**：《类经》八卷第十九注："扁骨者，对圆骨而言，凡圆者内皆有髓，有髓则有髓空，若扁骨则但有血脉渗灌之理而内无髓。"凑：与"腠"通。〕无髓孔，易髓无空。〔**无髓孔，易髓无空**：指扁骨无髓空，以渗腠理而代髓之功，故无空。**易**：代。〕

灸寒热之法，先灸项大椎，以年为壮数，〔**以年为壮数**：即按病人年龄大小决定施灸壮数的多少。如五岁灸五壮，十岁灸十壮等。〕次灸橛骨，〔**橛骨**：即脊骶骨，此指长强穴。〕以年为壮数，视背俞陷者灸之，〔**背俞陷者灸之**：指膀胱经在背部的俞穴，若因经气不足而陷下者，即灸之。〕举臂肩上陷者灸之，两季胁之间灸之，〔**季胁**：本侠脊京门穴也。〕外踝上绝骨之端灸之，〔**绝骨之端**：指足少阳经阳辅穴。〕足小指次指间灸之，〔**足小指次指间**：指足少阳经的侠溪穴。〕腨下陷脉灸之，〔**腨下陷脉**：指足太阳经承山穴。〕外踝后灸之，〔**外踝后**：指足太阳经昆仑穴。〕缺盆骨上切之坚痛如筋者灸之，膺中陷骨间灸之，〔**膺中陷骨间**：指任脉的天突穴。〕掌束骨下灸之，〔**掌束骨下**：王冰注："阳池穴也。"〕脐下关元三寸灸之，毛际动脉灸之，〔**毛际动脉**：指足阳明经气冲穴。〕膝下三寸分间灸之，〔**膝下三寸分间**：指足阳明经足三里穴。〕足阳明跗上动脉灸之，〔**足阳明跗上动脉**：指足阳明经冲阳穴。〕巅上一灸之，犬所啮之处灸之三壮，〔**啮**：音"niè"，即咬。〕即以犬伤病法灸之，凡当灸二十九处。伤食灸之，〔**伤食**：疑为"伤蚀"，即伤烂如蚀。〕不已者，必视其经之过于阳者，〔**过于阳者**：《类经》二十一卷第四十二注："过于阳者，阳邪之盛者也。"〕数刺其俞而药之。

导读分析

一、篇名解析 ▶▶▶

本篇所指骨空乃俞穴所在之处，内容虽论及风病、经脉等多种不同疾病，但因所取俞穴每在骨孔之中，故篇名为《骨空论》。

二、文章大意 ▶▶▶

本篇主要介绍一些疾病的针灸疗法和所应取的穴位。

三、结构分析 ▶▶▶

第 1 段：阐述大风、失枕等风病的针灸疗法
第 2 段：阐述任脉、冲脉、督脉的走行、为病及治法
第 3 段：阐述冲脉病、膝痛诸证的治法
第 4 段：阐述水俞五十七穴及髓空、诸骨空的位置
第 5 段：阐述灸寒热之法

水热穴论篇第六十一

黄帝问曰：少阴何以主肾？肾何以主水？岐伯对曰：肾者至阴也，至阴者盛水也，〔肾者至阴也，至阴者盛水也：王冰注："阴者谓寒也。冬月至寒，肾气合应，故云肾者至阴也。水王于冬，故云至阴者盛水也。"〕肺者太阴也，少阴者冬脉也，故其本在肾，其末在肺，皆积水也。

帝曰：肾何以能聚水而生病？岐伯曰：肾者胃之关也，〔关：门户要会之处，所以司启闭出入也。肾主下焦，开窍于二阴，水谷入胃，清者由前阴而出，浊者由后阴而出，肾气化则二阳通，肾气不化则二阴闭，肾气壮则二阴调肾气虚则二阴不禁，故曰肾者胃之关也。〕关闭不利，故聚水而从其类也。上下溢于皮肤，故为胕肿。〔胕肿：即水气溢于皮肤而致的浮肿。〕胕肿者，聚水而生病也。

帝曰：诸水皆生于肾乎？岐伯曰：肾者牝脏也，〔牝脏：指阴性的脏器。〕地气上者属于肾，而生水液也，故曰至阴。勇而劳甚则肾汗出，肾汗出逢于风，内不得入于脏腑，外不得越于皮肤，客于玄府，〔玄府：即汗孔。〕行于皮里，传为胕肿，本之于肾，名曰风水。所谓玄府者，汗空也。

帝曰：水俞五十七处者，是何主也？岐伯曰：肾俞五十七穴，积阴之所聚也，水所从出入也。尻上五行行五者，〔尻上五行行五者：即尻骨向上，共分五行，每行五穴：计中行督脉气所发者、脊中、悬枢、命门、腰俞、长强；次侠督脉足太阳脉气所发者、大肠俞、小肠俞、膀胱俞、中膂内俞、白环俞；又次两行足太阳脉气所发者、胃仓、肓门、志室、胞门、秩边。以上共二十五穴。〕此肾俞。〔此肾俞：《太素》："尻上五行，合二十五俞者，有非肾脉所发，皆言肾俞，以其近肾并在肾部之内，肾气所及，故皆称肾俞也。"〕故水病下为胕肿大腹，上为喘呼，不得卧者，标本俱病，故肺为喘呼，肾为水肿，肺为逆不得卧，分为相输，〔故水病下为胕肿大腹……分为相输：《类经》："言水能分行诸气，相为输应，而俱受病者，正以水的气同类，水病则气应，气病则水应，留而不去即为病。"〕俱受者水气之所留也。伏兔上各二行行五者，〔伏兔上各二行行五者：王冰注："伏兔上各二行行五者，腹部正俞侠中行任脉两傍冲脉足少阴之会者，有中注、

四满、气穴、大赫、横骨当其处也。次侠冲脉、足少阴两傍足阳明脉气所发者，有外陵、大巨、水道、归来、气街当其处也。"〕**此肾之街也**，〔**此肾之街也**：肾气通行的道路。〕**三阴之所交结于脚也**。〔**三阴之所交结于脚也**：肝、脾、肾三阴之径相交于足、胫。〕**踝上各一行行六者**，〔**踝上各一行行六者**：王冰注："有太冲、复溜、阴谷三穴，阴蹻脉有照海、交信、筑宾三穴。"〕**此肾脉之下行也，名曰太冲。凡五十七穴者，皆脏之阴络，水之所客也。**〔**句释**：以上所述五十七穴皆是阴脏所络部位的俞穴，也是水气所留居的地方。〕

帝曰：春取络脉分肉何也？岐伯曰：春者木始治，肝气始生，肝气急，其风疾，经脉常深，其气少，不能深入，故取络脉分肉间。

帝曰：夏取盛经分腠何也？岐伯曰：夏者火始治，心气始长，**脉瘦气弱**，〔**脉瘦气弱**：心属火，主血脉。夏季是火气当令，脉气始长，其气尚微，故谓"脉瘦气弱"。〕阳气留溢，热熏分腠，内至于经，故取盛经分腠，**绝肤**而病去者，〔**绝肤**：透过皮肤。〕邪居浅也。所谓盛经者，阳脉也。

帝曰：秋取经俞何也？〔**经俞**：指各经的经穴和俞穴。〕岐伯曰：秋者金始治，肺将收杀，**金将胜火**，〔**金将胜火**：火本胜金，今秋季当令，乃金旺火衰之时，故云"金将胜火"。〕阳气在合，阴气初胜，湿气及体，阴气未盛，未能深入，故取俞以泻**阴邪**，〔**取俞以泻阴邪**：高士宗注："时方清肃，故阴初胜，白露乃下，故湿气及体，阴气初胜，则阴气来盛，湿气及体，则未深入，故取俞以泻阴湿之邪。"〕**取合以虚阳邪**〔**取合以虚阳邪**：《类经》二十卷第十八注："阳气始衰，邪将收敛，故取合穴以虚阳邪也。"〕阳气始衰，故取于合。

帝曰：冬取井荥何也？〔**井荥**：指各经的井穴和荥穴。〕岐伯曰：冬者水始治，肾方闭，阳气衰少，阴气坚盛，**巨阳伏沉**，〔**巨阳伏沉**：指足太阳之气沉伏潜藏于里。〕阳脉乃去，故取井以下阴逆，取荥以实阳气。故曰：冬取井荥，春不鼽衄。〔**冬取井荥，春不鼽衄**：《太素》卷十一变输注："井为木也，荥为火也，冬合之时，取井荥者，冬阴气盛，逆取其春井泻阴邪也。逆取其夏荥补其阳也，故冬无伤寒，春不鼽衄也。"〕此之谓也。

帝曰：夫子言治热病五十九俞，余论其意，未能领别其处，愿闻其处，因闻其意。岐伯曰：头上五行行五者，以越诸阳之热逆也。大杼、膺俞、〔**膺俞**：即中府穴。〕缺盆、背俞，〔**背俞**：即风门穴。〕**此八者，以泻胸中之热也。**〔**此八者，以泻胸中之热也**：以此八穴，前后近胸，故泻胸中之热。〕气街、三里、巨虚上下廉，此八者，以泻胃中之热也。云门、髃骨、委中、**髓空**，〔**髓空**：张志聪注："髓空即横骨穴，所谓股际骨空，在毛中动下，属足少阴肾经。"〕此八者，以泻四肢之热也。**五脏俞傍五**，〔**五脏俞傍五**：指背部五脏俞穴之傍五穴，即魄户、神堂、魂门、意舍、志室五穴。〕此十者，以泻五脏之热也。凡此五十九穴者，**皆热之左右也**。〔**皆热之左右也**：《太素》卷十一气穴注："皆热病左右之输也。"〕

帝曰：人伤于寒而传为热何也？岐伯曰：夫寒盛则生热也。〔句释：寒邪束于表，则阳气郁于里，待阳气外出则寒化为热。所以说寒盛则生热。〕

导读分析

一、篇名解析 ▶▶▶

本篇主要论述治疗水肿、热病的俞穴，故篇名为《水热穴论》。

二、文章大意 ▶▶▶

本篇主要介绍了治疗水病和热病的俞穴，并阐述了它们的机理，还论述了针刺深浅，必须结合四时与人体相应的关系。

三、结构分析 ▶▶▶

第1～3段：风水病 ┤
- 第1段：阐述少阴主肾主水的道理
- 第2段：阐述肾聚水而病的道理
- 第3段：阐述形成风水病的病理机制

第4段：阐述治肾水俞穴五十七穴 ┤
- 尻上二十五穴（肾俞）
- 肾街二十穴（伏兔穴）
- 肾脉十二穴（踝上穴）

第5～8段：四时刺法 ┤
- 第5段：阐述春取络脉分肉的道理
- 第6段：阐述夏取盛经分腠的道理
- 第7段：阐述秋取经俞的道理
- 第8段：阐述冬取井荥的道理

第9段：阐述治热病五十九俞 ┤
- 越诸阳之热逆（二十五穴）
- 泻胸中之热（八穴）
- 泻胃中之热（八穴）
- 泻四肢之热（八穴）
- 泻五脏之热（十穴）

第10段：提出"寒盛生热"的观点

卷第十七

调经论篇第六十二

黄帝问曰：余闻《刺法》言，有余泻之，不足补之，何谓有余？何谓不足？岐伯对曰：有余有五，不足亦有五，帝欲何问？帝曰：愿尽闻之。岐伯曰：神有余有不足，气有余有不足，血有余有不足，形有余有不足，志有余有不足，凡此十者，其气不等也。〔**其气不等也**：指神、气、血、形、志均有有余和不足，其气不相等同。〕

帝曰：人有精气津液，四肢九窍，五脏十六部，三百六十五节，〔**三百六十五节**：指人之全身关节。但有的注家认为系指俞穴。〕乃生百病，百病之生，皆有虚实。今夫子乃言有余有五，不足亦有五，何以生之乎？岐伯曰：皆生于五脏也。夫心藏神，肺藏气，肝藏血，脾藏肉，肾藏志，而此成形。志意通，内连骨髓，而成身形五脏。五脏之道，皆出于经隧，〔**经隧**：气血运行的道路，在此指经脉。〕以行血气，血气不和，百病乃变化而生，是故守经隧焉。〔**守**：保持。所以必须保持经脉的通畅，不失其常。〕

帝曰：神有余不足何如？岐伯曰：神有余则笑不休，神不足则悲。〔**句释**：张志聪注："神者心之所藏也，心藏脉，脉舍神，心在志为喜，在声为笑，故有余则笑不休，不足则金气反胜而为悲。"〕血气未并，〔**并**：偏聚。**血气未并**：血气平调，未有偏聚。〕五脏安定，邪客于形，洒淅起于毫毛，未入于经络也，故命曰神之微。〔**神之微**：马莳注："然方其血未并于气，气未并于血，而五脏安定之时，邪或客之，则邪在小络，起于毫毛，有洒淅恶寒之貌，尚未入于大经与大络也，故名曰神之微病耳。"〕帝曰：补泻奈何？岐伯曰：神有余，则泻其小络之血，出血勿之深斥，〔**出血勿之深斥**：虽应刺其小络出血，但不要深刺。〕无中其大经，神气乃平。神不足者，视其虚络，〔**虚络**：指虚而陷下之络脉。一说黄白者为虚络。〕按而致之，〔**按而致之**：用手按摩以致气，使气充实于虚络。〕刺而利之，无出其血，无泄其气，以通其经，神气乃平。帝曰：刺微奈何？岐伯曰：按摩勿释，著针勿斥，〔**按摩勿释，著针勿斥**：持续地按摩患处，针刺宜浅，不要深刺。〕移气于不足，神气乃得复。

帝曰：善。气有余不足奈何？岐伯曰：气有余则喘咳上气，不足则息利少气。〔**息利少气：**呼吸虽通利，但气息短少。〕血气未并，五脏安定，皮肤微病，命曰白气微泄。〔**白气微泄：**白气，指肺气，白气微泄，即肺气微虚。〕帝曰：补泻奈何？岐伯曰：气有余，则泻其经隧，〔**泻其经隧：**高士宗注："肺气有余，则气机内逆，故当泻其经隧。泻经隧者，通经脉之隧道。"〕无伤其经，无出其血，无泄其气。不足，则补其经隧，无出其气。帝曰：刺微奈何？岐伯曰：按摩勿释，出针视之，〔**出针视之：**拿出针给病人视之。〕曰我将深之，适人必革，〔**适：**至。**革：**变。**适人必革：**到刺时就变成浅刺。〕精气自伏，邪气散乱，无所休息，气泄腠理，真气乃相得。〔**精气自伏……真气乃相得：**（如果能这样，则）精气既伏于内，邪气散乱无所止息而泄于外，故真气得其所矣。〕

帝曰：善。血有余不足奈何？岐伯曰：血有余则怒，不足则恐。血气未并，五脏安定，孙络外溢，则络有留血。〔**孙络外溢，则络有留血：**孙络受邪，则其血盛，必溢于络脉，使络脉有留滞，所以说孙络外溢，则络有留血。〕帝曰：补泻奈何？岐伯曰：血有余，则泻其盛经出其血。不足，则视其虚经内针其脉中，〔**内针其脉中：**刺中经脉。〕久留而视，脉大，疾出其针，无令血泄。帝曰：刺留血奈何？岐伯曰：视其血络，刺出其血，无令恶血得入于经，以成其疾。〔**无令恶血得入于经，以成其疾：**恶血留于络脉，必溢于经形成疾病。**恶血：**留滞于络脉的血。〕

帝曰：善。形有余不足奈何？岐伯曰：形有余则腹胀泾溲不利，〔**泾溲：**王冰注："泾，大便，溲，小便也。"〕不足则四肢不用。血气未并，五脏安定，肌肉蠕动，〔**蠕动：**虫爬行貌。〕命曰微风。〔**微风：**指轻微的风邪中于肌肉。〕帝曰：补泻奈何？岐伯曰：形有余则泻其阳经，不足则补其阳络。〔**阳经、阳络：**张志聪注："阳，谓阳明也。阳明与太阴为表里，盖皮肤气分为阳，脾气主在肌肉，故当从阳以补泻，泻刺其经者，从内而出于外也；补刺其络者，从外而入于内也。"〕帝曰：刺微奈何？岐伯曰：取分肉间，无中其经，无伤其络，卫气得复，邪气乃索。〔**索：**散、消散。〕

帝曰：善。志有余不足奈何？岐伯曰：志有余则腹胀飧泄，不足则厥。〔**句释：**张志聪注："曳者，胃之关也，关门不利，则聚水而为腹胀飧泄矣。肾为生气之源，故不足则厥逆而冷。"〕血气未并，五脏安定，骨节有动。〔**骨节有动：**指骨节间似有物鼓动。〕帝曰：补泻奈何？岐伯曰：志有余则泻然筋血者，不足则补其复溜。〔**句释：**《太素》卷二十四虚实补泻注："然筋足少阴营，在足内踝之下，名曰然谷，足少阴经无然筋，当是然谷下筋也。复溜跳少阴经，在足内踝上三寸，此二皆是志之脉穴，故泻然筋之血，补复溜之气。"〕帝曰：刺未并奈何？岐伯曰：即取之，无中其经，邪所乃能立虚。〔**所：**尽。〕

帝曰：善。余已闻虚实之形，不知其何以生。岐伯曰：气血以并，阴阳相倾，气乱于卫，血逆于经，血气离居，一实一虚。〔**句释：**《类经》十四卷第十九注："并，偏盛也。倾，倾陷也。气为阳，故乱于卫，血为阴，故逆于经，阴阳不和，则气血离居，故实者偏实，虚者偏虚，彼此相倾也。"〕血并于阴，气并于阳，故为惊狂。〔**句**

释：吴昆注："血并于阴脏，是为重阴；气并于阳腑，是为重阳。惊狂，癫狂也。"〕血并于阳，气并于阴，乃为炅中。〔句释：血并于阳，阴在表也，气并于阴，阳在里也，故为炅中。炅：热。〕血并于上，气并于下，心烦惋善怒。〔句释：血并于上，则血偏盛而气算并于下，下自清而精自摄，今并于上，则气尽升而血自并于下，上离乎下，精神涣散，故令乱而喜忘也。惋：与"懑"、"闷"义通。〕血并于下，气并于上，乱而喜忘。

帝曰：血并于阴，气并于阳，如是血气离居，何者为实？何者为虚？岐伯曰：血气者，喜温而恶寒，寒则泣不能流，温则消而去之，〔温则消而去之：血气得温则消散流行。〕是故气之所并为血虚，血之所并为气虚。

帝曰：人之所有者，血与气耳。今夫子乃言血并为虚，气并为虚，是无实乎？岐伯曰：有者为实，无者为虚，故气并则无血，血并则无气，今血与气相失，故为虚焉。〔句释：《类经》十四卷第十九注："有血无气，是血实气虚也；有气无血，是气实血虚也。相失者不相济，失则为虚矣。"〕络之与孙脉俱输于经，〔络：经脉之支别。孙脉：孙络之脉。〕血与气并，则为实焉，血之与气并走于上，则为大厥，〔大厥：指突然昏倒的中风之类疾病。系气血并走于上，上实下虚之证。〕厥则暴死，气复反则生，不反则死。〔气复反则生，不反则死：气复反则生，谓复归于下也。盖阳气生于下而升于上，血气并逆，则气机不转而暴死，反则旋转而复生。反：同"返"，归或还。〕

帝曰：实者何道从来？虚者何道从去？虚实之要，愿闻其故。岐伯曰：夫阴与阳皆有俞会，〔俞：指俞穴。会：指经气所会之处。〕阳注于阴，阴满之外。〔阳注于阴，阴满之外：《类经》："阳注于阴，则自经归脏，阴满之外，则自脏及经。"〕阴阳匀平，以充其形，九候若一，命曰平人。夫邪之生也，或生于阴，或生于阳。其生于阳者，得之风雨寒暑。〔句释：风雨寒暑邪气，多伤于外，使人病生于表，是为外感。〕其生于阴者，得之饮食居处，阴阳喜怒。〔句释：饮食不节，起居失常，阴阳失调，喜怒无常，使人病生于里，是为内伤。〕

帝曰：风雨之伤人奈何？岐伯曰：风雨之伤人也，先客于皮肤，传入于孙脉，孙脉满则传入于络脉，络脉满则输于大经脉，血气与邪并客于分腠之间，其脉坚大，故曰实。实者外坚充满，不可按之，按之则痛。帝曰：寒湿之伤人奈何？岐伯曰：寒湿之中人也，皮肤收，〔皮肤收：皮肤收缩紧敛。〕肌肉坚紧，荣血泣，卫气去，故曰虚。虚者聂辟气不足，〔聂辟：注家解释不一。一认指皮肤皱折。如王冰注："聂谓聂皱。辟谓辟迭。"二认为系指气怯弱不足。《素问经注节解》注："聂辟，怯弱也。"〕按之则气足以温之，故快然而不痛。帝曰：善。阴之生实奈何？岐伯曰：喜怒不节则阴气上逆，〔喜怒不节：人的情志失于节制，但重点言怒。〕上逆则下虚，下虚则阳气走之，〔走：就。〕故曰实矣，帝曰：阴之生虚奈何？岐伯曰：喜则气下，〔下：陷。〕悲则气消，〔消：散。〕消则脉虚空，因寒饮食，寒气熏脏，〔熏脏：伤动脏气。熏与"动"同义。〕则血泣气去，故曰虚矣。

帝曰：经言阳虚则外寒，〔经：指古经。经言：引古经语。〕阴虚则内热，阳盛则外热，阴盛则内寒，余已闻之矣，不知其所由然也。岐伯曰：阳受气于上焦，以温皮肤分肉之间，今寒气在外，则上焦不通，上焦不通，则寒气独留于外，故寒栗。〔栗：战抖貌。**句释**：张志聪注："阳，谓诸阳之气。经云：上焦开发，宣五味，熏肤充身泽毛，是谓气。是阳受气于上焦，以温皮肤分肉。假令寒气客于外，则上焦之气不通，而寒气独留，故寒栗也。"〕帝曰：阴虚生内热奈何？岐伯曰：有所劳倦，形气衰少，谷气不盛，上焦不行，下脘不通，胃气热，热气熏胸中，故内热。帝曰：阳盛生外热奈何？岐伯曰：上焦不通利，〔**上焦不通利**：上焦之气，主阳分也，故外伤寒邪，则上焦不通。〕则皮肤致密，腠理闭塞，玄府不通，卫气不得泄越，故外热。帝曰：阴盛生内寒奈何？岐伯曰：厥气上逆，〔**厥气**：寒厥之气。〕寒气积于胸中而不泻，不泻则温气去，寒独留，则血凝泣，凝则脉不通，其脉盛大以涩，故中寒。

帝曰：阴与阳并，血气以并，病形以成，刺之奈何？岐伯曰：刺此者取之经隧，取血于营，取气于卫，〔**刺此者取之经隧……取气于卫**：盖十二经脉中，皆有经隧，血有虚实，而营气属阴，血生于营，故刺血者，取之营气而已。气有虚实，而卫气属阳，气亦属阳，故刺气者，取之卫气而已。〕用形哉，〔**用形哉**：因形之长短阔狭肥瘦而施刺法。〕因四时多少高下。〔**因四时多少高下**：因四时气候的寒暖温凉，决定针刺的多少，取穴部位的高下。〕

帝曰：血气以并，病形以成，阴阳相倾，补泻奈何？岐伯曰：泻实者气盛乃内针，针与气俱内，以开其门，如利其户，〔**以开其门，如利其户**：此言刺俞穴是为了开通排邪之门户。如：与"而"义同，下同。〕针与气俱出，精气不伤，邪气乃下，外门不闭，以出其疾，摇大其道，如利其路，是谓大泻，〔**摇大其道……是谓大泻**：指摇大针孔，而扩大通利排邪之路，故谓之大泻。〕必切而出，〔**必切而出**：指出针时，右手持针，左手切按其穴。切：按。〕大气乃屈。〔**大气**：指充盛的邪气。屈：穷尽。〕帝曰：补虚奈何？岐伯曰：持针勿置，〔**持针勿置**：持针而不立即刺入。〕以定其意，候呼内针，气出针入，针空四塞，精无从去，方实而疾出针，气入针出，热不得还，闭塞其门，邪气布散，精气乃得存，动气候时，近气不失，〔**近气**：已至之气。〕远气乃来，〔**远气**：未至之气。〕是谓追之。〔**追**：补。〕

帝曰：夫子言虚实者有十，〔**言虚实者有十**：指本篇开始所说的神、气、血、形、志等五虚五实而言。〕生于五脏，五脏五脉耳。夫十二经脉皆生其病，今夫子独言五脏。夫十二经脉者，皆络三百六十五节，节有病必被经脉，〔**被**：及。〕经脉之病皆有虚实，何以合之。岐伯曰：五脏者，故得六腑与为表里，〔**故**：本然的意思。〕经络支节，各生虚实，其病所居，随而调之。病在脉，调之血；〔**句释**：王冰注："脉者血之府，脉实血实，脉虚血虚，由此脉病而调之血也。"〕病在血，调之络；〔**句释**：《素问经注节解》注："调之络者，调血之流行由络走经，故病在血分，必调其经络也。"〕病在气，调之卫；病在肉，调之分肉；〔**句释**：《类经》十四卷第二十注："随所在而取于分肉之间也。"〕病在筋，调之筋；病在骨，调之骨。燔针劫刺其下及与急者；〔燔：烧，音"fán"。劫刺：因火气而劫散寒邪。燔针劫刺：针刺入后，用火烧针使暖，为治痹证的刺法。急者：在此指因寒而筋脉拘急之证。〕病在骨，焠针药熨；〔焠针：即火针。焠，音"cuì"。药熨：指用辛热药物熨其患处。〕病不知所痛，〔病不知所痛：即不知疼痛。此指麻木不仁之湿痹症候。〕两跻为上；身形有痛，九候莫病，则缪刺之；〔缪刺之：左病刺右，右病刺左的一种刺法。〕痛在于左而右脉病者，巨刺之。〔巨刺之：亦为左病刺右，右病刺左的一种刺法，其与缪刺法的区别是巨刺刺大经，缪刺刺大络，详见《缪刺论篇》。〕必谨察其九候，针道备矣。

导读分析

一、篇名解析 ▶▶▶

本篇指出经脉内连脏腑，外络肢节，因此，不论外感、内伤，脏腑肢节生病，必波及经脉，因而治疗上须根据病变部位和虚实变化，调和经脉而使之正常，故篇名《调经论》。

二、文章大意 ▶▶▶

本篇主要说明外邪进入人体，是由经络传到脏腑，而引起阴阳失调的病理变化，文章指出神、气、血、形、志的各种虚实症状及其治疗方法。

三、结构分析 ▶▶▶

论述五脏与神及五脏与经脉的关系
- 第 1 段：论五脏与神关系
- 第 2 段：论五脏与经脉的关系

论述五脏系统的虚实病证及刺治方法
- 第 3 段：论述神有余、不足的病证和刺治方法
- 第 4 段：论述气有余、不足的病证和刺治方法
- 第 5 段：论述血有余、不足的病证和刺治方法
- 第 6 段：论述形有余、不足的病证和刺治方法
- 第 7 段：论述志有余、不足的病证和刺治方法

阐发血气虚实之变及由此所产生的证候
- 第 8 段：论述气血以并的病机及其证候
- 第 9 段：论述血气离居的病机及其证候
- 第 10 段：论述血气实证的病机及其证候

论述虚实形成的原因
- 第 11 段：论述阴阳失衡所致虚实变化的规律
- 第 12 段：论述诸邪伤人的病理机制及症状

论述阴阳虚实内外寒热的机理：第 13 段

论述阴与阳并，血气以并的针刺方法：第 14 段

论述虚实证候的取穴原则和补泻手法
- 第 15 段：论述虚实补泻取穴与行针方法（取经隧）
- 第 16 段：论述调气血治病的原则及燔针、焠针诸针刺方法

卷第十八

缪刺论篇第六十三

黄帝问曰：余闻缪刺，〔缪刺：是一种左病刺右、右病刺左的针刺方法。〕未得其意，何谓缪刺？岐伯对曰：夫邪之客于形也，必先舍于皮毛，留而不去，入舍于孙脉，留而不去，入舍于络脉，留而不去，入舍于经脉，内连五脏，散于肠胃，阴阳俱感，五脏乃伤，此邪之从皮毛而入，极于五脏之次也，如此则治其经焉。〔如此则治其经焉：《类经》二十卷第三十注："邪气自浅入深，而极于五脏之次者，当治其经，治经者，十二经穴之正刺也，尚非缪刺之谓。"〕今邪客于皮毛，入舍于孙络，留而不去，闭塞不通，不得入于经，流溢于大络，〔流溢：流传溢注。〕而生奇病也。〔奇病：此指病气在左，症见于右，病气在右，症见于左的络脉病。因异于寻常，所以称奇病。〕夫邪客大络者，〔大络：指十五络脉。〕左注右，右注左，上下左右与经相干，〔干：干涉、干犯。〕而布于四末，其气无常处，不入于经俞，命曰缪刺。

帝曰：愿闻缪刺，以左取右，以右取左奈何？其与巨刺何以别之？〔巨：大。巨刺：巨刺与缪刺同样是左病取右、右病取左的刺法，不同之处是巨刺刺大经，缪刺刺大络。〕岐伯曰：邪客于经，左盛则右病，右盛则左病，亦有移易者，左痛未已而右脉先病，如此者，必巨刺之，必中其经，非络脉也。故络病者，其痛与经脉缪处，〔痛与经脉缪处：指络脉病的疼痛与经脉病的疼痛，其部位是不同的。〕故命曰缪刺。

帝曰：愿闻缪刺奈何？取之何如？岐伯曰：邪客于足少阴之络，令人卒心痛暴胀，〔卒：音义均同"猝"，即突然。〕胸胁支满，无积者，刺然骨之前出血，〔然骨：即位于内踝前下方的舟骨结节处。然骨之前：指然谷穴。〕如食顷而已；〔如食顷：相当于吃一顿饭的时间。〕不已，左取右，右取左，病新发者，取五日已。

邪客于手少阳之络，令人喉痹舌卷，口干心烦，臂外廉痛，手不及头，刺手小指次指爪甲上，〔手小指次指：即无名指。〕去端如韭叶各一痏，〔痏：针灸施术后穴位上的瘢痕，在此意指针刺的次数。〕壮者立已，老者有顷已。〔有顷：时间不长。〕左取右，右取左，此新病数日已。

邪客于足厥阴之络，令人卒疝暴痛，刺足大指爪甲上，与肉交者各一痏，〔足大指爪甲上，与肉交者：即足大趾爪甲上，与皮肉交界的部位。在此指大敦穴。〕男子立已，女子有顷已。〔女子有顷已：疝病者，阴之病也，女子阴气不胜于阳，故有顷已。〕左取右，右取左。

邪客于足太阳之络，令人头项肩痛，刺足小指爪甲上，与肉交者各一痏，立已，不已，刺外踝下三痏。〔外踝下：王冰注："谓金门穴，足太阳郄也。"〕左取右，右取左，如食顷已。

邪客于手阳明之络，令人气满胸中，喘息而支胠，〔胠：指腋下胁上空软处。〕胸中热，刺手大指次指爪甲上，〔手大指次指：即示指。〕去端如韭叶各一痏。左取右，右取左，如食顷已。

邪客于臂掌之间，不可得屈，〔邪客于臂掌之间，不可得屈：《太素》注："腕前为掌，腕后为臂，手外踝后是手阳明脉所行之处，有脉见者是手阳明络，臂掌不得屈者，取此络也。"〕刺其踝后，先以指按之痛，乃刺之，〔先以指按之痛，乃刺之：高士宗注：即"以痛为俞"刺之。〕以月死生为数，〔死：阴历每月的十六日以后，月亮渐缺为月死。生：阴历每月的初一后，月亮渐圆为月生。〕月生一日一痏，二日二痏，十五日十五痏，十六日十四痏。

邪客于足阳跷之脉，令人目痛从内眦始，〔目痛从内眦始：阳跷从足上行至目内眦，故目痛。内眦：即眼内角。〕刺外踝之下半寸所各二痏。〔外踝之下半寸所：即申脉穴，为阳跷脉之所生，在外踝下五分之陷凹中。〕左刺右，右刺左，如行十里顷而也已。

人有所堕坠，恶血留内，腹中满胀，不得前后，〔不得前后：即大、小便不通。〕先饮利药，〔先饮利药：即先服通便破瘀之药。〕此上伤厥阴之脉，下伤少阴之络，〔上伤厥阴之脉，下伤少阴之络：《类经》注："凡堕坠者，必病在筋骨，故上伤厥阴之脉，肝主筋也，下伤少阴之络肾主骨也。"〕刺足内踝之下，然骨之前血脉出血，刺足跗上动脉。〔跗上动脉：足厥阴之俞，太冲穴也。〕不已，刺三毛上各一痏，〔三毛上：即大敦穴。〕见血立已。左刺右，右刺左。善悲惊不乐，〔善悲惊不乐：吴昆注："厥阴之病，连于肝则惊，少阴之病，逆于膻中则不乐，故刺法相伴也。"〕刺如右方。

邪客于手阳明之络，令人耳聋，时不闻音，〔时不闻音：即有时能听到声音，有时听不到声音。〕刺手大指次指爪甲上，去端如韭叶各一痏，立闻。不已，刺中指爪甲上与肉交者，〔中指爪甲上与肉交者：即手厥阴心包经的中冲穴。〕立闻。其不时闻者，不可刺也。〔其不时闻者，不可刺也：即完全失去听力的，不可用针刺治疗。〕耳中生风者，〔耳中生风者：耳中鸣响犹如风声。〕亦刺之如此数。左刺右，右刺左。

凡痹往来行无常处者，〔凡痹往来行无常处者：高士宗注："此言往来行痹，不涉经脉，但当缪刺其络脉，不必刺其俞穴也。"〕在分肉间痛而刺之，〔痛而刺之：《类经》注："谓痛所在，求其络而缪刺之也。"〕以月死生为数，用针者，随气盛衰，以为痏数，

〔随气盛衰，以为痏数：就是根据痹症的轻重，决定针刺的次数。〕针过其日数则脱气，〔脱气：即正气脱失。〕不及日数则气不泻。左刺右，右刺左，病已止；不已，复刺之如法。月生一日一痏，二日二痏，渐多之，十五日十五痏，十六日十四痏，渐少之。

邪客于足阳明之络，令人鼽衄上齿寒，刺足大指次指爪甲上，〔足大指次指爪甲上：即厉兑穴。〕与肉交者各一痏。左刺右，右刺左。

邪客于足少阳之络，令人胁痛不得息，咳而汗出，〔令人胁痛不得息，咳而汗出：《太素》卷二十三量缪刺注："足少阳正别者，入季胁之间，循胸里属胆，散之上肝，贯心上挟咽，故胁痛也；贯心上肺故咳也；贯心故汗出也。"〕刺足小指次指爪甲上，与肉交者各一痏，不得息立已。汗出立止，咳者温衣饮食，〔温衣饮食：肺恶寒，形寒饮冷则伤肺，故咳者，当温衣暖饮热食。〕一日已。左刺右，右刺左，病立已。不已，复刺如法。

邪客于足少阴之络，令人嗌痛不可内食，〔令人嗌痛不可内食：《太素》卷二十三量缪刺注："足少阴大钟之络，别者傍经上走心包，故咽痛不能内食也。"内同"纳"。〕无故善怒，气上走贲上，〔贲上：即膈上。〕刺足下中央之脉各三痏，〔足下中央之脉：指涌泉穴。〕凡六刺，立已。左刺右，右刺左。嗌中肿，〔嗌中肿：肾少阴之脉，循喉咙，挟舌本，故病嗌中肿。〕不能内唾，时不能出唾者，缪刺然骨之前，出血立已。左刺右，右刺左。

邪客于足太阴之络，令人腰痛，引少腹控䏚，〔控：引。䏚：季胁之下空软处。〕不可以仰息，〔仰息：挺胸直腹的仰身呼吸。〕刺腰尻之解，〔腰尻之解：腰尻骨间曰解，当中有腰俞。〕两胂之上，〔胂：挟脊之肌肉。〕又月死生为痏数，发针立已。左刺右，右刺左。

邪客于足太阳之络，令人拘挛背急，引胁而痛，〔邪客于足太阳之络，令人拘挛背急，引胁而痛：王冰注："以其经从膊内左右别下贯胂合腘中，故病令人拘挛背急引胁而痛。"〕内引心而痛，刺之从项始数脊椎侠脊，疾按之应手如痛，〔刺之从项始数脊椎侠脊，疾按之应手如痛：刺时从项部开始沿脊椎两傍，迅速按压，病人感到有压痛的部位。〕刺之傍三痏，立已。

治诸经刺之，所过者不病，则缪刺之。〔句释：王冰注："经不病则邪在络，故缪刺之。若经所过有病，是则经病，不当缪刺矣。"〕

耳聋，刺手阳明，〔手阳明：此指手阳明之井穴商阳。〕不已，刺其通脉出耳前者。〔其通脉出耳前者：王冰注："耳前通脉，手阳明脉，正当听会之分。"〕齿龋，刺手阳明，〔刺手阳明：指刺手阳明中商阳、二间、三间、合谷、阳溪、偏历、温溜七穴。〕不已，刺其脉入齿中，〔刺其脉入齿中：手阳明脉贯颊入下齿中。足阳明脉，下循鼻外，入上齿中，皆可酌情刺之。〕立已。

邪客于五脏之间，其病也，脉引而痛，时来时止，视其病，缪刺之于手足爪甲上。〔视其病，缪刺之于手足爪甲上：视其病脉所在，而缪刺在手足爪甲上的井穴。〕视其脉，出其血，间日一刺。一刺不已，五刺已。

缪传引上齿，〔缪传引上齿：交错传入上齿。〕齿唇寒痛，视其手背脉血者去之，足阳明中指爪甲上一痏，手大指次指爪甲上各一痏，立已。左取右，右取左。

邪客于手、足少阴、太阴、足阳明之络，此五络皆会于耳中，〔邪客于手……此五络皆会于耳中：手少阴通里入心中系舌本，孙络至耳中，足少阴经至舌本，皮部络于耳也；手太阴正别从喉咙亦孙络入耳中；足太阴经连舌本下，散舌下，亦皮部络于耳中，足阳明经上耳前，过客主人前，亦皮部络耳中。此五络入于耳中相会通。〕上络左角，五络俱竭，令人身脉皆动，而形无知也，其状若尸，或曰尸厥。〔尸厥：身脉虽动而昏晕迷心，其形任人扒呼而无有知觉，状类于尸，名曰"尸厥"。〕刺其足大指内侧爪甲上，去端如韭叶，后刺足心，后刺足中指爪甲上各一痏，后刺手大指内侧，去端如韭叶，后刺手心主，少阴锐骨之端各一痏，〔少阴锐骨之端：即神门穴。〕立已。不已，以竹管吹其两耳，鬄其左角之发方一寸燔治，〔鬄：同"剃"，剃发。燔：烧。燔治：烧治。〕饮以美酒一杯，不能饮者灌之，立已。

凡刺之数，先视其经脉，切而从之，审其虚实而调之。不调者，经刺之，〔句释：不调者，偏有虚实也。偏有虚实者可从经穴调其气也。〕有痛而经不病者，缪刺之；因视其皮部有血络者尽取之。此缪刺之数也。

导读分析

一、篇名解析 ▶▶▶

本篇主要论述各经络脉发病运用左病取右、右病取左的缪刺法，故篇名为《缪刺论》。

二、文章大意 ▶▶▶

本篇主要论述各经络脉发病所采用的缪刺方法。

三、结构分析 ▶▶▶

第1段：论述缪刺的定义及其适用

第2段：通过论述缪刺与巨刺的区别，指明缪刺"左痛右取，右痛左取"的特点

第3～19段：分述邪客于足少阴肾络、手少阳三焦络、足厥阴肝络、足太阳膀胱络、手阳明大肠络、手厥阴心包络、阳跷脉络、堕坠、手阳明之络、行痹无常、足阳明之络、足少阳胆络、足少阴肾络、足太阴脾络、足太阳之络、足少阳胆络的病机、症状及缪刺方法

第20～22段：分述邪客于五脏、五络病的病机、症状及缪刺方法

第23段：总结缪刺法的注意事项

四时刺逆从论篇第六十四

厥阴有余病阴痹，〔**阴痹**：属于阴寒一类的痹痛。〕不足病生热痹，〔**热痹**：痹痛红肿而热，多因阳盛阴虚而致，故云厥阴不足病生热。〕滑则病狐疝风，〔**狐疝风**：疝在厥阴，其出入上下无常，与狐相类。〕涩则病少腹积气。〔**涩则病少腹积气**：涩脉主气虚血滞，邪气留于少腹滞而不行，故病此。〕

少阴有余病皮痹隐轸，〔**隐轸**：隐疹。〕不足病肺痹。〔**不足病肺痹**：火不足则金无所畏，燥邪独盛，故病为肺痹。〕滑则病肺风疝，〔**滑则病肺风疝**：滑实则君火为邪，故乘于肺，病在气也。〕涩则病积溲血。

太阴有余病肉痹、寒中，〔**肉痹、寒中**：太阴为湿土之气，主脾，脾主肌肉而位于中焦，故有余则湿胜，而为肉痹、寒中。〕不足病脾痹。滑则病脾风疝，〔**脾风疝**：即癫肿重坠之属，病在湿也。〕涩则积心腹时满。

阳明有余病脉痹，身时热，不足病心痹。〔**句释**：燥气不足，则火盛为邪，故病为心痹。〕滑则病心风疝，〔**心风疝**：症见少腹有块，气上冲胸暴痛。〕涩则病积时善惊。

太阳有余病骨痹身重，不足病肾痹。〔**句释**：太阳为寒水之气，主一身之表，内合于肾，不足则肾气衰，故病为肾痹。〕滑则病肾风疝，涩则病积善时巅疾。

少阳有余病筋痹胁满，不足病肝痹。〔**句释**：少阳为相火之气，内合于肝，少阳之气不足则肝虚，故病为肝痹。〕滑则病肝风疝，涩则病积时筋急目痛。

是故春气在经脉，夏气在孙络，长夏气在肌肉，秋气在皮肤，冬气在骨髓中。

帝曰：余愿闻其故。岐伯曰：春者，天气始开，地气始泄，冻解冰释，水行经通，〔**水行经通**：此地之水行，而人之经脉通。〕故人气在脉。夏者，经满气溢，入孙络受血，皮肤充实。〔**句释**：夏时主长，经盛气满，故溢入孙络而皮肤充实。〕长夏者，经络皆盛，内溢肌中。秋者，天气始收，腠理闭塞，皮肤引急。冬者盖藏，血气在中，内著骨髓，通于五脏。是故邪气者，常随四时之气血而入客也，至其变化，不可为度，〔**不可为度**：春夏秋冬四时之气各有常度，六淫之邪常随四时之气而犯人，然其变化是不能用常法来度量的。〕然必从其经气，辟除其邪，除其邪则乱气不生。

帝曰：逆四时而生乱气奈何？岐伯曰：春刺络脉，血气外溢，令人少气；〔**句释**：春气在经脉而刺络脉，致气血外溢而令人气少。〕春刺肌肉，血气环逆，〔**血气环逆**：气血逆其正常规律循环。**环逆**：逆其转环。〕令人上气；春刺筋骨，血气内著，令人腹胀。夏刺经脉，血气乃竭，令人解㑊；夏刺肌肉，血气内却，〔**却**：退。〕令人善恐；夏刺筋骨，血气上逆，令人善怒。秋刺经脉，血气上逆，令人善忘；秋刺络脉，气不外行，令人卧不欲动；秋刺筋骨，血气内散，〔**秋刺筋骨，血气内散**：秋气在皮肤，令深刺筋骨，故虚其内使气血散乱。〕令人寒栗。冬刺经脉，血气皆脱，令人目不明；冬刺络脉，内气外泄，留为大痹；〔**大痹**：《类经》二十卷第十九注："当阳气伏藏之时，而刺其阳分，则阳气外泄。阳虚阴盛，故留为大痹。"〕冬刺肌肉，阳气竭绝，令人善忘。凡此四时刺者，大逆之病，不可不从也，反之，则生乱气相淫病焉。淫，不次也。浸淫相染而生病也。故刺不知四时之经，病之所生，以从为逆，正气内乱，与精相薄，必审九候，正气不乱，精气不转。〔**精气不转**：王冰注："谓不逆转也。"〕

帝曰：善。刺五脏，中心一日死，其动为噫。〔**噫**：噫气。〕中肝五日死，其动为语。〔**语**：多语。〕中肺三日死，其动为咳。中肾六日死，其动为嚏欠。〔**嚏欠**：喷嚏和呵欠。〕中脾十日死，其动为吞。刺伤人五脏必死，其动，则依其脏之所变候知其死也。〔**依其脏之所变候知其死也**：根据五脏变动所发生的不同证候，则可候知所伤之脏，而预知其死期。〕

导读分析

一、篇名解析 ▶ ▶ ▶

本篇主要论述了针刺治病应顺从四时之气的道理，并说明了逆四时而刺产生乱气的危害，故篇名为《四时刺逆从论》。

二、文章大意 ▶ ▶ ▶

本篇说明脏腑经络之气与四时相应的道理，并且指出针刺治疗也须与四时气候相结合。最后说明了误刺伤及五脏的危险，以引起人们的高度警惕。

三、结构分析 ▶ ▶ ▶

第1～6段：六经虚实滑涩的意义 ┤第1～3段：阐述三阴经虚实寒热，滑涩脉的意义
第4～6段：阐述三阳经虚实寒热，滑涩脉的意义

第7～9段：针刺与四时的关系 ┤第7段：总述四时之气合于人身的部位
第8段：分述四时之气合于人身的原因
第9段：阐述逆四时之气而刺的危害及其病理机制

第10段：误刺伤及五脏的危险

标本病传论篇第六十五

黄帝问曰：病有标本，〔病有标本：马莳注："标者病之后生，本者病之先成，此乃病体之不同也。"〕刺有逆从奈何？〔刺有逆从：指刺法有逆治从治的不同。〕岐伯对曰：凡刺之方，必别阴阳，〔必别阴阳：必须区别属阴属阳。〕前后相应，〔前后相应：前病和后病相互照应。〕逆从得施，〔逆从得施：逆治从治，得施其法。〕标本相移，〔标本相移：治疗标病和本病，可根据具体情况，互相移易，或先治标，或先治本，而不能有固定的次序。〕故曰有其在标而求之于标，有其在本而求之于本，有其在本而求之于标，有其在标而求之于本。故治有取标而得者，有取本而得者，有逆取而得者，有从取而得者。故知逆与从，正行无问，〔正行无问：马莳注："乃正行之法，而不必问之于人也。"〕知标本者，万举万当，不知标本，是谓妄行。

夫阴阳逆从标本之为道也，小而大，言一而知百病之害，〔夫阴阳逆从标本之为道也……言一而知百病之害：阴阳逆从标本的道理，看起来简单，实际应用却很广泛。言一阴阳逆从标本之理，则能触类旁通，而知百病之害。〕少而多，浅而博，可以言一而知百也。以浅而知深，察近而知远，言标与本，易而勿及。〔标与本，易而勿及：标本的道理，说起来比较容易理解，但真正熟练掌握却难达到。〕

治反为逆，治得为从。〔得：相得、相顺。〕先病而后逆者治其本，〔逆：因病而致血气之逆。〕先逆而后病者治其本，先寒而后生病者治其本，先病而后生寒者治其本，先热而后生病者治其本，先热而后生中满者治其标，先病而后泄者治其本，先泄而后生他病者治其本，必且调之，乃治其他病，先病而后生中满者治其标，先中满而后烦心者治其本。人有客气，有固气。〔句释：客气，指外感邪气而言。外邪在身犹客之在舍，故曰客气。固气，指体内本来的病气而言。固，本然之义。〕小大不利治其标，〔小大不利：小便、大便不利。〕小大利治其本。病发而有余，本而标之，先治其本，后治其标。病发而不足，标而本之，先治其标，后治其本。谨察间甚，以意调之，间者并行，甚者独行。〔间者并行，甚者独行：间者，言病之浅，甚者，言病之重也。病浅者，可以标本兼治，故曰并行。病甚者，难容杂乱，或治标或治本，单独进行治疗，故曰独行。〕先小大不利而后生病者治其本。

夫病传者，〔病传：疾病的传变。〕心病先心痛，一日而咳，三日胁支痛，五日闭塞不通，身痛体重，三日不已死，冬夜半，夏日中。〔冬夜半，夏日中：《类经》注："冬月夜半，水旺之极也。夏月日中，火旺之极也。"〕肺病喘咳，三日而胁支满痛，一日身重体痛，五日而胀，十日不已死，冬日入，夏日出。〔冬日入，夏日出：高士宗注："冬日入，气不内归也。夏日出，气不外达也。"〕肝病头目眩胁支满，三日体重身痛，五日而胀，三日腰脊少腹痛胫痠，三日不已死，冬日入，夏早食。脾病身痛体重，一日而胀，二日少腹腰脊痛胫痠，三日背胕筋痛，〔背胕筋：指脊椎两侧背部的竖筋。胕：与"脊"同，脊骨。〕小便闭，十日不已死，冬人定，夏晏食。〔冬人定，夏晏食：人定，指睡眠之初人气安定的时候。晏食，即晚吃饭，夏天早饭晚吃多指辰时。〕肾病少腹腰脊痛，骱痠，三日背胕筋痛，小便闭，三日腹胀，三日两胁支痛，三日不已死，冬大晨，夏晏晡。〔冬大晨，夏晏晡：大晨，指天亮的时候。张志聪注："冬之大明在辰，土旺而水灭也。"晏晡，指黄昏的时候。〕

胃病胀满，五日少腹腰脊痛，骱痠，三日背胕筋痛，小便闭，五日身体重，六日不已死，冬夜半后，〔夜半后：即夜间零点以后。〕夏日昳。〔日昳：即中午十二点以后。昳，音"dié"。〕膀胱病小便闭，五日少腹胀，腰脊痛，骱痠，一日腹胀，一日身体痛，二日不已死，冬鸡鸣，夏下晡。〔冬鸡鸣，夏下晡：冬鸡鸣约在半夜后，夏下晡约在下午三至五点。〕诸病以次相传，如是者，皆有死期，不可刺。间一脏止，及至三四脏者，乃可刺也。〔句释：王冰注："间一脏止者，谓隔过前一脏而不更传也，则谓木传土，土传水，水传火，火传金，金传木而止，皆间隔一脏也。及至三四脏者，皆谓至前第三第四脏也。诸至三脏者，皆是其已不胜之气也。至四脏者，皆至已所生之父母也。不胜则不能为害，于彼所生则父子无克伐之期，气顺以行，故刺之可矣。"〕

导读分析

一、篇名解析 ▶▶▶

本篇前半部分重点论述了疾病的标本及治法的逆从，后半部分重点论述了疾病的传变规律和预后，故篇名为《标本病传论》。

二、文章大意 ▶▶▶

本篇论述疾病有标有本，针对有逆有从，必须注意，不得妄行。另外还阐述了疾病转变的次序以及判断生死的方法。

三、结构分析 ▶▶▶

第1段：指出病有标本阴阳之变，治有先后逆从之理

第2～3段：指出标本的范围比较广泛，因此，标本的运用，相当灵活，根据具体情况有病在本取之本，有病在本取之标，有病在标取之标，有病在标取之本等的不同，这就是先后缓急的处理方法。总之，运用标本的一个基本原则是"急则治标，缓则治本。"

第4～5段：指出疾病的传变，是依五行配五脏，以其相克关系而定。以相克次序的五脏传变预后多不良，若间隔一脏或二三脏者则预后良好

附 五脏传变预后图

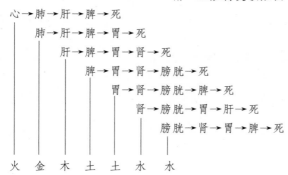

心 → 肺 → 肝 → 脾 → 死

　　肺 → 肝 → 脾 → 胃 → 死

　　　　肝 → 脾 → 胃 → 肾 → 死

　　　　　　脾 → 胃 → 肾 → 膀胱 → 死

　　　　　　　　胃 → 肾 → 膀胱 → 脾 → 死

　　　　　　　　　　肾 → 膀胱 → 胃 → 肝 → 死

　　　　　　　　　　　　膀胱 → 肾 → 胃 → 脾 → 死

火　　金　　木　　土　　土　　水　　水

卷第十九

天元纪大论篇第六十六

黄帝问曰：天有五行御五位，〔御：治理。御五位：五行之气化，临治于东西南北中五个方位。〕以生寒暑燥湿风，人有五脏化五气，〔化五气：指五脏之气动而产生的五种情志变化。〕以生喜怒思忧恐。论言五运相袭而皆治之，〔五运相袭：五运，即木、火、土、金、水五行，主司年之气，居于天之下地之上气交之内，五运轮转，相互因袭。〕终期之日，〔期：一年，音"jī"。〕周而复始，余已知之矣，愿闻其与三阴三阳之候奈何合之？鬼臾区稽首再拜对曰：〔鬼臾区：黄帝臣。〕昭乎哉问也。夫五运阴阳者，天地之道也，万物之纲纪，变化之父母，生杀之本始，神明之府也，可不通乎！故物生谓之化，物极谓之变，〔物生谓之化，物极谓之变：《类经》卷二十三天元纪注："万物之生，皆阴阳之气化也。盛极必衰，衰极复盛，故物极者必变。"〕阴阳不测谓之神，〔阴阳不测：阴阳变化多端，难以探测。〕神用无方谓之圣。〔方：边。〕夫变化之为用也，在天为玄，在人为道，在地为化。化生五味，道生智，玄生神。神在天为风，在地为木；在天为热，在地为火；在天为湿，在地为土；在天为燥，在地为金；在天为寒，在地为水。故在天为气，在地成形，形气相感而化生万物矣。〔形气相感而化生万物矣：形寓阴而气寓阳，阴阳之气相互感召，故能化生万物。〕然天地者，万物之上下也，〔然天地者，万物之上下也：天又指司天，地又指在泉。一岁之中，岁半之前，司天主之，岁半之后，在泉主之。司天为天气居上，在泉为地气居下，故为万物之上下。〕左右者，阴阳之道路也；〔左右者，阴阳之道路也：司天、在泉各有左右间气，为阴阳升降之路，故曰阴阳之道路也。〕水火者，阴阳之征兆也；金木者，生成之终始也。〔金木者，生成之终始也：王冰注："木主发生应春，春为生化之如。金主收敛应秋，秋为成实之终。"〕气有多少、形有盛衰，上下相召而损益彰矣。

帝曰：愿闻五运之主时也何如？鬼臾区曰：五气运行，各终期日，非独主时也。帝曰：请闻其所谓也！鬼臾区曰：臣积考《太始天元册》文曰：〔积：久。《太始天元册》：古代占候之书，已佚失。〕太虚寥廓，〔太虚寥廓：广阔无边的太空。太虚与太空义同，指极高的天空。寥廓，宽广无边的意思。〕肇基化元，〔肇基化元：生化本元开始的基础。肇：始也。化：万物的生化。元：通原，本原的意思。〕万物资始，五运终天，布气真灵，〔布气真灵：义指真气生化之机，物性之灵明，皆与宇宙所布之气有关。〕揔统坤元，〔揔：同"总"。坤元：指地之功德能始生万物。〕九星悬朗，〔九星悬朗：明朗的九星，高悬于天空。九星，王冰注："九星谓天蓬、天芮、天冲、天辅、天禽、天心、天任、天柱、天英。"〕七曜周旋，〔七曜周旋：指日月与金、木、水、火、土五星，循周天之度，旋转运行。〕曰阴曰阳，曰柔曰刚，〔曰柔曰刚：此指地气阴阳之性而言，阴性柔，阳性刚，故谓之柔刚。〕幽显既位，〔幽显：《类经》二十三卷第三注："阳主昼，阴主夜，一日之幽显也；自晦而朔，自弦而望，一月之幽显也，春夏主阳而生长，秋冬主阴而收藏，一岁之幽显也。"〕寒暑弛张，〔寒暑弛张：寒暑往来，表示一年之中寒暑更代的意思。弛张，在此有往来之义。〕生生化化，〔生生化化：指生生不息之机，变化无穷之道。〕品物咸章。〔品物咸章：各种物品的形象都能显露出来。章，彰明显露。品，众多。〕臣斯十世，此之谓也。

帝曰：善。何为气有多少，形有盛衰？鬼臾区曰：阴阳之气各有多少，故曰三阴三阳也。形有盛衰，谓五行之治，各有太过不及也。〔太过不及：我国古代用干支纪时，即把十天干和十二地支结合起来，如甲与子合为甲子，乙与丑合为乙丑，至最末一支相合，共得六十之数，称为六十花甲，其中必须奇数阳干配奇数阳支，偶数阴干配偶数阴支，各具阴阳属性，用以纪年、纪月、纪日、纪时。在纪年中，凡干支俱奇数的阳年为太过，干支俱偶数的阴年为不及。〕故其始也，有余而往，不足随之，不足而往，有余从之，〔有余而往……有余从之：指气运的迭为消长。〕知迎知随，气可与期。应天为天符，〔天符：通主一年的中运之气与司天之气相符的，叫"天符"。〕承岁为岁直，〔岁直：也叫岁会。通主一年的中运之气的五行与负支的五行相同，叫"岁直"。〕三合为治。〔三合：即主岁的中运（运会）与司天之气（天会）、年支的五行（岁会）相合，叫"三合"。亦称"太乙天符"。〕

帝曰：上下相召奈何？〔上：指天气。下：指地气。召：同"招"，在此即感召的意思。上下相召：即天气和地气相互感召。〕鬼臾区曰：寒暑燥湿风火，天之阴阳也，三阴三阳上奉之。〔三阴三阳上奉之：寒暑燥湿风火是天气的阴阳变化，地气的三阴三阳向上承之。即厥阴奉风气，少阴奉热气，少阳奉火气，太阴奉湿气，阳明奉燥气，太阳奉寒气。〕木火土金水火，〔木火土金水火：五行本是五个，而本文却为六个，是因为火分君火与相火，以配三阴三阳，所以火有二。〕地之阴阳也，生长化收藏下应之。天以阳生阴长，地以阳杀阴藏。〔句释：岁半之前自大寒至小暑，天气（司天）主之，阳气发生，阴气长养，则万物生发繁茂，故曰"天以阳生阴长"。岁半之后，自小暑至小寒，地气（在泉）主之，阳气肃杀，阴气凝敛，则万物蛰伏闭藏，故曰"地以阳杀阴藏。"〕天有阴阳，地亦有阴阳。故阳中有阴，阴中有阳。所以欲知天地之阴阳者，应天之气，动而不息，故五岁而右迁；〔五岁而右迁：五行应十天干为五运，即甲己年为土运，乙庚年为金运，丙辛年为水运，丁壬年为木运，戊癸年为火运。每五年五运当转换一次，其方向是自东而西，故曰"右迁。〕应地之气，静而守位，〔应地之气，静而守位：古人认为地属阴而行迟，故曰："静而守位"。〕故六期而环会。〔六期而环会：六气应十二支为三阴三阳，司天即子午年为少阴司天，丑未年为太阴司天，寅申年为少阳司天，卯酉年为阳明司天，辰戌年为太阳司天，巳亥年为厥阴司天。每六年环周一次，故曰"六期而环会"。〕动静相召，上下相临，阴阳相错，而变由生也。

帝曰：上下周纪，〔上下周纪：天干配五运，五年一周，地支配六气，六年一周，五运和六气相临，需三十年，五运六周，六气五周，而气和运复始，叫作一纪。〕其有数乎？鬼臾区曰：天以六为节，地以五为制。〔句释：意即司天之气有六，故以六为节；主岁之运有五，故以五为制。制，在此即制度之义。节，亦有制度之义。〕周天气者，六期为一备；终地纪者，五岁为一周。君火以名，相火以位。〔句释：火有君火和相火之分，但君火不主岁气，凡火主岁之年，由相火代宣火令，所以说"君火以名，相火以位。"〕五六相合，而七百二十气，〔七百二十气：每五日为候，三候为气。如立春、雨水、惊蛰、春分等，一年共二十四气。七百二十气是三十年的气数。〕为一纪，凡三十岁，千四百四十气，凡六十岁，而为一周，不及太过，斯皆见矣。

帝曰：夫子之言，上终天气，下毕地纪，〔上终天气，下毕地纪：上则终尽天气，下则穷究地理。〕可谓悉矣。余愿闻而藏之，上以治民，下以治身，使百姓昭著，上下和亲，德泽下流，子孙无忧，传之后世，无有终时，可得闻乎？鬼臾区曰：至数之机，〔至数之机：指气运相合之机理。机：理。〕迫迮以微，〔迫迮以微：《类经》二十三卷第三注："谓天地之气数，其精微切近，无物不然也。"迮迫义通，均作"近"解。〕其来可见，其往可追。敬之者昌，慢之者亡，无道行私，必得夭殃。谨奉天道，请言真要。帝曰：善言始者，必会于终，善言近者，必知其远，是则至数极而道不惑，所谓明矣。愿夫子推而次之，令有条理，简而不匮，〔匮：贫乏。〕久而不绝，易用难忘，为之纲纪，至数之要，愿尽闻之。鬼臾区曰：昭乎哉问！明乎哉道！如鼓之应桴，〔桴：鼓槌，音"fú"。〕响之应声也。臣闻之，甲己之岁，土运统之；〔统：治理。甲己之岁，土运统之：凡甲年与己年为土运，故甲己年土运主治。〕乙庚之岁，金运统之；〔句释：乙年与庚年为金运，故乙庚年金运主治。〕丙辛之岁，水运统之；〔句释：丙年与辛年为金运，故丙辛年水运主治。〕丁壬之岁，木运统之；〔句释：丁年与壬年为金运，故丁壬年木运主治。〕戊癸之岁，火运统之。〔句释：戊年与癸年为金运，故戊癸年火运主治。〕

帝曰：其于三阴三阳，合之奈何？鬼臾区曰：子午之岁，上见少阴；〔句释：子午年为少阴司天。上指司天而言。下"丑未之岁"、"寅申之岁"等同此义。〕丑未之岁，上见太阴；寅申之岁，上见少阳；卯酉之岁，上见阳明；辰戌之岁，上见太阳；巳亥之岁，上见厥阴。少阴所谓标也，厥阴所谓终也。〔句释：地支十二的顺序是始于子，终于亥，而子年少阴司天，亥年厥阴司天，所以少阴为标，厥阴为终。〕厥阴之上，风气主之；〔句释：厥阴、少阴、太阴等三阴三阳，是根据阴阳气多少所决定，三阴三阳又与六气相应。所以三阴三阳司天时，则由六气为之主。此即其中一例，余类推。〕少阴之上，热气主之；太阴之上，湿气主之；少阳之上，相火主之；阳明之上，燥气主之；太阳之上，寒气主之。所谓本也，是谓六元。〔句释：王冰注："三阴三阳为标，寒暑燥湿风火为本，故云所谓本也。天真元气，分为六化，以统坤元生成之用。征其应用，则六化不同，本其所生，则正是真元之一气，故曰六元也。"〕帝曰：光乎哉道！明乎哉论！请著之玉版，藏之金匮，署曰《天元纪》。

导读分析

一、篇名解析 ▶▶▶

本篇重点论述天地（自然界）运气变化的一般规律，并说明运气变化是万物生化的本元和纲纪，故篇名为《天元纪大论》。

二、文章大意 ▶▶▶

本篇重点论述了五运、六气演变的一般规律，并指出五运、六气的变化是四时气候演变以及自然界万物生长的本始和纲领。

三、结构分析 ▶▶▶

第1段：阐述五运和三阴三阳、六气的关系，并指出五运、六气的变化是四时气候演变以及自然界万物生长的本始和纲领
    1. 五运合六气
    2. 五运合三阴三阳
    3. 五运合阴阳

第2段：阐述五运分主四时的规律

第3～6段：阐述五运、六气演变的一般规律
    第3段：阐述阴阳之气的多少与天干、地支的关系
    第4段：阐述天地阴阳上下相召的规律
    第5段：阐述天地之气六节五制的上下周纪
    第6段：阐述终天毕地的至数之机，指出天干与五行的相应关系

第7段：阐述司天六气与六经的关系

五运行大论篇 第六十七

黄帝坐明堂，始正天纲，〔**天纲**：指天之纲纪。如日月轨道，斗纲月建，二十八宿，四时方位等均是。〕临观八极，〔**八极**：八方极远之处。〕考建五常，〔**考建五常**：《类经》二十三卷第四注："考，察也，建，立也。五常，五行气运之常也。考建五常，以测阴阳之变

化也。"〕请天师而问之曰：论言天地之动静，〔论：当指《天元纪大论》而言。〕神明为之纪，阴阳之升降，寒暑彰其兆。余闻五运之数于夫子，夫子之所言，〔夫子之所言：指《六节脏象论》中岐伯所言有关五运之事。〕正五气之各主岁尔，首甲定运，〔首甲定运：干支相配之六十花甲，以纪运气，甲子居其首位，故曰"首甲定运"。〕余因论之。鬼臾区曰：土主甲己，金主乙庚，水主丙辛，木主丁壬，火主戊癸。〔句释：此同上篇《天元纪大论》中"甲己之岁，土运统之，……戊癸之岁，火运统之"一段，论述天干主运的规律，义同前。〕子午之上，少阴主之；〔句释：即上篇《天元纪大论》所谓"子午之岁，上见少阴"之义。即地支子年与午年，为少阴司天。上指司天而言。下丑未、寅申等义同。〕丑未之上，太阴主之；寅申之上，少阳主之；卯酉之上，阳明主之；辰戌之上，太阳主之；巳亥之上，厥阴主之。不合阴阳，〔不合阴阳：《类经》二十三卷第四注："不合阴阳，如五行之甲乙，东方木也，而甲化土运，乙化金运。六气之亥子，北方水也，而亥年之上，风木主之，子年之上，君火主之。又如君火司气，火本阳也，而反属少阴。寒水司气，水本阴也，而反属太阳之类，似皆不合于阴阳者也。"义指五运六气干支之阴阳属性与方位干支之阴阳属性不相符合。〕其故何也？岐伯曰：是明道也，此天地之阴阳也。夫数之可数者，人中之阴阳也，然所合，数之可得者也。夫阴阳者，数之可十，推之可百，数之可千，推之可万。天地阴阳者，不以数推，以象之谓也。〔夫阴阳者……以象之谓也：《类经》二十三卷第四注："然阴阳之道，或本阳而标阴，或内阳而外阴，或此阳而彼阴，或先阳而后阴，故小之而十百，大之而千万，无非阴阳之变化，此天地之阴阳无穷，诚有不可以限数据推言者，故当因象求之，则无不有理存焉。"〕

帝曰：愿闻其所始也。岐伯曰：昭乎哉问也！臣览《太始天元册》文，丹天之气经于牛、女戊分；黅天之气，经于心、尾己分；苍天之气，经于危、室、柳、鬼；素天之气，经于亢、氐、昴、毕，玄天之气，经于张、翼、娄、胃。所谓戊己分者，奎、壁、角、轸，则天地之门户也。〔丹天、黅天、苍天、素天、玄天：丹、黅、苍、素、玄，即赤、黄、青、白、黑五色。黅，音"jīn"。牛、女、心、尾、危、室、柳、鬼、亢、氐、昴、毕、张、翼、娄、胃、奎、壁、角、轸：为二十八宿名称。古人为了观察太阳在天空的视运动规律，测定天体与地面部位，选定了周天在赤道附近的恒星作为标志，以确定天体的位置。计分四宫，即东方苍龙七宿包括角、亢、氐、房、心、尾、箕；北方玄武七宿包括斗、牛、女、虚、危、室、壁；西方白虎七宿包括奎、娄、胃、昴、毕、觜、参；南方朱雀七宿包括井、鬼、柳、星、张、翼、轸。句释：《图翼》一卷奎壁角轸天地之门户说："予常考周天七政躔度，则春分二月中，日缠壁初，以次而南，三月入奎娄，四月入胃昴毕，五月入觜参，六月入井鬼，七月入柳星张，秋分八月中，日缠翼末，以交于轸，循次而北，九月入角亢，十月入氐房心，十一月入尾箕，十二月入斗牛，正月入女虚危。至二月复交于春分而入奎壁矣。是日之长也，时之暖也，万物之发生也，皆从奎壁始；日之短也，时之寒也，万物之收藏也，考从角轸始。故曰春分司启，秋分司闭。夫既司启闭，要非门户而何。然自奎壁而南，日就阳道，故曰天门；角轸而北，日就阴道，故曰地户。"〕夫候之所始，道之所生，不可不通也。

帝曰：善。论言天地者，〔论：当指《天元纪大论》而言。〕万物之上下，〔上下：

上指司天，下指在泉。〕左右者，〔左右：指司天之左右间气。以位南面北的方向来定。〕阴阳之道路，〔阴阳之道路：此指一年六气主时的六步，除司天所居的三气与在泉所居的终气外，其余四间气之时位，乃是阴阳之气升为司天或降为在泉的道路。〕未知其所谓也。岐伯曰：所谓上下者，岁上下见阴阳之所在也。左右者，诸上见厥阴，左少阴，右太阳；见少阴，左太阴，右厥阴；见太阴，左少阳，右少阴；见少阳，左阳明，右太阴；见阳明，左太阳，右少阳；见太阳，左厥阴，右阳明。所谓面北而命其位，言其见也。〔面北：头朝南而面向北而言左右。上南、下北、左西、右东。下文面南类推。〕

帝曰：何谓下？岐伯曰：厥阴在上则少阳在下，左阳明，右太阴；〔左、右：在此指在泉的左右间气而言。以位北面南的方向来定。〕少阴在上则阳明在下，左太阳，右少阳；太阴在上则太阳在下，左厥阴，右阳明；少阳在上则厥阴在下，左少阴，右太阳；阳明在上则少阴在下，左太阴，右厥阴；太阳在上则太阴在下，左少阳，右少阴。所谓面南而命其位，言其见也。上下相遘，〔上下相遘：即上下的气相遇而交感的意思。这里所说的。"上、下"，上指客气，下指主气，即客主加临的意思。客主加临，反映每年六步中客气与主气的错杂关系。主客气相得则和，不相得则病。遘：音"gòu"，遇。〕寒暑相临，〔寒暑相临：客气与主气交感，则客气与主气之气，便相加临，这里只提寒暑，乃是举例而言。〕气相得则和，不相得则病。〔气相得则和，不相得则病：客气主气相生或客主之气相同者为相得，相克者为不相得。〕帝曰：气相得而病者何也？岐伯曰：以下临上，不当位也。〔句释：意指客主加临，虽然客主相生，都可以叫相得，但若主气和客气的，属于以下临上，仍是不当位。〕

帝曰：动静何如？岐伯曰：上者右行，下者左行，〔上者右行，下者左行：这里所说的右行左行，乃是古代天文学家有关天体视运动的理论，虽然不是日月星宿的真正运行情况，但对于观测天体运动状况及制订历法等，有较大的实用价值。〕左右周天，余而复会也。〔左右周天，余而复会也：一年之时周于天。周天度数为三百六十五又四分之一度，而日月运行则是"三百六十五日而成岁"。这个岁差度数即气余。一年加岁差气余之数，则天地又得复会于始。〕帝曰：余闻鬼臾区曰：应地者静。今夫子乃言下者左行，不知其所谓也。愿闻何以生之乎？岐伯曰：天动地静，五行迁复，虽鬼臾区其上候而已，犹不能彰明。夫变化之用，天垂象，地成形，〔天垂象，地成形：古人认为天在至上，人不可测，但有象可见，日月五星，二十八宿即天之象。垂，自上而及于下。故曰"天垂象"。在地则形成各种有形的物质，故曰"地成形"。〕七曜纬虚，〔七曜纬虚：日月五星围绕在太空之中。纬：围。虚：太虚，即天空。〕五行丽地。〔五行丽地：金、木、水、火、土五行，是有形的物质，都是附著在大地之上。丽：附著。〕地者，所以载生成之形类也。虚者，所以列应天之精气也。〔应：感受。应天之精气：日月五星等，是感受天体之精气而形成。〕形精之动，犹根本之与枝叶也，仰观其象，虽远可知也。

帝曰：地之为下否乎？岐伯曰：地为人之下，太虚之中者也。帝曰：冯乎？

岐伯曰：大气举之也。〔地为人之下……大气举之也：本文所说的位置，是以天地人三者的位置而论，天当在人之上，地在人之下。并说明地在太虚之中，是以大气为凭借的。冯：同"凭"。〕燥以干之，暑以蒸之，风以动之，湿以润之，寒以坚之，火以温之。故风寒在下，燥热在上，湿气在中，火游行其间，〔故风寒在下……火游行其间：马莳注："风寒在下，而风居东寒居北。燥热在上，而燥居西热居南。湿气居中央。火于未入之前在湿上，已入之后在湿下，而游行上下之间也，自'地之为下'至此，原地气一皆本于天也。"〕寒暑六入，〔寒暑：在此指一年。六入：指六气下临于地。〕故令虚而生化也。故燥胜则地干，暑胜则地热，风胜则地动，湿胜则地泥，寒胜则地裂，火胜则地固矣。

帝曰：天地之气，〔天地之气：天气，指司天之气。地气，指在泉之气。〕何以候之？岐伯曰：天地之气，胜复之作，〔胜复之作：指胜气和复气的发作。凡本运不及者，胜我之气往往乘虚而至，便是胜气。胜极则衰，衰则本运之子气复至，便是复气。胜气和复气的发作，没有一定规律，要看当年的变化。所以说："胜复之动时，虽有常位，而气无必也。"就是这个意思。〕不形于诊也。〔不形于诊：天地平气和胜复之气以形证观察而以诊之。〕《脉法》曰：天地之变，无以脉诊。此之谓也。

帝曰：间气何如？〔间气：每年主令之气的六步，三之气为司天，终之气为在泉，二之气与四之气易位于司天之左右间，初之气，五之气易位于在泉之左右间，故为"间气"。〕岐伯曰：随气所在，期于左右。〔左右：指左手和右手。〕帝曰：期之奈何？岐伯曰：从其气则和，〔从其气则和：凡主令之气至，与其脉相应，脉搏不强不弱的，便是平和。〕违其气则病，〔违其气则病：脉搏与主令之气不相应的便是病象。〕不当其位者病，〔不当其位：指当应的脉象，不应于本位，而应于它位。〕迭移其位者病，〔迭移其位：指当应之脉位互相更移，即当应予左，反见于右，当见于右，反见于左。〕失守其位者危，〔失守其位：指当应之脉位，不见当应之脉，而反见克贼之脉。〕尺寸反者死，〔尺寸反：指脉当应于寸者，反见于尺，当见于尺者，反见于寸。如子午年少阴脉应于两寸，若反见两尺者，就是尺寸反。〕阴阳交者死。〔阴阳交：指脉当应于左手者，反见于右手，当应于右手者，反见于左手。如巳亥年，少阴脉应见于左寸，而反见于右寸者，就是阴阳交。〕先立其年，以知其气，左右应见，然后乃可以言死生之逆顺。

帝曰：寒暑燥湿风火，在人合之奈何？其于万物，何以生化？岐伯曰：东方生风，风生木，木生酸，酸生肝，肝生筋，筋生心。其在天为玄，在人为道，在地为化。化生五味，道生智，玄生神，化生气。神在天为风，在地为木，在体为筋，在气为柔，在脏为肝。其性为暄，〔暄：温暖。〕其德为和，〔德：得。指气候的正常变化赋予万物之影响，如有所得的意思。〕其用为动，其色为苍，其化为荣，其虫毛，〔虫：动物的总称。古人把动物分为五大类，称为五虫，即毛、羽、介、鳞、倮五种。毛：指毛虫，身上多毛的一类。〕其政为散，其令宣发，〔政、令：此处用统治者所施行的"政"、"令"，比喻气候变化所施于万物的作用。〕其变摧拉，〔摧拉：损折败坏。〕其眚为阴，〔眚：灾，音"shěng"。〕其味为酸，其志为怒。怒伤肝，悲胜怒；风伤肝，燥胜风；酸伤筋，辛胜酸。

南方生热，热生火，火生苦，苦生心，心生血，血生脾。其在天为热，在地为火，在体为脉，在气为息，〔息：在此指阳气生长。〕在脏为心。其性为暑，其德为显，〔显：王冰注："明显见象，定而可取，火之德也。"〕其用为躁，其色为赤，其化为茂，〔茂：茂盛。〕其虫羽，〔羽：指羽虫，身上有羽翅类。〕其政为明，〔明：物象显明。〕其令郁蒸，〔郁蒸：言盛热气如蒸。〕其变炎烁，其眚燔焫，〔焫：烧，音"ruò"。〕其味为苦，其志为喜。喜伤心，恐胜喜；热伤气，寒胜热；苦伤气，咸胜苦。

中央生湿，湿生土，土生甘，甘生脾，脾生肉，肉生肺。其在天为湿，在地为土，在体为肉，在气为充，〔充：充盈。〕在脏为脾。其性静兼，〔兼：兼并。〕其德为濡，其用为化，其色为黄，其化为盈，其虫倮，〔倮：指倮虫，即身上多肉的一类动物。〕其政为谧，〔谧：安静。〕其令云雨，其变动注，〔注：雨久下。〕其眚淫溃，〔淫：久雨。溃：土崩溃。〕其味为甘，其志为思。思伤脾，怒胜思；湿伤肉，风胜湿；甘伤脾，酸胜甘。

西方生燥，燥生金，金生辛，辛生肺，肺生皮毛，皮毛生肾。其在天为燥，在地为金，在体为皮毛，在气为成，〔成：成熟、成就。〕在脏为肺。其性为凉，其德为清，〔清：洁净。〕其用为固，〔固：坚固。〕其色为白，其化为敛，其虫介，〔介：指介虫，即有甲壳一类的动物。〕其政为劲，〔劲：刚劲急切。〕其令雾露，其变肃杀，〔肃杀：严酷摧残。常用来形容秋冬的气象。〕其眚苍落，〔苍落：王冰注："青干而凋落。"〕其味为辛，其志为忧。忧伤肺，喜胜忧；热伤皮毛，寒胜热；辛伤皮毛，苦胜辛。

北方生寒，寒生水，水生咸，咸生肾，肾生骨髓，髓生肝。其在天为寒，在地为水，在体为骨，在气为坚，〔坚：坚定。〕在脏为肾。其性为凛，〔凛：严凛。〕其德为寒，其用为藏，其色为黑，其化为肃，〔肃：整肃。〕其虫鳞，〔鳞：指鳞虫，即有鳞类动物。〕其政为静，〔静：平静。〕其令霰雪，〔霰：音"xiàn"，空中降落的白色不透的小冰粒，俗称"米雪"或"粒雪"。〕其变凝冽，〔凝冽：寒冷冻冰。水结成冰为凝，寒冷为冽。〕其眚冰雹，其味为咸，其志为恐。恐伤肾，思胜恐；寒伤血，燥胜寒；咸伤血，甘胜咸。

五气更立，各有所先，〔五气更立，各有所先：《类经》三卷第六注："五行之气，化有不同，天干所临，是为五运，地支所司，是为六气，五运六气，皆有主客之分，故岁时变迁，五气更立，各有所先，以主岁气也。"〕非其位则邪，当其位则正。

帝曰：病生之变何如？岐伯曰：气相得则微，不相得则甚。〔句释：《类经》三卷第六注："主客相遇，上下相临，气有相得不相得，则病变由而生矣。相得者，如彼此相生，则气和而病微；不相得者，如彼此相克，则气乖而病甚也。"〕帝曰：主岁何如？〔主岁：指五运六气，各有主岁之时。〕岐伯曰：气有余则制己所胜而侮所不胜；其不及则己所不胜侮而乘之，己所胜轻而侮之；〔**侮**：欺侮，有恃强凌弱的意思。**乘**：趁着，有乘虚侵袭的意思。**轻**：轻蔑。**句释**：说明五行之气的制侮关系。凡本气在余，则可以克制我所胜之气，欺侮我所不胜之气；本气不足，则我所不胜者，必乘不足而欺侮之，我所胜者，亦必轻蔑而欺侮之。如木有余则可以制土侮金；木不足，则金气侮而乘之，土气轻而侮之。余类推。〕侮反受邪，侮而受邪，寡于畏也。〔**寡于畏**：《类经》三卷第六注："五行之气，各有相制，畏其所制，乃能守位，寡于畏则肆无忌惮，而势极必衰，所以反受其邪。"〕帝曰：善。

导读分析

一、篇名解析 ▶▶▶

本篇重点论述了五气五运的运行规律，及其与人体和宇宙万物的关系，故篇名为《五运行大论》。

二、文章大意 ▶▶▶

本篇论述了五运六气的一些基本法则，并且指出五运六气的变化对人体的影响。

三、结构分析 ▶▶▶

第1段：指出天地之阴阳"不以数推，以象求之"；而人之阴阳，"数之可数"

第2～6段：论述五运六气的一些基本法则
- 第2段：论述五气经天理论，提出"候之所始，道之所生，不可不通"
- 第3段：解释"天地者，万物之上下；左右者，阴阳之道路"的含义
- 第4段：论述六气在泉的左右相邻情况，指出"气相得则和，不相得则病"
- 第5段：论述司天在泉之气的运转方式
- 第6段：论述天地人的相对位置关系及六气运动的作用

第7段：论述天地变化与脉搏的关系

第8段：论述左右间气在诊脉上的应用

第9～13段：论述五方、五行、五味、五脏、五体的相生关系

东→风→木→酸→肝→筋→心

南→热→火→苦→心→血→脾

中央→湿→土→甘→脾→肉→肺

西→燥→金→辛→肺→皮毛→肾

北→寒→水→咸→肾→骨髓→肝

第14段：论述五气交替对疾病的影响

第15段：论述五气主岁的生克乘侮

六微旨大论篇第六十八

黄帝问曰：呜呼远哉！天之道也，〔**天之道**：气象变化的自然规律。〕如迎浮云，若视深渊，视深渊尚可测，迎浮云莫知其极。夫子数言谨奉天道，余闻而藏之，心私异之，不知其所谓也。愿夫子**溢志**尽言其事，〔**溢志**：情志洋溢。〕令终不灭，久而不绝。天之道可得闻乎？岐伯稽首再拜对曰：明乎哉问天之道也！此因天之序，盛衰之时也。〔**句释**：凡天地气象变化的规律，是由于运气秩序的变更，表现为四时之气的盛衰。〕

帝曰：愿闻天道六六之节盛衰何也？岐伯曰：上下有位，左右有纪。〔**左右有纪**：左右间气有一定的条理。**左右**：指左右间气，本处所指左右，是以位北面南所定。东为左，西为右。**纪**：条理。〕故少阳之右，阳明治之；〔**句释**：在少阳的右面，是阳明主治。（以下按三阳三阴顺推。）〕阳明之右，太阳治之；太阳之右，厥阴治之；厥阴之右，少阴治之；少阴之右，太阴治之；太阴之右，少阳治之。此所谓气之标，〔**气之标**：气指六气。标指木的末端，引申为事物之末者。此指三阴三阳为六气之标，六气为三阴三阳之本。〕盖南面而待也。故曰：因天之序，盛衰之时，**移光定位，正立而待之**，〔**移光定位，正立而待之**：此指古代观日影以定时的方法。最初只是直立在地平面上的一根竿子或柱子，从竿子与太阳所成的影子，可以测定一年季节的长短，黄、赤道的交角，地方真太阳时（即日晷所指示的时刻）及纬度等。后来逐步改进成特制的仪器日晷。〕此之谓也。少阳之上，火气治之，中见厥阴；阳明之上，燥气治之，中见太阴；太阳之上，寒气治之，中见少阴；厥阴之上，风气治之，中见少阳；少阴之上，热气治之，中见太阳；太阴之上，湿气治之，中见阳明。所谓本也，本之下，中之见也，见之下，气之标也，〔**所谓本也……气之标也**：本指六气，标指三阴三阳，中见指三阴三阳之互为表里者。〕本标不同，气应异象。〔**气应异象**：脉应于不同之气，则有不同的病象。《素问直解》注："六气应病不同，故气应异象。象，病形也。"〕

帝曰：其有**至而至**，〔**至而至**：前"至"指时之至，后"至"指气之至。如夏季至，热气亦至，即"至而至"。〕有至而不至，有至而太过，何也？岐伯曰：至而至者和；至而不至，来气不及也；未至而至，来气有余也。〔**至而不至……来气有余也**：时至而气不至，为应至之气不足；时未至而气已至，为应至之气有余。〕帝曰：至而不至，未至而至如何？岐伯曰：应则顺，否则逆，逆则变生，变生则病。〔**句释**：凡时至而气亦至者为应，应则顺。时至而气不至，或时未至而气已至者为否，否则逆。逆则气候必有异变，有异变则致病于万物。〕帝曰：善。请言其应。岐伯曰：物，生其应也。〔**句释**：万物对于六气的感应，表现于其生长的情况。〕气，脉其应也。〔**句释**：天气变化，必

167

然影响人体之气，在脉象上就可以反映出来。〕

帝曰：善。愿闻地理之应六节气位何如？〔**地理之应六节气位**：《类经》二十三卷第六注："此下言地理之应六节，即主气之静而守位者也，故曰六位，亦曰六步，乃六气所主之位也。"〕岐伯曰：**显明之右**，〔**显明**：显明之位，正当日出之所，卯正之位。在一年的时间里，则正当春分时。〕君火之位也；君火之右，退行一步，〔**退行一步**：《类经》二十三卷第六注："退行一步，谓退于君火之右一步也。"主气六步，运转的方向是自右而左，即自西而东，故为退行。〕相火治之；复行一步，土气治之；复行一步，金气治之；复行一步，水气治之；复行一步，木气治之；复行一步，君火治之。相火之下，水气承之；水位之下，土气承之；土位之下，风气承之；风位之下，金气承之；金位之下，火气承之；君火之下，阴精承之，〔**承**：承袭。与上篇所谓"其不及则己所不胜侮而乘之"之义同。承之者，都是己所不胜之气。说明六气之中，借此相互制约的关系，以维持其正常的气化，若这种关系被破坏，就要发生反常之变。〕帝曰：何也？岐伯曰：**亢则害，承乃制**，〔**亢则害，承乃制**：天之六气各专其性，正常时则有益于万物的生化，太过则有损于万物的生化。六气又各畏其所不胜，六气盛极，其不胜之气则承而制之。所以说："亢则害，承乃制。"〕制则生化，外列盛衰，〔**外列盛衰**：马莳注："外列，谓天之六气运列于外者。"〕害则败乱，生化大病。

帝曰：盛衰何如？岐伯曰：非其位则邪，〔**位**：指十二地支在方位上的位置。正北为子位，属水；正南为午位，属火；正东为卯位，属木；正西为酉位，属金。丑寅居东北隅中，辰巳居东南隅中，未申居西南隅中，戌亥居西北隅中。土位中央，寄旺于四季各十八日，所以辰戌丑未属土。〕当其位则正，邪则变甚，正则微。帝曰：何谓当位？岐伯曰：木运临卯，火运临午，**土运临四季**，〔**土运临四季**：《新校正》云："土运临四季，甲辰、甲戌、己丑、己未岁也。"〕金运临酉，水运临子。所谓岁会，气之平也。〔**句释**：马莳注："所谓岁会，气之平者，言此八岁，皆岁与五运相会而气平和。"凡此岁会之年，即指岁运与五行所应之位相会之者属平气，与后文《五常政大论》所言之平气，似不尽相同。〕帝曰：非位何如？岐伯曰：岁不与会也。帝曰：土运之岁，上见太阴；火运之岁，上见少阳、少阴；金运之岁，上见阳明；木运之岁，上见厥阴；水运之岁，上见太阳，奈何？岐伯曰：天之与会也，故《天元册》曰天符。帝曰：天符岁会何如？岐伯曰：太一天符之会也。〔**太一天符**：即天元纪大论中所说的三合。共有四年，即戊午、己丑、己未、乙酉。〕

帝曰：其贵贱何如？岐伯曰：**天符为执法**，〔**天符为执法**：有如执行国政，其权威震于天下，所以天符的岁气，速而且强。执法：执柄、执权。〕岁位为行令，〔**岁位**：与"岁会"义同，《运气论奥谚解》云："岁位，这里仅是指岁会而言。"行令：以如施行政令一般比喻岁会之气作用的普遍性。〕太一天符为贵人。〔**贵人**：《运气论奥谚解》云："贵人犹言君主，君主统率上下，为万方之主，任意施威于天下，其气甚盛。太一天符的岁势，在三者之中，专而最盛，所以比作贵人。"〕帝曰：邪之中也奈何？岐伯曰：中执法者，其病速而危；中行令者，其病徐而持；中贵人者，其病暴而死。〔**句释**：《类经》二十四卷第七注："中执法者，犯司天之气也，天者生之本，故其病速而危。中行令者，犯地支之气也，害稍次之，故其病徐而持。持者，邪正相持，而吉凶相半也。中贵人者，天地之气皆犯矣，故暴而死。按此三者，地以天为主，故中天符者，甚于岁会，而太一天符者，乃三气合一，其盛可知，故不犯则已，犯则无能解也，人而受之不能免矣。"〕帝曰：位之易也何如？岐伯曰：君位臣则顺，臣位君则逆，〔**君位臣则顺，臣位君则逆：**指君火与相火的关系。君火与相火在主气与客气中，各有所司之位，君火为君，相火为臣，若少阴君火司天之位，加于主气少阳相火之上，是君位臣，也叫上临下，为顺。反之为逆。〕逆则其病近，其害速；顺则其病远，其害微。所谓二火也。

帝曰：善。愿闻其步何如？岐伯曰：所谓步者，六十度而有奇。〔**六十度而有奇：**即一气所主一步的度数为六十度有零。古人根据四分历法，定周天数为三百六十五点二五度，按日数为三百六十五点二五日，即地球绕太阳公转一周的日数。古人将每日分为一百刻，每刻为十分。三百六十五点二五日每一步的实际日数为六十点八七五日，所以说"六十度有奇。"〕故二十四步积盈百刻而成日也。〔**句释：**每年为六步，二十四步就是四年。盈，指每年余数二十五刻，四年即一百刻，乃为一日。本处所用的计算方法，属四分历法。也就是把一年定为三百六十五点二五日。因其将整日后的余数定为四分之一，故曰四分历。〕

帝曰：六气应五行之变何如？岐伯曰：位有终始，〔**位有终始：**指地理应六气的位置，有开始和终止的时限。〕气有初中，〔**气有初中：**指六气的每一步又分两段，前段为初气，后段为中气。初气，地气用事。中气，天气用事。每段为三十日四十三又四分之三刻。〕上下不同，〔**上下：**指天气和地气。〕求之亦异也。帝曰：求之奈何？岐伯曰：天气始于甲，地气始于子，〔**天气始于甲，地气始于子：**天干以纪天气，其起首为甲，地支以纪地气，其起首为子。〕子甲相合，命曰岁立，〔**子甲相合，命曰岁立：**干支纪年法，即用天干地支，阳干配阳支，阴干配阴支的方法结合起来，则每岁的气运乃立。子甲相合，为甲子年，乃六十花甲之首。〕谨候其时，气可与期。帝曰：愿闻其岁，六气始终，早晏何如？岐伯曰：明乎哉问也！甲子之岁，初之气，天数始于水下一刻，〔**水下一刻：**古代计时的仪器叫"漏壶"，即一般所说的铜壶滴漏，又称壶漏、铜漏、或铜壶漏刻。其法以铜壶盛水，壶底穿一孔，壶中立箭，箭上刻度数一百，即一百刻，每刻为十分，壶水由底孔逐渐外漏，箭上的刻度逐渐显露，在一昼一夜，壶水即全部漏出，箭上的刻度亦全部显露，就根据箭上露出的刻数来计时。所谓"水下一刻"，并非水平面与一刻度数平齐处，乃是指壶水开始下降之位置，因其在一刻的范围中，古人习惯上就称之为一刻。〕终于八十七刻半；二之气，始于八十七刻六分，终于七十五刻；三之气，始于七十六刻，终于六十二刻半；四之气，始于六十二刻六分，终于五十刻；五之气，始于五十一刻，终于三十七刻半；六之气，始于三十七刻六分，终于二十五刻。所谓初六，〔**初六：**六即上述所谓六步。第一个六步，谓之"初六"。下"六二"、"六三"、"六四"同此义。〕天之数也。〔**天之数：**即天时六气终始的刻数。〕乙丑岁，初之气，天数始于二十六刻，终于一十二刻半；二之气，始于一十二刻六分，终于水下百刻；三之气，始于一刻，终于八十七刻半；四之气，始于八十七刻六分，终于七十五刻；

五之气，始于七十六刻，终于六十二刻半；六之气，始于六十二刻六分，终于五十刻。所谓六二，天之数也。丙寅岁，初之气，天数始于五十一刻，终于三十七刻半；二之气，始于三十七刻六分，终于二十五刻；三之气，始于二十六刻，终于一十二刻半；四之气，始于一十二刻六分，终于水下百刻；五之气，始于一刻，终于八十七刻半；六之气，始于八十七刻六分，终于七十五刻。所谓六三，天之数也。丁卯岁，初之气，天数始于七十六刻，终于六十二刻半；二之气，始于六十二刻六分，终于五十刻；三之气，始于五十一刻，终于三十七刻半；四之气，始于三十七刻六分，终于二十五刻；五之气，始于二十六刻，终于一十二刻半；六之气，始于一十二刻六分，终于水下百刻。所谓六四，天之数也。次戊辰岁，初之气，复始于一刻，常如是无已，周而复始。

帝曰：愿闻其岁候何如？岐伯曰：悉乎哉问也！日行一周，〔日行：指太阳的视运动，为太阳在天体视运动轨道上的运行，实则为地球公转的运动周期。日行一周：指太阳运行一周的时间，也就是一年的时间。〕天气始于一刻，日行再周，天气始于二十六刻，日行三周，天气始于五十一刻，日行四周，天气始于七十六刻，日行五周，天气复始于一刻，所谓一纪也。〔纪：王冰注："法以四年为一纪，循环不已。余三岁以会同，故有三合也。"〕是故寅午戌岁气会同，卯未亥岁气会同，辰申子岁气会同，巳酉丑岁气会同，〔岁气会同：乃岁时与六气会同之时，即所谓"初之气，天气始于水下一刻"之时。〕终而复始。

帝曰：愿闻其用也。岐伯曰：言天者求之本，〔本：指风、热、火、湿、燥、寒六气，也称六元，为天气之本元。〕言地者求之位，〔位：六气应五行的地理位置。〕言人者求之气交。〔气交：天气在上，地气在下，上下交互之处，为之气交。〕帝曰：何谓气交？岐伯曰：上下之位，气交之中，人之居也。故曰：天枢之上，〔天枢：天气、地气升降之枢机。〕天气主之；天枢之下，地气主之；气交之分，人气从之，万物由之。此之谓也。

帝曰：何谓初中？岐伯曰：初凡三十度而有奇。〔三十度而有奇：即三十度有零。若以日数计之，即三十日四十三又四分之三刻。〕中气同法。帝曰：初中何也？岐伯曰：所以分天地也。帝曰：愿卒闻之。岐伯曰：初者地气也，中者天气也。〔句释：《类经》二十四卷第九注："初中者，所以分阴阳也。凡一气之度，必有前后，有前后则前阳而后阴。阳主进，自下而上，故初者地气也。阴主退，自上而下，故中者天气也。"〕帝曰：其升降何如？岐伯曰：气之升降，天地之更用也。〔天地之更用：天气与地气迭相为用。〕帝曰：愿闻其用何如？岐伯曰：升已而降，降者谓天；降已而升，升者谓地。天气下降，气流于地；地气上升，气腾于天。故高下相召，升降相因，而变作矣。〔句释：天地上下，阴阳之气，相互感召，气之升降，互为因果，是气象变化的根本。〕

帝曰：善。寒湿相遘，燥热相临，风火相值，〔值：逢、遇。〕其有间乎？〔间：

不同〕岐伯曰：气有胜复，胜复之作，<u>有德有化，有用有变</u>，〔有德有化，有用有变：德指六气之正常功用。化：生化。用：作用。变：变化。〕变则邪气居之。帝曰：何谓邪乎？岐伯曰：<u>夫物之生从于化，物之极由乎变</u>，〔物之生从于化，物之极由乎变：王冰注："故物之生也，静而化成，其毁也，躁而变革，是以生从于化，极由乎变，变化不息，则成败之由常在。"〕变化之相薄，成败之所由也。故气有<u>往复</u>，〔往复：往来。〕用有迟速，四者之有，而化而变，<u>风之来也</u>。〔风之来也：《类经》二十四卷第九注："但从乎化，则为正风之来。从乎变，则为邪风之来。"在此当概指六气变化。〕帝曰：迟速往复，风所由生，而化而变，故因盛衰之变耳。成败<u>倚伏</u>游乎中，〔倚伏：相因。〕何也？岐伯曰：<u>成败倚伏生乎动，动而不已，则变作矣</u>。〔句释：王冰注："动静之理，气有常运，其微也为物之化，其甚也为物之变。化流于物，故物得之以生，变行于物，故物得之以死。由是成败倚伏，生乎动之微甚迟速尔，岂惟气独有是哉，人在气中，养生之道，进退之用，当皆然也。"〕帝曰：有期乎？岐伯曰：<u>不生不化，静之期也</u>。〔句释：万物于非明显的生化阶段，表现为相对的稳定时期，就是所谓"静之期"。〕帝曰：不生化乎？岐伯曰：<u>出入废则神机化灭；升降息则气立孤危</u>。〔句释：出入、升降，在此指物体的运动形式，物体的运动停止了，则变化不测的"神机"亦当变化灭绝，依形而寄的"气立"亦必孤存无生。所以"出入"、"升降"对物体的存在，有着非常重要的意义。〕故非出入，则无以生长壮老已；非升降，则无以生长化收藏。是以升降出入，无器不有。故器者，〔器：指器物或物体。〕生化之<u>宇</u>，〔宇：指"器"字。〕<u>器散则分之</u>，〔器散则分之：《类经》二十四卷第九注："若形器散散，则出入升降，无所依凭，各相离而生化息矣。"散：形坏不存。〕生化息矣。故无不出入，无不升降。化有大小，期有近远，四者之有，而贵常守，反常则灾害至矣。故曰：<u>无形无患</u>，〔无形无患：出入升降的运动形式，皆寄于有形。其正常的运动则生化作，反常的变化则灾害至，然皆不能离形，没有形也就无所谓患，所以说"无形无患"。〕此之谓也。帝曰：善。有不生不化乎？岐伯曰：悉乎哉问也。与道合同，惟真人也。帝曰：善。

导读分析

一、篇名解析 ▶▶▶

　　本篇重点论述天道六六之节、地理六节气位，及五运六气之主岁主时。因所论内容，旨义精微，故篇名为《六微旨大论》。

二、文章大意 ▶▶▶

　　本篇论述了六气之间有标本中气的相互联系及互相承制作用，并阐明自然界升降出入运动的生机。

三、结构分析 ▶▶▶

第1段：论述天之道即阴阳之道，表现为四时之气盛衰更替

第2段：论述三阳三阴六气之化，六气的盛衰变化规律及其上下标本、中见之气，指出标本不同，气应异象

标	本	表里	中见
少阳→	火气→	少阳厥阴→	厥阴
阳明→	燥气→	阳明太阴→	太阴
太阳→	寒气→	太阳少阴→	少阴
厥阴→	风气→	厥阴少阳→	少阳
少阴→	热气→	少阴太阳→	太阳
太阴→	湿气→	太阴阳明→	阳明

第3段：论述六气之太过、不及对万物生长的影响

第4段：论述地理之应六节气位及六气亢害承制

第5段：论述当位、岁会、天符、太一天符诸概念

第6段：论述岁会、天符、太一天符作用的特点及六气移易的影响

第7段：论述六气所主一步的度数

第8段：论述六气应五行及六气主时的推算

第9段：论述岁候的计算方法

第10段：论述六气的作用及气交的概念

第11段：论述天地之气的运动规律及其意义

第12段：论述六气的互有胜复的运动变化规律，指出运动是生命活动的过程

卷第二十

气交变大论篇第六十九

　　黄帝问曰：五运更治，上应天期，阴阳往复，寒暑迎随，〔迎随：往来。〕真邪相薄，内外分离，六经波荡，〔波荡：动荡。〕五气倾移，太过不及，专胜兼并，〔专胜兼并：王冰注："专胜，谓五运主岁太过也。兼并，谓主岁之不及也。"〕愿言其始，而有常名，可得闻乎？岐伯稽首再拜对曰：昭乎哉问也！是明道也。此上帝所贵，先师传之，臣虽不敏，往闻其旨。

　　帝曰：余闻得其人不教，是谓失道，传非其人，慢泄天宝。〔慢：轻易。天宝：天然的宝物。慢泄天宝：轻易泄露天然的宝物。〕余诚菲德，未足以受至道；然而众子哀其不终，愿夫子保于无穷，流于无极，余司其事，则而行之奈何？岐伯曰：请遂言之也。《上经》曰：夫道者，上知天文，下知地理，中知人事，可以长久。此之谓也。帝曰：何谓也？岐伯曰：本气位也。〔本气位也：根据运气主治以定位。〕位天者，〔位天：指五星之应及阴阳风雨晦明。〕天文也。位地者，〔位地：指水泉之变及草木蛰虫五谷之异也。〕地理也。通于人气之变化者，〔人气之变：指表里阴阳手足脏腑病变也。〕人事也。故太过者先天，〔先天：天时未至而气先至。〕不及者后天。〔后天：天时已至而气后至。〕所谓治化而人应之也。〔治化：指运气主治时所发生的气候变化。〕

　　帝曰：五运之化，太过何如？岐伯曰：岁木太过，风气流行，脾土受邪。民病飧泄食减，体重烦冤，肠鸣腹支满。上应岁星。〔岁星：即木星。古代认为它十二年周天一次（实际是11.86年），每年走十二次中的一次，因此叫做"岁星"。〕甚则忽忽善怒，〔忽忽：精神失意的样子。〕眩冒巅疾。化气不政，生气独治，〔化气不政，生气独治：木盛则土衰，故化气不能布政于万物，而木之生气独治也。化气：土气。生气：木气。〕云物飞动，草木不宁，甚而摇落，〔甚而摇落：木气过胜，就抑土气，土之子金气来复，木必受制，所以草木为之摇落。〕反胁痛而吐甚，冲阳绝者，死不治。〔反胁痛而吐甚……死不治：木胜乘土，若冲阳脉绝，为脾胃之真气已亡。故属不治之死症。冲阳：指足阳明胃之冲阳

阳脉。〕上应太白星。〔**太白星：**即金星。由于它光色银白，亮度极强，所以称为"太白星"。〕

岁火太过，炎暑流行，肺金受邪。民病疟，少气咳喘，血溢血泄注下，嗌燥耳聋，中热肩背热。上应荧惑星。〔**荧惑星：**即火星。由于它红光荧荧似火，又因它在天空的运动，有时自西而东，有时自东而西，很易迷惑人，故称"荧惑"。〕甚则胸中痛，胁支满胁痛，膺背肩胛间痛，两臂内痛，身热肤痛而为浸淫。收气不行，长气独明，〔**收气不行，长气独明：**收气为金气，长气为火气。岁火太过，所以收气不得行，而火之长气独盛。明：盛。〕雨冰霜寒，上应辰星。〔**辰星：**即水星。古人认为水星之出入，不违其时，故称"辰星"。〕上临少阴少阳，〔**上临少阴少阳：**指戊子戊午少阴司天之年与戊寅戊申少阳司天之年，中运属太过，又与司天同气，属天符，其中戊午年又是太乙天符，均主火气太胜。〕火燔焫，水泉涸，物焦槁，病反谵妄狂越，咳喘息鸣，下甚血溢泄不已，太渊绝者死不治，〔**太渊：**指手太阴肺经太渊之脉。**太渊绝者死不治：**火胜克金，若太渊脉绝，为脉之真气已亡，故属不治之症。〕上应荧惑星。

岁土太过，雨湿流行，肾水受邪。民病腹痛，清厥意不乐，体重烦冤。上应镇星。〔**镇星：**又名填星，即土星，古人认为它二十八年一周天（实际是 29.45 年），好似每年坐镇或填满二十八宿中的一宿，故称镇星或填星。〕甚则肌肉痿，足痿不收，行善瘛，脚下痛，饮发中满食减，〔**饮发：**脾土不能运化水气，则为水饮发病。〕四肢不举。变生得位，〔**变生得位：**《类经》二十四卷第十注："详此太过五运，独此言变生得位者，盖土无定位，凡在四季中土邪为变，即其得位之时也。"〕藏气伏，化气独治之，〔**藏气伏，化气独治之：**藏气为水运之气化，化气为土运之气化。土运太过则水之藏气伏而不用，化气乃得独治。〕泉涌河衍，〔**河衍：**河水外溢而泛滥。衍：溢。〕涸泽生鱼，风雨大至，土崩溃，鳞见于陆。〔**鳞：**指鱼类。〕病腹满溏泄肠鸣，反下甚而太溪绝者死不治。〔**太溪：**指足少阴肾之太溪脉。**太溪绝者死不治：**土胜克水，若太溪脉绝，为肾之真气已亡，故属不治之死症。〕上应岁星。

岁金太过，燥气流行，肝木受邪。民病两胁下少腹痛，目赤痛眦疡，耳无所闻。肃杀而甚，则体重烦冤，胸痛引背，两胁满且痛引少腹。上应太白星。甚则喘咳逆气，肩背痛，尻阴股膝髀腨胻足皆病。上应荧惑星。收气峻，生气下，〔**收气峻，生气下：**金运太过，则金之收气严峻。金胜克木，故木之气沉下而不用。峻：严峻。〕草木敛，苍干雕陨。〔**草木敛，苍干雕陨：**草木收敛不得盛长，青干凋落。〕病反暴痛，胠胁不可反侧，咳逆甚而血溢，太冲绝者死不治。〔**太冲：**指足厥阴肝之太冲脉。**太冲绝者死不治：**金胜克木，若太冲脉绝，为肝之真气已亡，故属不治之死症。〕上应太白星。

岁水太过，寒气流行，邪害心火。民病身热烦心躁悸，阴厥上下中寒，〔**阴厥：**指寒气厥逆。〕谵妄心痛，寒气早至，上应辰星。甚则腹大胫肿，喘咳，寝汗出憎风。大雨至，埃雾朦郁，〔**朦：**朦胧不清。〕上应镇星。上临太阳则雨冰雪霜不时降，〔**上临太阳：**指丙辰、丙戌太阳司天之年，中运太过，又与司天同气，为天符，主水气太过。〕湿气变物，病反腹满肠鸣，溏泄，食不化，渴而妄冒，神门绝者死不治。〔**神门：**指手少阴心之神门脉。**神门绝者死不治：**水胜克火，若神门脉绝，为心之真气已亡，故属不治之死证。〕上应荧惑、辰星。

帝曰：善。其不及何如？岐伯曰：悉乎哉问也！岁木不及，燥乃大行，生气失应，草木晚荣，肃杀而甚，则刚木辟著，〔**刚木辟著：**王冰注："刚，劲硬也。辟著，谓辟著枝茎，干而不落也。"〕柔萎苍干，上应太白星。〔**上应太白星：**岁木不及，金气乘之，故上应太白，谓之畏星。〕民病中清，胠胁痛，少腹痛，肠鸣溏泄，凉雨时至，上应太白星，其谷苍。〔**其谷苍：**青色的谷类。〕上临阳明，〔**上临阳明：**《新校正》云："按不及五化，独纪木上临阳明，土上临厥阴，水上临太阴，不纪木上临厥阴，土上临太阴，金上临阳明者，经之旨各记其甚者也。故于太过运中，只言火临火，水临水。此不及运中，只言木临金，土临木，水临土。故不言厥阴临木，太阴临土，阳明临金也。"〕生气失政，草木再荣，〔**草木再荣：**王冰注："金气抑木，故秋夏始荣。"〕化气乃急，上应太白、镇星，〔**上应太白、镇星：**王冰注："金气胜木，天应同之，故太白之见，光芒明盛。……木少金胜，天气应之，故镇星、太白，润而明也。"〕其主苍早。〔**苍早：**王冰注："苍色之物，又早凋落，木少金乘故也。"〕复则炎暑流火，〔**复：**指复气。复有报复或复仇之义。凡本气不及，则己所不胜之气侮而乘之，己所生之气，又将复之，故称复气。如木运不及则金气侮而乘之，木能生火，故火气又将复之，故火气即为木运不及之复气。〕湿性燥，〔**湿性燥：**王冰注："火气复金，夏生大热，故万物湿性，时变为燥。"此指湿性之物变而为燥。〕柔脆草木焦槁，下体再生，〔**下体再生：**指柔脆之草木，上部干枯，下部又重新生长。〕华实齐化，病寒热疮疡痱胗痈痤，上应荧惑、太白，〔**上应荧惑、太白：**王冰注："火复其金，太白减曜，荧惑上应，则益光芒。"〕其谷白坚。〔**其谷白坚：**指白色而坚实的谷类。〕白露早降，收杀气行，寒雨害物，虫食甘黄，〔**虫食甘黄：**虫类喜食味甘色黄之物。〕脾土受邪，赤气后化，〔**赤气：**指火气。〕心气晚治，上胜肺金，白气乃屈，〔**屈：**退缩而不得伸张。〕其谷不成，咳而鼽，上应荧惑、太白星。

岁火不及，寒乃大行，长政不用，物荣而下，〔**物荣而下：**指植物长势不是繁荣向上，而是低垂向下。〕凝惨而甚则阳气不化，〔**惨：**寒冷。〕乃折荣美，〔**折：**伤害。〕上应辰星。民病胸中痛，胁支满，两胁痛，膺背肩胛间及两臂内痛，郁冒蒙昧，心痛暴喑，胸腹大，胁下与腰背相引而痛，甚则屈不能伸，髋髀如别，上应荧惑、辰星，其谷丹。〔**其谷丹：**赤色的谷类。**丹：**赤色。〕复则埃郁，大雨且至，黑气乃辱。〔**黑气乃辱：**水气退缩不行。**辱：**屈。〕病鹜溏腹满，〔**鹜：**鸭子，音"wù"。**鹜溏：**大便泄如鸭溏。〕食饮不下，寒中肠鸣，泄注腹痛，暴挛痿痹，足不任身，上应镇星、辰星，玄谷不成。〔**玄谷：**黑色的谷类。〕

岁土不及，风乃大行，化气不令，草木茂荣，飘扬而甚，秀而不实。上应岁星。民病飧泄霍乱，体重腹痛，筋骨繇复，〔**繇复：**吴昆注："繇复，动摇反复也。"〕肌肉瞤酸，〔**肌肉瞤酸：**肌肉动掣痛。〕善怒。藏气举事，〔**藏气举事：**藏气指水运之气化。土运不及则无力克水，故水运之藏气得行其事。**举：**行动。〕蛰虫早附，咸病寒中。

上应岁星、镇星，其谷龄。复则收政严峻，名木苍凋，胸胁暴痛，下引少腹，善太息，虫食甘黄，气客于脾，龄谷乃减，民食少失味，苍谷乃损，上应太白、岁星。上临厥阴，〔上临厥阴：己巳、己亥年，土运不及，而上临厥阴风木司天，则少阳相火在泉。〕流水不冰，蛰虫来见，藏气不用，白乃不复，〔白乃不复：指金气未能形成复气。〕上应岁星，民乃康。

岁金不及，炎火乃行，生气乃用，长气专胜，〔生气乃用，长气专胜：金运不及，无力制木，故木之生气乃为用，金不及则火益胜之，故火之长气专自为胜。〕庶物以茂，燥烁以行，上应荧惑星。民病肩背瞀重，〔瞀：闷乱、烦乱。瞀重：闷乱沉重。〕鼽嚏血便注下，收气乃后，上应太白、荧惑星，其谷坚芒。〔其谷坚芒：长有坚芒的白色谷类。〕复则寒雨暴至，乃零冰雹，〔零：降落。〕霜雪杀物，阴厥且格，阳反上行，〔阴厥且格，阳反上行：张志聪注："厥逆格拒也。秋冬之时，阳气应收藏于阴脏，因寒气厥逆，且格阳于外，致阳反上行。"〕头脑户痛，延及囟顶，〔囟顶：头顶囟门处。〕发热，上应辰星、荧惑，丹谷不成，民病口疮，甚则心痛。

岁水不及，湿乃大行，长气反用，其化乃速，〔长气反用，其化乃速：水运不及则火气乘之，故火之长气反得其用，火能生土，故土之化气速至。〕暑雨数至，上应镇星。民病腹满身重，濡泄，寒疡流水，〔寒疡流水：阴性疮疡，由于阳虚不化，溃后流出清稀脓水。〕腰股痛发，腘腨股膝不便，烦冤足痿清厥，脚下痛，甚则跗肿。藏气不政，肾气不衡，〔肾气不衡：水运不及，藏气不得施政，火之长气为用，则肾气不得平衡。〕上应镇星、辰星，其谷秬。〔秬：音"jù"，黑黍。〕上临太阴，〔上临太阴：指辛丑、辛未太阴司天之年，太阴司天则太阳在泉，在泉与中运同气，均为寒水，属同岁会之年，主寒水之气大行。〕则大寒数举，蛰虫早藏，地积坚冰，阳光不治，民病寒疾于下，甚则腹满浮肿，上应镇星、荧惑，其主龄谷，复则大风暴发，草偃木零，生长不鲜，面色时变，筋骨并辟，〔并辟：挛急。〕肉润瘛，目视晄晄，物疏璺，〔疏璺：分开破裂。疏：分。璺：音"wén"，裂纹。〕肌肉胗发，气并膈中，痛于心腹，黄气乃损，〔黄气：指土之气化。〕其谷不登，〔不登：谷物不得成熟。〕上应岁星、镇星。

帝曰：善。愿闻其时也。岐伯曰：悉乎哉问也。木不及，春有鸣条律畅之化，〔鸣条律畅：指风动木鸣，声音条畅，在此有春风和畅的意思。〕则秋有雾露清凉之政；春有惨凄残贼之胜，〔残贼：伤害的意思。〕则夏有炎暑燔烁之复；其眚东，其脏肝，其病内舍胠胁，外在关节。〔其病内舍胠胁，外在关节：肝脏位于胠胁之内，故胠胁乃肝气运行之处；关节为筋脉会聚之处，肝主筋脉。所以病涉于肝者，则内舍胠胁，外在关节。〕

火不及，夏有炳明光显之化，〔炳：明。炳明光显：指火气有光明显露的作用。〕则冬有严肃霜寒之政；夏有惨凄凝冽之胜，则不时有埃昏大雨之复；〔不时：马莳注："不时者，土主四季也。"〕其眚南，其脏心，其病内舍膺胁，外在经络。〔其病内舍膺胁，外在经络：心脏位于胸膺之内，故膺胁为心气运行之处；经脉主运行气血，心主血脉。所以病涉于心者，则内舍膺胁，外有经络。〕

土不及，四维有埃云润泽之化，〔四维：王冰注："东南、东北、西南、西北方也。维，隅也。谓日在四隅月也。"即三月、六月、九月、十二月四季月也。〕则春有鸣条鼓拆之政；〔鼓拆：发动开裂，指风气能使万物活动宣发。〕四维发振拉飘腾之变，〔振位飘腾：形容大风损折之力与动荡之势。〕则秋有肃杀霖霪之复；〔霖霪：淫雨不断。〕其眚四维，其脏脾，其病内舍心腹，外有肌肉四肢。〔其病内舍心腹，外在肌肉四肢：脾脏位于心下腹内，心腹为脾气运行之处；脾主肌肉四肢。故病涉于脾者，则内舍心腹，外在肌肉四肢。〕

金不及，夏有光显郁蒸之令，则冬有严凝整肃之应；夏有炎烁燔燎之变，则秋有冰雹霜雪之复；其眚西，其脏肺，其病内舍膺胁肩背，外在皮毛。〔其病内舍膺胁肩背，外在皮毛：肺脏位于膺胁肩背之内，膺胁肩背为肺气运行之处；肺主皮毛。故病涉于肺者，则内舍膺胁肩背，外在皮毛。〕

水不及，四维有湍润埃云之化，〔湍：水急流或环流。在此当作水流动解。〕则不时有和风生发之应；四维发埃昏骤注之变，〔骤：形容雨来急速。骤注：暴雨倾泻。〕则不时有飘荡振拉之复；其眚北，其脏肾，其病内舍腰脊骨髓，外在溪谷踹膝。〔其病内舍腰脊骨髓，外在溪谷踹膝：腰为肾之府，肾主骨，其脉经于足跟与膝部，溪谷虽为肉会之处，亦与骨属相联，故病涉于肾者，则内舍腰脊骨髓，外在溪谷踹膝。踹：足跟。〕

夫五运之政，犹权衡也，高者抑之，下者举之，化者应之，变者复之，此生长化收藏之理，气之常也，失常则天地四塞矣。故曰：天地之动静，神明为之纪，阴阳之往复，寒暑彰其兆。此之谓也。

帝曰：夫子之言五气之变，四时之应，可谓悉矣。夫气之动乱，触遇而作，〔气之动乱，触遇而作：五气的运行，虽与四时相应，但有时则气之动乱，与另外之气接触后，常可发作非时的灾变。说明五气相触，则可出现错综复杂的变化。〕发无常会，卒然灾合，何以期之？岐伯曰：夫气之动变，固不常在，而德化政令灾变，〔德化政令灾变：这是用施政时的某些概念，以比喻气候变化的不同功用。〕不同其候也。帝曰：何谓也？岐伯曰：东方生风，风生木，其德敷和，〔敷和：敷布温和。〕其化生荣，其政舒启，〔舒启：舒展开发。〕其令风，其变振发，其灾散落。〔散落：王冰注："谓物飘零而散落也。"〕南方生热，热生火，其德彰显，〔彰显：火应于夏，为万物蕃茂之时，其象彰明显现于外，故火德彰显。〕其化蕃茂，其政明曜，〔明曜：照耀。夏日炽热，象火之政光明照曜。〕其令热，其变销烁，其灾燔焫。中央生湿，湿生土，其德溽蒸，〔溽蒸：湿热。〕其化丰备，其政安静，其令湿，其变骤注，其灾霖溃。〔霖：久雨。溃：烂泥。〕西方生燥，燥生金，其德清洁，〔清洁：秋行燥令，其气肃杀，天地清明净洁，故金气之德为清洁。〕其化紧敛，其政劲切，〔劲切：刚劲急切。〕其令燥，其变肃杀，其灾苍陨。〔苍陨：王冰注："杀气太甚，则木青干而落也。"〕北方生寒，寒生水，其德凄沧，其化清谧，〔谧：安静。〕其政凝肃，其令寒，其变溧冽，〔溧冽：寒冷。〕其灾冰雪霜雹。是以察其动也。有德有化，有政有令，有变有灾，而物由之，而人应之也。

帝曰：夫子之言岁候，其不及太过，而上应五星。今夫德化政令灾眚变易，非常而有也，卒然而动，其亦为之变乎？岐伯曰：承天而行之，故无妄动，无不应也。卒然而动者，气之交变也，其不应焉。故曰：应常不应卒。〔常：谓盛衰之常，其来有自，故必无不应。卒者，一时之会，非有大变，则亦有不应者矣。〕此之谓也。

帝曰：其应奈何？岐伯曰：各从其气化也。〔各从其气化：指五星各从其相应之运而为之化。〕帝曰：其行之徐疾逆顺何如？〔徐疾逆顺：人们从运行着的地球观看其他行星在星空中的运动，叫做行星的视运动。凡行星视运动较正常缓慢时叫做"徐"，较正常快速时叫做"疾"；行星在星空中的视运动，从西向东叫做"顺行"，从东向西叫做"逆行"。〕岐伯曰：以道留久，〔留：行星的视运动由顺行转为逆行，或者由逆行转为顺行时，从地球上看起来，行星在星空似乎静止不动，叫做"留"。〕逆守而小，〔守：行星的视运动若留时间较久，叫做"守"。〕是谓省下。〔省下：王冰注："省下，谓察天下人君之有德有过者也。"〕以道而去，去而速来，曲而过之，是谓省遗过也。〔省遗过：王冰注："顺行已去，已去辄逆行而速，委曲而经过，是谓遗其过而辄省察之也。"〕久留而环，〔久留而环：星行久留不去，好似环绕而不前进的样子。〕或离或附，是谓议灾与其德也。应近则小，应远则大。芒而大倍常之一，其化甚；大常之二，其眚即发也。小常之一，其化减；小常之二，是谓临视，省下之过与其德也。德者福之，过者伐之。是以象之见也，高而远则小，下而近则大。故大则喜怒迩，小则祸福远。岁运太过，则运星北越，〔运星北越：吴昆注："运星，主运之星。北越，北行而越其常度也。"〕运气相得，则各行以道。故岁运太过，畏星失色而兼其母；〔畏星：即所制之星。如木运太过，木能制土，则镇星为畏星。兼其母：指畏星之色有失而兼见生我之色，谓之"兼其母"。〕不及，则色兼其所不胜。〔兼其所不胜：指本色有失而兼见克我之色。〕肖者瞿瞿，莫知其妙，闵闵之当，孰者为良，妄行无征，示畏侯王。帝曰：其灾应何如？岐伯曰：亦各从其化也，故时至有盛衰，凌犯有逆顺，留守有多少，形见有善恶，宿属有胜负，〔宿属有胜负：《类经》二十四卷第十一注："宿属，谓二十八宿及十二辰位，各有五行所属之异。凡五星所临，太过逢王，不及逢衰，其灾更甚；太过有制，不及行助，其灾必轻，即胜负也。"〕征应有吉凶矣。帝曰：其善恶何谓也？岐伯曰：有喜有怒，有忧有丧，有泽有燥，〔有喜有怒，有忧有丧，有泽有燥：王冰注："夫五星之见也，从夜深见之。人见之喜，星之喜也，见之畏，生之怒也；光色微曜，乍明乍暗，星之忧也；光色迥然，不彰不莹，不与众同，星之丧也；光色圆明，不盈不缩，怡然莹然，星之喜也；光色勃然临人，芒彩满溢，其象懔然，星之怒也。泽，洪润也。燥，干枯也。"〕此象之常也，必谨察之。帝曰：六者高下异乎？岐伯曰：象见高下，其应一也，故人亦应之。

帝曰：善。其德化政令之动静损益皆何如？岐伯曰：夫德化政令灾变，不能相加也。〔德化政令灾变，不能相加也：王冰注："天地动静，阴阳往复，以德报德，以化报化，政令灾眚及动复亦然，故曰不能相加也。"〕胜复盛衰，不能相多也。〔句释：胜气盛者，复气亦盛；胜气衰者，复气亦衰。故胜气与复气的盛衰，不能相多。〕往来小大，不能相过也。〔句释：指胜气与复气之往来气势的大小。两者相同，故不能有所超过。〕用之升降，不能相无也。各从其动而复之耳。〔句释：根据气动的情况，可以测知气复的情况。〕帝曰：其病生何如？岐伯曰：德化者气之祥，〔德化：指运气的正常征祥。〕政令者气之章，〔政令：指运气的一般规律。〕变易者复之纪，〔变易者复之纪：变易为胜复之气的纲领。〕灾眚者伤之始。〔灾眚者伤之始：灾眚是伤害的开始。〕气相胜者和，不相胜者病，〔气相胜者和，不相胜者病：《类经》二十四卷第十注："相胜，相当也。谓人气与岁气相当，则为比和而无病。不相当，则邪正相干而病生矣。"〕重感于邪则甚也。〔重感于邪则甚也：王冰注："重感，谓年气已不及，天气又见克杀之气，是谓重感。重，谓重累也。"〕

帝曰：善。所谓精光之论，〔光：广博。精光之论：精湛广博的论述。〕大圣之业，宣明大道，通于无穷，究于无极也。余闻之，善言天者，必应于人，善言古者，必验于今，善言气者，必彰于物，善言应者，同天地之化，善言化言变者，通神明之理，非夫子孰能言至道欤！乃择良兆而藏之灵室，〔灵室：王冰注："灵室，谓灵兰室。黄帝之书府也。"〕每旦读之，命曰气交变，非斋戒不敢发，慎传也。

导读分析

一、篇名解析 ▶▶▶

本篇重点论述五运之气在气交中发生的太过、不及等变化，故篇名为《气交变大论》。

二、文章大意 ▶▶▶

本篇说明气交变化，是由于五运的太过与不及，并且从五运的德、化、政、令正常功能中，阐述它对自然界的影响，以及与人体发生疾病的关系。

三、结构分析 ▶▶▶

第 1 段：借用岐黄问答，引起话题
第 2 段：提出学医要知天、知地、知人，并阐明其道理
第 3～7 段：分述五运太过的症状与预后
第 8～12 段：分述五运不及的症状与预后
第 13～17 段：分述五运不及的致病原理（病位、病症）
第 18 段：总结调和五运的原则
第 19 段：论述五气的变化及其德化政令灾变
第 20 段：论述五运与五星相应的相对性
第 21 段：论述五星与天运正常相应的规律
第 22 段：论述五星在灾害、好坏、发病等方面的应验情况
第 23 段：记述黄帝的反应，以示本篇的重要性

五常政大论篇第七十

黄帝问曰：太虚寥廓，五运回薄，〔回薄：回环迫薄。在此有周流运动不息而相互制约的意思。〕衰盛不同，损益相从，〔衰盛不同，损益相从：太过与不及之气不同，有了太过、不及，气则从之有所损益。〕愿闻平气何如而名？何如而纪也？岐伯对曰：昭乎哉问也！木曰敷和，〔敷和：木象春气，其平气有散布温和的作用，使万物得以生长发育。〕火曰升明，〔升明：火象夏气，其平气上升而光明显露，使万物得繁华外露。〕土曰备化，〔备化：土象长夏之气，其平气有化育万物的作用，因土能生万物，所以万物皆备其化。〕金曰审平，〔审平：金象秋气，其平气有平定的作用，使万物生长趋于平静稳定阶段。〕水曰静顺。〔静顺：水象冬气，其平气有清静随顺的作用，使万物清静以顺其势。〕

帝曰：其不及奈何？岐伯曰：木曰委和，〔委和：指木运不及，其阳和之气弃而不用。委：屈或弃。〕火曰伏明，〔伏明：指阳热光明之气，伏藏不用。〕土曰卑监，〔卑监：土生万物，故其位尊，令土气不及则位卑，其临视的职能有失。监：临下，观察。〕金曰从革，〔从革：《类经》二十五卷第十三注："金性本刚，其不及则从火化而变革也。"〕水曰涸流。〔涸流：水不及故水流干涸。〕

帝曰：太过何谓？岐伯曰：木曰发生，〔发生：万物生气宣发。〕火曰赫曦，〔赫曦：火气盛明。〕土曰敦阜，〔敦阜：王冰注："敦，厚也。阜，高也。土余，故高而厚。"〕金曰坚成，〔坚成：《类经》注："金性坚刚，用能成物。其气有余则坚成尤甚也。"〕水曰流衍。〔流衍：水流满溢。〕

帝曰：三气之纪，〔三气：指平气、不及、太过而言。〕愿闻其候？岐伯曰：悉乎哉问也！敷和之纪，木德周行，阳舒阴布，五化宣平，〔五化：五行之气化。五化宣平：木运平和，气不偏倾，则五气之所化，宣发平定。〕其气端，〔端：正直。〕其性随，〔随：随顺自然。〕其用曲直，〔其用曲直：此指木之用既可曲，又可直。〕其化生荣，其类草木，其政发散，其候温和，其令风，其脏肝，肝其畏清，其主目，其谷麻，其果李，其实核，其应春，其虫毛，其畜犬，其色苍，其养筋，其病里急支满，其味酸。其音角，其物中坚，〔中坚：马莳："凡物得木气者，其中必坚。"当指物体中之坚实部分。〕其数八。

升明之纪，正阳而治，〔正阳：火应于南方，正当阳位。〕德施周普，五化均衡，其气高，〔其气高：指火性上炎。高，在此有上升的意思。〕其性速，其用燔灼，其化蕃茂，其类火，其政明曜，〔明曜：光明照耀。〕其候炎暑，其令热，其脏心，心其畏寒，其主舌，其谷麦，其果杏，其实络，〔络：指果实之筋络。〕其应夏，其虫羽，其畜马，其色赤，其养血，其病瞤瘛，其味苦，其音徵，其物脉，〔脉：张志聪："脉，物之脉络也。"〕其数七。

备化之纪，气协天休，〔休：美、善。气协天休：平气之土运，能协同司天之化而成其美。〕德流四政，〔德流四政：土之功德及于金木水火四行之政。〕五化齐修，〔修：治理。五化齐修：土运平气，功德及于四政，则五行之气化，都表现为正常的治理。〕其气平，其性顺，其用高下，〔高下：马莳注："土之用可高可下。"〕其化丰满，其类土，其政安静，其候溽蒸，其令湿，其脏脾，脾其畏风，其主口，其谷稷，其果枣，其实肉，其应长夏，其虫倮，其畜牛，其色黄，其养肉，其病否，〔否：通"痞"，痞塞不通。〕其味甘，其音宫，其物肤，〔肤：此指肌肉。〕其数五。

审平之纪，收而不争，〔争：竞争。〕杀而无犯，〔犯：伤害。〕五化宣明，〔五化宣明：金之平气，收而不争，杀而无犯，则五行之气化，自能宣发畅明。〕其气洁，〔其气洁：金之气洁白清净。〕其性刚，其用散落，〔散落：凋零坠落。〕其化坚敛，其类金，其政劲肃，其候清切，其令燥，其脏肺，肺其畏热，其主鼻，其谷稻，其果桃，其实壳，其应秋，其虫介，其畜鸡，其色白，其养皮毛，其病咳，其味辛，其音商，其物外坚，〔外坚：指物体外部坚实部分。〕其数九。

静顺之纪，藏而勿害，治而善下，〔治而善下：水之性本趋下，故水运平气主治则善下。〕五化咸整，〔五化咸整：水运气平，则五行之气化亦皆整齐而无太过不及之患。〕其气明，其性下，其用沃衍，〔沃衍：灌溉满溢。〕其化凝坚，其类水，其政流演，〔流演：水长流。〕其候凝肃，其令寒，其脏肾，肾其畏湿，其主二阴，其谷豆，其果栗，其实濡，〔其实濡：其果实之汁。〕其应冬，其虫鳞，其畜彘，其色黑，其养骨髓，其病厥，〔厥：倒行上凌。〕其味咸，其音羽，其物濡，〔其物濡：指物体中柔软部分。〕其数六。

故生而勿杀，长而勿罚，化而勿制，收而勿害，藏而勿抑，是谓平气。

委和之纪，是谓胜生，〔胜生：马莳注："生气者木气也，化气者土气也，长气者火气也，收气者金气也。木气不及，金能胜之，是谓胜生。"〕生气不政，化气乃扬，长气自平，收令乃早，凉雨时降，风云并兴，草木晚荣，苍干雕落，物秀而实，肤肉内充，其气敛，其用聚，其动緛戾拘缓，〔緛戾拘缓：即缩短、屈曲、拘急、弛缓，都属厥阴经筋脉不遂之症。〕其发惊骇，其脏肝，其果枣桃，其实核壳，其谷稷稻，其味酸辛，其色白苍，其畜犬鸡，其虫毛介，其主雾露凄沧，其声角商，其病摇动注恐，从金化也。少角与判商同，〔少角：指丁年木运不及，木运不及则半与金气同化。判：半。〕上角与正角同，〔上角与正角同：上角指厥阴风木司天。丁年木运不及，遇到巳亥厥阴风木司天之年，则与正角相同。〕上商与正商同。〔上商与正商同：指丁卯、丁酉年，阳明燥金司天，由于木运不及，金气易胜，复遇燥金司天，故其气则与正商相同。〕其病肢废，痈肿疮疡，其甘虫，〔其甘虫：《类经》二十五卷第十三注："味甘者易生虫，金胜木而土无制也，此即《气交变大论》'虫食甘黄'之义。"〕邪伤肝也。上宫与正宫同。
〔句释：木不及则己所胜之土轻而侮之，复值丁丑、丁未年太阴湿土司天，故其气与正宫相同。〕萧飔肃杀，〔萧飔：形容金风使万物萧条之义。〕则炎赫沸腾，眚于三，〔眚于三：灾害在三宫。〕所谓复也。其主飞蠹蛆雉，〔飞蠹蛆雉：王冰注："飞，羽虫也。蠹，内生虫也。"〕乃为雷霆。

伏明之纪，是谓胜长，长气不宣，藏气反布，收气自政，〔藏气反布，收气自政：凡火运不及之年，长气不能宣发，故水之藏气反得布化。火不及则无力克金，故金之收气自得其政令。〕化令乃衡，〔化令乃衡：火运不及，不能生土，土之化令仅得维持平衡。〕寒清数举，〔寒清数举：水的寒冷之气与金的清凉之气频频发作。〕暑令乃薄，承化物生，〔承化物生：万物承土的化气而生。〕生而不长，成实而稚，遇化已老，阳气屈伏，蛰虫早藏，其气郁，其用暴，其动彰伏变易，〔彰伏变易：指物象的显明或伏藏，失其常规，变易非时。〕其发痛，其脏心，其果栗桃，其实络濡，其谷豆稻，其味苦咸，其色玄丹，其畜马彘，其虫羽鳞，其主冰雪霜寒，其声徵羽，其病昏惑悲忘，从水化也。少徵与少羽同，〔少徵与少羽同：由于火运不及则半从水气之化，所以少徵之运则与少羽之运类同。〕上商与正商同。〔上商与正商同：指癸卯与癸酉年，火运不及，无力制金，加以阳明燥金司天，则金不受火刑，故与正商同。〕邪伤心也。凝惨凛冽则暴雨霖霪，眚于九。其主骤注雷霆震惊，沉黅淫雨。〔黅：音"yīn"，《玉篇》："古文阴字。"〕

卑监之纪，是谓减化，〔减化：化气减少或减弱。〕化气不令，生政独彰，长气整，〔长气整：指火土不相干犯，故火之气平整。〕雨乃愆，〔愆：音"qiān"，失，在此指失期不至。雨乃愆：由于土运不及，所以雨乃至期不降。〕收气平，风寒并兴，草木荣美，秀而不实，成而粃也，〔粃：同"秕"，音bǐ，植物子实不饱满。〕其气散，其用静定，〔静定：《类经》二十五卷第十三注："土政本静，其气衰则化不及物，而过于静定矣。"〕其动疡涌分溃痈肿，其发濡滞，〔濡滞：在此指湿气滞而不畅。濡：湿。〕其脏脾，其果李栗，其实肉核，其谷豆麻，其味酸甘，其色苍黄，其畜牛犬，其虫倮毛，其主飘怒振发，〔飘怒振发：风气飘荡振动。怒：在此指风之气势不可遏抑。〕其声宫角，其病留满否塞，从木化也。少宫与少角同，〔少宫与少角同：少宫为土运不及，土运不及，风木来乘，故与少角相同。〕上宫与正宫同，〔上宫与正宫同：指己丑、己未年，太阴湿土司天，运虽不承，但与司天同气，故与正宫相同。〕上角与正角同。〔上角与正角同：指己巳、己亥年，厥阴风木司天，土运不及，司天与来乘之风木同气，故与正角同。〕其病飧泄，邪伤脾也。振拉飘扬则苍干散落，其眚四维。其主败折虎狼，〔败折虎狼：张志聪注："败折，金之用也；虎狼，西方之兽也。"〕清气乃用，生政乃辱。〔辱：屈而不行。〕

从革之纪，是谓折收，〔折：制。折收：金运不及则火气胜之，故金之收气为火所制。〕收气乃后，生气乃扬，长化合德，〔长化合德：火能生土，故火之长气与土之化气相合而为用。〕火政乃宣，庶类以蕃，〔庶：众多。庶类：即众物或万物。〕其气扬，其用躁切，〔躁切：火性动，故而躁动急切。〕其动铿禁瞀厥，〔铿禁：《类经》二十五卷第十三注："铿然有声，咳也。禁，声不出也。"今从《类经》注。〕其发咳喘，其脏肺，其果李杏，其实壳络，其谷麻麦，其味苦辛，其色白丹，其畜鸡羊，其虫介羽，其主明曜炎烁，其声商徵，其病嚏咳鼽衄，从火化也。少商与少徵同，〔少商与少徵同：少商为金运不及，金运不及，火来乘，故与少徵同。〕上商与正商同，〔上商与正商同：指乙卯、乙酉年，阳明燥金司天，金运虽不及，但与司天同气，故与正商相同。〕上角与正角同。〔上角与正角同：指乙巳、乙亥年，厥阴风木司天，金运不及，木气得司天相助，更不受制，故与正角同。〕邪伤肺也。炎光赫烈则冰雪霜雹，昚于七。其主鳞伏彘鼠，〔彘鼠：猪病。鼠：本作"痕"。〕岁气早至，乃生大寒。

涸流之纪，是谓反阳，〔反阳：水运不及，火不畏水，阳气反而得行，故称"反阳"。〕藏令不举，化气乃昌，长气宣布，蛰虫不藏，土润水泉减，草木条茂，荣秀满盛。其气滞，其用渗泄，其动坚止，〔坚止：马蒔注："盖以水少不濡则便干而且止也。"〕其发燥槁，其脏肾，其果枣杏，其实濡肉，其谷黍稷，其味甘咸，其色黅玄，其畜彘牛，其虫鳞倮，其主埃郁昏翳，〔翳：遮掩。〕其声羽宫，其病痿厥坚下，〔坚下：大便坚。〕从土化也。少羽与少宫同，〔少羽与少宫同：少羽为水运不及，水运不及则土气来乘，故与少宫同。〕上宫与正宫同。〔上宫与正宫同：指辛丑、辛未年，太阴湿土司天，水运更衰，土气更胜，故与正宫同。〕其病癃闭，〔癃闭：王冰注："癃，小便不通。闭，大便干涩不利也。"〕邪伤肾也。埃昏骤雨，则振拉摧拔。〔振拉摧拔：形容大风摧折损坏的力量。〕昚于一。其主毛显狐貉，〔毛显狐貉：指藏气不用，长气宣发，因而毛虫类如狐貉等显现于外而不伏藏。〕变化不藏。

故乘危而行，不速而至，〔乘危而行，不速而至：指五运不及年，则其所不胜及所胜之气，乘其孤危不足之时而至，有如不速之客。〕暴虐无德，灾反及之，〔灾反及之：《类经》二十五卷第十三注："暴虐无德，至于子来报复，灾反及之，如木被金伤，则火来救母，起而相报，金为火制，乃反受实。"〕微者复微，甚者复甚，气之常也。

发生之纪，是谓启陈，〔启陈：启发陈旧，推陈出新。〕土疏泄，〔疏泄：疏畅宣泄。〕苍气达，阳和布化，阴气乃随，生气淳化，〔淳化：和调布化。〕万物以荣。其化生，其气美，其政散，其令条舒，其动掉眩巅疾，其德鸣靡启坼，〔鸣靡启坼：风声散乱，物体开裂。〕其变振拉摧拔。其谷麻稻，其畜鸡犬，其果李桃，其色青黄白，其味酸甘辛，其象春，其经足厥阴、少阳，其脏肝、脾，其虫毛介，其物中坚外坚，其病怒。太角与上商同，〔太角与上商同：此句疑为衍文。〕上徵则其气逆，〔上徵则其气逆：《类经》二十五卷第十三注："上徵者，司天见少阴君火、少阳相火，乃壬子、壬午、壬寅、壬申四年是也。木气有余而上行生火，子居母上，是为气逆。"〕其病吐利。不务其德则收气复，〔务：力行。〕秋气劲切，甚则肃杀，清气大至，草木雕零，邪乃伤肝。

赫曦之纪，是谓蕃茂，阴气内化，阳气外荣，炎暑施化，物得以昌，其化长，其气高，其政动，其令鸣显，〔鸣显：宣畅显露。〕其动炎灼妄扰，〔妄扰：王冰

注："妄，谬也。扰，挠也。"〕其德暄暑郁蒸，〔暄：温暖。〕其变炎烈沸腾，其谷麦豆，其畜羊彘，其果杏栗，其色赤白玄，其味苦辛咸，其象夏，其经手少阴、太阳，手厥阴、少阳，〔手厥阴、少阳：手厥阴内属心包，手少阳内属三焦，皆属火，故均应于火运太过。〕其脏心、肺，其虫羽鳞，其物脉濡，其病笑疟，疮疡血流，狂妄目赤。上羽与正徵同，〔上羽与正徵同：指戊辰、戊戌太阳寒水司天之年，虽火运太过，但司天之寒水可以克之，故云。〕其收齐，〔其收齐：太阳寒水司天，则岁运太过之火被克，火乃无力制金，故金之收气得与正常齐等。〕其病痓。上徵而收气后也。〔上徵：指戊子、戊午少阴君火司天之年与戊寅、戊申少阳相火司天之年，司天与岁运同气，则火气更甚。〕暴烈其政，藏气乃复，时见凝惨，甚则雨水霜雹切寒，邪伤心也。

　　敦阜之纪，是谓广化，〔广化：土气有余，则土化之气可以广及于他物。〕厚德清静，顺长以盈，〔顺长以盈：王冰注："土性顺用，无与物争，故德厚而不躁，顺火之长育，使万物化气盈满也。"〕至阴内实，〔至阴内实：土为至阴之气，土气有余，则万物得以内部充实。〕物化充成，烟埃朦郁，见于厚土，〔厚土：指山岳丘陵。〕大雨时行，湿气乃用，燥政乃辟，〔辟：通"避"，去。〕其化圆，其气丰，其政静，其令周备，其动濡积并稸，〔稸：与"蓄"同。濡积并稸：《类经》二十五卷第十三注："湿者多濡，静则积稸。"〕其德柔润重淖，其变震惊飘骤崩溃，〔震惊飘骤崩溃：王冰注："震惊，雷霆之作用。飘骤，暴风雨至也。大雨暴注，则山崩土溃，随水流注。"〕其谷稷麻，其畜牛犬，其果枣李，其色黅玄苍，其味甘咸酸，其象长夏，其经足太阴、阳明，其脏脾、肾，其虫倮毛，其物肌核，其病腹满，四肢不举。大风迅至，邪伤脾也。

　　坚成之纪，是谓收引，〔收引：王冰注："引，敛也。阳气收，阴气用，故万物收敛。"〕天气洁，地气明，阳气随，阴治化，〔阳气随，阴治化：阴气主治时，阳气随金气之收敛而入于阴中。〕燥行其政，物以司成，收气繁布，化洽不终，〔化洽不终：燥气太过，则湿土化润之气不得尽终。洽：润泽。〕其化成，其气削，其政肃，其令锐切，其动暴折疡疰，〔疰：通"注"。在此有疮毒留注不愈之义。〕其德雾露萧飋，其变肃杀雕零，其谷稻黍，其畜鸡马，其果桃杏，其色白青丹，其味辛酸苦，其象秋，其经手太阴、阳明，其脏肺、肝，其虫介羽，其物壳络，其病喘喝胸凭仰息。〔胸凭仰息：呼吸不畅而挺胸仰面喘息之状。〕上徵与正商同，〔上徵与正商同：指庚子、庚午少阴君火司天与庚寅、庚申少阳相火司天之年，虽金运太过，但司天之火气可以克之，故上徵与正商同。〕其生齐，〔其生齐：由于火气司天可以克金，木不受金制，则木之生气，可以与金气齐化。〕其病咳。政暴变则名木不荣，柔脆焦首，长气斯救，大火流，炎烁且至，蔓将槁，邪伤肺也。

　　流衍之纪，是谓封藏，〔封藏：天地蛰封，万物闭藏。〕寒司物化，天地严凝，藏政以布，长令不扬，其化凛，其气坚，其政谧，其令流注，其动漂泄沃涌，〔漂泄沃涌：漂浮泄泻浇灌涌流，皆指水流动之状。〕其德凝惨寒雰，〔雰：音"fēn"，雪霜盛状。〕其变冰雪霜雹，其谷豆稷，其畜彘牛，其果栗枣，其色黑丹黅，其味咸苦甘，其象冬，其经足少阴、太阳，其脏肾、心，其虫鳞倮，其物濡满，其病胀，上羽而长气不化也。〔上羽而长气不化也：指丙辰、丙戌太阳寒水司天之年，则水气更甚，火之长气益受其侮，所以长气不得施化。〕政过则化气大举，而埃昏气交，大雨时降，邪伤肾也。

故曰：不恒其德，则所胜来复，政恒其理，则所胜同化。此之谓也。〔句释：《类经》二十五卷第十三注："此结上文太过五运也，不恒其德则所胜来复。暴虐无德，侮彼不胜，则所胜者必起而报之也。政恒其理，则所胜同化，谓安其常，处其顺，则所胜者，亦同我之气而与之俱化矣。如木与金同化，火与水齐育之类是也。"〕

帝曰：天不足西北，左寒而右凉，地不满东南，右热而左温，〔天不足西北、地不满东南：高士宗注："天为阳，阳气温热；地为阴，阴气寒凉。天不足西北，则西北方之阳气少，故右左寒凉；地不满东南，则东南方之阴气少，故左右温热。"左寒而右凉、右热而左温：左右，是面南而定的位置。西北方的右为西方气凉，左为北方气寒；东南方的左是东方气温；右是南方气热。〕其故何也？岐伯曰：阴阳之气，高下之理，太少之异也。〔太少之异也：太过与不及的差异。〕东南方，阳也，阳者其精降于下，故右热而左温。西北方，阴也，阴者其精奉于上，故左寒而右凉。是以地有高下，气有温凉，高者气寒，下者气热，故适寒凉者胀，〔适：至。〕之温热者疮，〔之：与"适"义同。〕下之则胀已，汗之则疮已，此腠理开闭之常，太少之异耳。

帝曰：其于寿夭何如？岐伯曰：阴精所奉其人寿，阳精所降其人夭。〔句释：王冰注："阴精所奉，高之地也。阳精所降，下之地也。阴方之地，阳不妄泄，寒气外持，邪不数中，而正气坚守，故寿延。阳方之地，阳气耗散，发泄无度，风湿数中，真气倾竭，故夭折。"〕帝曰：善。其病也，治之奈何？岐伯曰：西北之气散而寒之，东南之气收而温之，〔西北之气散而寒之，东南之气收而温之：王冰注："西方北方人，皮肤腠理密，人皆食热，故宜散宜寒；东方南方人，皮肤疏，腠理开，人皆食冷，故宜收宜温。"〕所谓同病异治也。〔同病异治：为病虽热相同，但治法则不同。〕故曰：气寒气凉，治以寒凉，行水渍之。〔行水渍之：用汤液浸渍以散其外寒。〕气温气热，治以温热，强其内守。必同其气，可使平也，〔必同其气，可使平也：人体气机有阴阳升降的不同，病情有寒热温凉的差别，必根据病情，使气得会同，乃可平和。〕假者反之。〔假者反之：指假寒假热症，当以相反之法治之。〕帝曰：善。一州之气，生化寿夭不同，其故何也？岐伯曰：高下之理，地势使然也。崇高则阴气治之，污下则阳气治之，阳胜者先天，阴胜者后天，〔阳胜者先天，阴胜者后天：王冰注："先天谓先天时也，后天谓后天时也。悉言土地生荣枯落之先后也，物既有之，人亦如然。"〕此地理之常，生化之道也。帝曰：其有寿夭乎？岐伯曰：高者其气寿，下者其气夭，地之小大异也，〔地之小大异也：《类经》二十五卷第十六注："然大而天下则千万里之遥，有所异也，小而一州则数十里之近，亦有所异也。"〕小者小异，大者大异。故治病者，必明天道地理，阴阳更胜，气之先后，人之寿夭，生化之期，乃可以知人之形气矣。

帝曰：善。其岁有不病，而藏气不应不用者何也？岐伯曰：天气制之，气有所从也。〔句释：张志聪注："此论天有五运，地有五方，而又有司天在泉之六气，交相承制者也。岁有不病者，不因天之五运地之五方而为病也。脏气者，五脏之气应合五运五行。不应有用者，不应五运之用也，此因司天之气制之，而人之脏气从之也。"〕帝曰：愿卒闻之。岐伯曰：<u>少阳司天，火气下临，肺气上从，白起金用</u>，〔**少阳司天……白起金用**：少阳相火司天，其气下临于地，火盛克金，肺金畏火克，起而从天气之化，则金为火所用。**白**：金之代词，以下"丹"、"黑"等同此义。〕草木眚。火见燔炳，革金且耗，〔**革**：变革。〕大暑以行，咳嚏衄衊鼻窒，曰疡寒热胕肿。风行于地，尘沙飞扬，心痛胃脘痛，厥逆鬲不通，<u>其主暴速</u>。〔**其主暴速**：王冰注："少阳厥阴，其化急速，故病气起发，疾速而为，故云其主暴速。"〕

阳明司天，燥气下临，肝气上从，苍起木用而立，土乃眚。凄沧数至，〔**沧**：寒。〕木伐草萎，〔**伐**：砍斫树木，在此有伤害之义。〕胁痛目赤，掉振鼓栗，〔**掉振鼓栗**：**掉振**：眩晕状。**鼓**：动。**栗**：战栗。〕筋痿不能久立。暴热至，土乃暑，阳气郁发，小便变，寒热如疟，甚则心痛，火行于稿，流水不冰，蛰虫乃见。

太阳司天，寒气下临，心气上从，而火且明，丹起，金乃眚。寒清时举，胜则水冰。火气高明，心热烦，嗌干善渴，鼽嚏，喜悲数欠。热气妄行，寒乃复，霜不时降，善忘，甚则心痛。<u>土乃润，水丰衍</u>，〔**土乃润，水丰衍**：辰戌之年，为太阳寒水司天，太阴湿土在泉，所以土乃润泽，水乃丰盛流溢。〕寒客至，沉阴化，〔**沉阴**：乃沉寒阴冷之气。〕湿气变物，水饮内稸，中满不食，<u>皮瘣肉苛</u>，〔**皮瘣肉苛**：皮肤肌肉麻木不仁，即手足麻痹。瘣，音"wán"。〕筋脉不利，其则胕肿，身后痈。〔**身后痈**：太阳经脉循行于背部，本经受病，故痛生于身后部。〕

厥阴司天，风气下临，脾气上从，而土且隆；黄起，水乃眚。土用革，体重肌肉痿，食减口爽。〔**爽**：减退。〕风行太虚，云物摇动，目转耳鸣。火纵其暴，地乃暑，大热消烁，<u>赤沃下</u>，〔**赤沃下**：《素问经注节解》注："按：赤沃下谓血水下流也，二便血及赤带之属。"〕蛰虫数见，流水不冰，<u>其发机速</u>。〔**其发机速**：王冰注："少阳厥阴之气，变化卒急，其为疾病，速若发机，故曰其发机速。"〕

少阴司天，热气下临，肺气上从，白起金用，草木眚。喘呕寒热，嚏鼽衄鼻窒。大暑流行，甚则疮疡燔灼，<u>金烁石流</u>。〔**金烁石流**：形容火炎过甚，可熔化金石。〕地乃燥清，凄沧数至，胁痛善太息，肃杀行，草木变。

太阴司天，湿气下临，肾气上从，黑起水变，火乃眚。埃冒云雨，胸中不利，阴痿气大衰而不起不用，<u>当其时反腰脽痛</u>，〔**当其时**：值土旺之时。**脽**：臀部。〕动转不便也，厥逆。地乃藏阴，大寒且至，蛰虫早附，〔**附**：归依。〕心下否痛，地裂冰坚，少腹痛，时害于食。<u>乘金则止水增</u>，〔**乘金则止水增**：止水，当指积蓄不流通之水。《类经》二十五卷第十四注："乘金者，如岁逢六乙乘金运也，时遇燥金，乘金气也，水得金生，寒凝尤甚，故止蓄之水增。"〕味乃咸，<u>行水减也</u>。〔**行水**：流动之水。〕

帝曰：岁有胎孕不育，<u>治</u>之不全，〔**治**：治岁之气。〕何气使然？岐伯曰：六气五类，〔五类：指毛虫、羽虫、倮虫、鳞虫、介虫五类而言。《类经》二十五卷第十五注："五类者，五行所化，各有其类。如毛虫三百六十，麟为之长；羽虫三百六十，凤为之长；倮虫三百六十，人为之长；介虫三百六十，龟为之长；鳞虫三百六十，龙为之长。凡诸有形动物，其大小高下五色之异，各有其类，通谓之虫也。然毛虫属木，羽虫属火，倮虫属土，介虫属金，鳞虫属水。"〕有相胜制也，**同者盛之，异者衰之**，〔**同者盛之，异者衰之**：同，指五类之五行属性与六气之五行属性相同；异，指五类之五行属性与六气之五行属性不同。《类经》二十五卷第十五注："六气五类，各有相生相制。同者同其气，故盛。异者，异其气，故衰。"〕此天地之道，生化之常也。故厥阴司天，毛虫**静**，〔**静**：不生育的安静状态。〕羽虫**育**，〔**育**：生育繁殖。〕介虫**不成**；〔**不成**：指生育不成。〕在泉，毛虫育，倮虫**耗**，〔**耗**：生育受到损耗。〕羽虫不育。少阴司天，羽虫静，介虫育，毛虫不成；在泉，羽虫育，介虫耗不育。太阴司天，倮虫静，鳞虫育，羽虫不成；在泉，倮虫育，鳞虫耗不成。少阳司天，羽虫静，毛虫育，倮虫不成；在泉，羽虫育，介虫耗，毛虫不育。阳明司天，介虫静，羽虫育，介虫不成；在泉，介虫育，毛虫耗，羽虫不成。太阳司天，鳞虫静，倮虫育；在泉，鳞虫育，羽虫耗，倮虫不育。

诸乘所不成之运，则甚也。〔**句释**：指六气与五运相乘，则被克之气所应之虫类不育尤甚。《类经》二十五卷第十五注："上文言六气，此兼五运也。以气乘运，其不成尤甚。故木乘木运则倮虫不成；火乘火运则介虫不成；土乘土运则鳞虫不成；金乘金运则毛虫不成；水乘水运则羽虫不成。"〕故气主有所制，**岁立有所生**，〔**气主有所制，岁立有所生**：《类经》二十五卷第十五注："气主者，六气主乎天地也。岁立者，子甲相合，岁气立乎中运也。制者，盛衰相制也。生者，化生所由也。"〕地气制己胜，天气制胜己，〔**地气制己胜，天气制胜己**：《类经》二十五卷第十五注："地气制己胜，谓以己之胜，制彼之不胜，如以我之木，制彼之土也。天气制胜己，谓司天之气，能制夫胜己者也。如丁丑丁未，木运不及，而上见太阴，则土齐木化，故上宫与正宫同。癸卯癸酉，火运不及，而上见阳明，则金齐火化，故上商与正商同。乙巳乙亥，金运不及，而上见厥阴，则木齐金化，故上角与正角同者是也。盖以司天在上，理无可胜，故反能制胜己者，胜己者犹可制，则己胜者不言可知矣。"〕天制色，地制形，〔**天制色，地制形**：《类经》二十五卷第十五注："色化于气，其象虚，虚本乎天也；形成为质，其体实，实出乎地也。故司天之气制五色，在泉之气制五形。"〕五类衰盛，各随其气之所宜也。故有胎孕不育，治之不全，此气之常也，所谓中根也。〔**中根**：指存在于物质内部之根由。〕根于外者亦五，〔**根于外者亦五**：指存在于物体外部有五种气化根由。〕故生化之别，有五气五味五色五类五宜也。〔**五类**：王冰注："五类有二矣：其一者，谓毛羽倮鳞介。五其二者，谓燥湿液坚面也。"当是指前者。**五宜**：指五类事物之中，互有所宜。〕帝曰：何谓也？岐伯曰：根于中者，命曰神机，神去则机息。根于外者，命曰气立，气止则化绝。〔**句释**：《类经》二十五卷第十五注："物之根于中者，以神为之主，而其知觉运动，即神机之所发也，故神去则机亦随而息矣。物之根于外者，必假外气以成立，而其生长收藏，即气化之所立也，故气止则化亦随而绝矣。"〕故各有制，各有胜，各有生，各有成。故曰：不知年之所加，气之同异，不足以言生化。此之谓也。

帝曰：气始而生化，气散而有形，气布而蕃育，气终而象变，〔**气始而生化……气终而象变**：始动而生化，流散而有形，布化而成结，终极而万象皆变也。**始**：始发动。**散**：流散于物中。**布**：布化于结成之形。**终**：终极于收藏之用。〕其致一也。然而五味所资，生化有薄厚，成熟有少多，终始不同，其故何也？岐伯曰：地气制之也，非天不生，地不长也。帝曰。愿闻其道。岐伯曰：寒热燥湿，不同其化也。故少阳在泉，寒毒不生，〔**毒**：王冰注："夫毒者，皆五行标盛暴烈之气所为也。"〕其味辛，其治苦酸，其谷苍丹。阳明在泉，湿毒不生，其味酸，其气湿，其治辛苦甘，其谷丹素。太阳在泉，热毒不生，其味苦，其治淡咸，其谷黅秬。〔**秬**：本为黑黍，在此当指黑色谷类。〕厥阴在泉，清毒不生，其味甘，其治酸苦，其谷苍赤，其气专，其味正。〔**其气专，其味正**：王冰注："厥阴、少阳在泉之岁，皆气化专一，其味纯正。然余岁皆上下有胜克之气，故皆有间气间味矣。"〕少阴在泉，寒毒不生，其味辛，其治辛苦甘，其谷白丹。太阴在泉，燥毒不生，其味咸，其气热，其治甘咸，其谷黅秬，化淳则咸守，气专则辛化而俱治。〔**化淳则咸守，气专则辛化而俱治**：王冰注："化淳，谓少阳在泉之岁也。火来居水而反能化育，是水咸自守，不与火争化也。气专，谓厥阴在泉之岁也，木居于水而复下化；金不受害，故辛复生化，与咸俱王也。惟此两岁，上下之气无克伐之嫌，故辛得与咸同应王而生化也。余岁皆上下有胜克之变，故其中间甘味兼化以缓其制。"〕

故曰：补上下者从之，治上下者逆之，〔**补上下者从之，治上下者逆之**：王冰注："上，谓司天，下，谓在泉也。司天地气太过，则逆其味以治之；司天地气不及，则顺其味以和之。从，顺也。"〕以所在寒热盛衰而调之。故曰：上取下取，内取外取，以求其过。〔**句释**：《类经》二十五卷第十四注："上取下取，察其病之在上在下也。内取外取，察其病之在表在里也。末此四者而求其过之所在。"〕能毒者以厚药，〔**能**：同"耐"，耐受。**毒**：指味厚性猛的药物。〕不胜毒者以薄药。此之谓也。气反者，病在上取之下，病在下取之上，病在中傍取之。〔**句释**：马莳注："然有反气而治者，则病在上取之下，盖气壅下上而宜降之也。病在下取之上，盖气滞于下而宜升之也。病在中者则傍取之，盖病在于中，而经脉行于左右，则或灸或刺或熨或按，皆当取之于傍也。"**气反者**：指病情本标不同，有反常态者。〕治热以寒，温而行之；治寒以热，凉而行之；治温以清，冷而行之；治清以温，热而行之。〔**句释**：凡大寒大热者，病气不容药气，故当顺气性以取之，即从治之法。病微者，则可以逆其气性，并取清药冷服，温药热服之法，其力倍，攻之必胜。**行之**：用药或服药。〕故消之削之，吐之下之，补之泻之，久新同法。

帝曰：病在中而不实不坚，且聚且散，奈何？岐伯曰：悉乎哉问也！无积者求其脏，虚则补之，药以祛之，食以随之，行水渍之，和其中外，可使毕已。

帝曰：有毒无毒，服有约乎？〔**约**：规则。〕岐伯曰：病有久新，方有大小，有毒无毒，固宜常制矣。大毒治病，十去其六，常毒治病，十去其七，小毒治

188

病，十去其八，无毒治病，十去其九，〔**大毒治病……十去其九**：药物之毒，大小不一，大毒者，其性烈，小毒或无毒者，其性缓，性烈者，其效速而易伤正，性缓者，其效慢而不害命。所以用药时，必量药之性，以制其剂，不及则无济于事，太过则反伤其正。〕谷肉果菜，食养尽之，无使过之，伤其正也。〔**谷肉果菜，食养尽之，无使过之，伤其正也**：《类经》十二卷第十一注："病已去其八九，而有余未尽者，则当以谷肉果菜饮食之类，培养正气而余邪自尽矣。……然毒药虽有约制，而饮食亦贵得宜，皆不可使之太过，过则反伤其正也。"〕不尽，行复如法。必先岁气，无伐天和，〔**必先岁气，无伐天和**：治病时，首先应明确主岁之气，不可对抗天气与人气相应的规律。〕无盛盛，〔**盛盛**：用补法治实证。〕无虚虚而遗人夭殃，〔**虚虚**：用泻法治虚证。〕无致邪，〔**致**：招引。〕无失正，绝人长命。

帝曰：其久病者，有气从不康，病去而瘠奈何？岐伯曰：昭乎哉圣人之问也！化不可代，时不可违。〔**句释**：万物生化，不可以人力代之，四时之气的变化规律，不可随意违背。〕夫经络以通，〔**以**：通"已"。〕血气以从，复其不足，与众齐同，养之和之，静以待时，〔**静以待时**：《类经》十二卷第十二注："静以待时者，预有修为而待时以复也。如阳虚者喜春夏，阴虚者喜秋冬，病在肝者愈于夏，病在心者愈于长夏，病在脾者愈于秋，病在肺者愈于冬，病在肾者愈于春，皆其义也。"〕谨守其气，无使倾移，〔**倾移**：偏倾变动而不得平衡。〕其形乃彰，生气以长，命曰圣王。故《大要》曰：〔**《大要》**：王冰注："上古经法也。"〕无代化，无违时，心养必和，待其来复。此之谓也。帝曰：善。

导读分析

一、篇名解析 ▶▶▶

本篇重点论述五行六气主时所引起的气象、物候变化及发病情况。因首先论及五运正常的政令，故篇名为《五常政大论》。

二、文章大意 ▶▶▶

本篇主要论述五运的平气、太过与不及的变化，指出地势高下对人体的影响，并提出治疗原则，例如上病下取，下病上取，消之削之，吐之下之，补之泻之，久新同法，以及用药不可过剂等，这些都是告诫后人应该遵守的大法。

三、结构分析 ▶▶▶

- 五运三气的命名与特点
  - 五运三气的命名
    - 第 1 段：五运平气的命名
    - 第 2 段：五运不及的命名
    - 第 3 段：五运太过的命名
  - 五运平气的特点
    - 第 4 段：
      1. 指出平气的标志
      2. 叙述木之平气（敷和）的特点
    - 第 5 段：叙述火之平气（升明）的特点
    - 第 6 段：叙述土之平气（备化）的特点
    - 第 7 段：叙述金之平气（审平）的特点
    - 第 8 段：叙述水之平气（静顺）的特点
    - 第 9 段：总结五运平气
  - 五运不及的特点
    - 第 10 段：叙述木运不及（委和）的特点
    - 第 11 段：叙述火运不及（伏明）的特点
    - 第 12 段：叙述土运不及（卑监）的特点
    - 第 13 段：叙述金运不及（从革）的特点
    - 第 14 段：叙述水运不及（涸流）的特点
    - 第 15 段：总结五运不及
  - 五运太过的特点
    - 第 16 段：叙述木运太过（发生）的特点
    - 第 17 段：叙述火运太过（赫曦）的特点
    - 第 18 段：叙述土运太过（敦阜）的特点
    - 第 19 段：叙述金运太过（坚成）的特点
    - 第 20 段：叙述水运太过（流衍）的特点
    - 第 21 段：总结五运太过
- 叙述发病的特点
  - 地域性致病的特点
    - 第 22 段：指出阴阳盛衰是由地理地势差异引起
    - 第 23 段：阐述地域性阴阳盛衰对人体生理的影响，并据此提出地域性的治疗通则
  - 六气主病的特点
    - 第 24 段：叙述少阳司天的致病特点
    - 第 25 段：叙述阳明司天的致病特点
    - 第 26 段：叙述太阳司天的致病特点
    - 第 27 段：叙述厥阴司天的致病特点
    - 第 28 段：叙述少阴司天的致病特点
    - 第 29 段：叙述太阴司天的致病特点
    - 第 30 段：总述六气司天对五类生育的影响
    - 第 31 段：指出六气与五运相互作用对万物生化的影响
    - 第 32 段：
      1. 气化运动（气始、气散、气布、气终）的特点
      2. 分述六气在泉的特点
- 提出各种治疗方法（见后）

五运三气的命名与特点（见前）

叙述发病的特点（见前）

提出各种治疗方法 {
第 33 段：提出从、逆、上、下、寒、热、清、温等治疗原则

第34 段：提出虚则补之，药以祛之，食以随之，行水渍之，和
其中外的治法

第 35 段：提出治疗时"无盛盛"、"无虚虚"等注意事项

第 36 段：提出治病时应该顺应万物生化、四时规律
}

卷第二十一

六元正纪大论篇第七十一

黄帝问曰：六化六变，〔**六化六变**：六气的正常生化与异常变化。〕胜复淫治，〔**胜复淫治**：六气反常所致的胜气与复气，淫邪致病及主治原则。〕甘苦辛咸酸淡先后，余知之矣。夫五运之化，〔**五运之化**：五运主治的气化。〕或从天气，〔**从天气**：五运值岁之气与司天之气能相顺从。〕或逆天气，〔**逆天气**：五运值岁之气与司天之气相违逆。〕或从天气而逆地气，〔**从天气而逆地气**：五运值岁之气与司天之气相顺从，与在泉之气相违逆。〕或从地气而逆天气，〔**从地气而逆天气**：五运值岁之气与在泉之气相顺从，与司天之气相违逆。〕或相得，〔**相得**：司天之气与岁运之气相生。〕或不相得，〔**不相得**：岁运之气与司天之气相互克制。〕余未能明其事。欲通天之纪，从地之理，和其运，调其化，使上下合德，无相夺伦，〔**无相夺伦**：不致相互强行其气而破坏正常的次序。伦：次序。〕天地升降，不失其宜，五运宣行，勿乖其政，调之正味，从逆奈何？岐伯稽首再拜对曰：昭乎哉问也！此天地之纲纪，变化之渊源，〔**此天地之纲纪，变化之渊源**：六原为天地气化之本，天地变化，皆本于此，所以为纲纪，为渊源。〕非圣帝孰能穷其至理欤！臣虽不敏，请陈其道，令终不灭，久而不易。帝曰：愿夫子推而次之，从其类序，〔**类序**：天干主运，地支主气，各从其类，各有一定的秩序。〕分其部主，〔**部主**：指司天在泉，左右间气，各有一定部位，以主其时之气。〕别其宗司，〔**宗司**：指一年之中，有主岁之运气以统之，各步之中，有相应之气以司之。〕昭其气数，〔**气数**：《类经》二十六卷第十七注："气数者，五行之化，各有其气，亦各有其数也。"〕明其正化，〔**正化**：吴昆注："正化者，六气各有正化，当其位者为正，非其位者为邪也。"〕可得闻乎？岐伯曰：先立其年，以明其气，金木水火土，运行之数，寒暑燥湿风火临御之化，〔**临御之化**：张志聪："六气有司天之上临，有在泉之下御，有四时之主气，有加临之客气也。"指六气司天在泉之气化。御，在此作治解。〕则天道可见，民气可调，阴阳卷舒，〔**卷舒**：屈伸。〕近而无惑。数之可数者，请遂言之。

帝曰：太阳之政奈何？岐伯曰：辰戌之纪也。

太阳　太角　太阴　壬辰　壬戌　　其运风，其化鸣紊启拆，其变振拉摧拔，〔**其运风，其化鸣紊启拆，其变振拉摧拔：**本节所指乃壬辰壬戌年，壬为木运太过，所以其运其化其变，都是从木运太过论起。木运和平之年，则其气鸣条，此太过之年，故曰鸣紊。紊，有乱之义。物之闭藏者，得木气则启开破裂，开始生长。故曰启拆。以下各节，凡所言其运其化其变，都是指岁运之气。本文所列"其运"、"其化"、"其变"、"其病"等有关问题，皆指中运而言，所述各种物象灾变情况，亦当与《五常政大论》合看。〕其病眩掉目瞑。〔**其病眩掉目瞑：**木运太过之年，风木为病，所以有"眩掉目瞑"之证，乃肝风扰动所致。以下各节，凡言其病者，皆指岁运与其相应之脏气发病。〕

〔**段释：**本文所列"其运"、"其化"、"其变"、"其病"等有关问题，皆指中运而言，所述各种物象灾变情况，亦当与《五常政大论》合看。〕

太角初正　少徵　太宫　少商　太羽终

〔**段释：**由于五音与五运相配，故五音代表五运，即角为木运，徵为火运，宫为土运，商为金运，羽为水运。阳年之运为太过，阴年之运为不及，以太少来表示。一岁之中，中运主一年之运，客运与主运，俱分五步。主运五步始于角，以下按五行相生的次序，终于羽，每年不变。先据中运的太少，推出初之运角的太少。如壬年中运为太角，则主运初之运即为太角，若癸年为少徵，少徵之上为太角，则初之运变为太角，以次按太生少，少生太，排至终之运羽为止，乃主运五步之太少。文中所标小字"初"，即主运初之运；"终"，即主运终之运。客运五步则以中运为初之运，按太少相生，推出五步，如甲年中运为太宫，则初之运即为太宫，以下太宫生少商，少商生太羽，太羽生少角，少角生少徵，终之运为太徵，每年随中运而变。文中所列五步系指客运，但所标的太少乃属主运。在十干化运中，惟丁年与壬年，主运五步与客运五步，以及五步之太少相生，完全一致。文中丁年壬年初之运角下标一小"正"字，表示气得四时之正，主客五步不相矛盾，即是此义。以下各年均同。〕

太阳　太徵　太阴　戊辰　戊戌同正徵〔**同正徵：**戊年属火运太过，中运为太徵，但辰戌则为太阳寒水司天，司天之寒水，克中运之火，即太过被抑，则中运之火，类同于平气，故曰同正徵，《五常政大论》赫曦之纪，所谓"上羽与正徵同"，亦属此义。以下凡太过年言"同"者，均属此义。〕　　其运热，其化喧暑郁燠，其变炎烈沸腾，其病热郁。

太徵　少宫　太商　少羽终　少角初

太阳　太宫　太阴　甲辰岁会，同天符〔**同天符：**即中运阴阳五行之气与在泉阴阳五行之气相同者，阳年为同天符，阴年为同岁会。如庚子年，中运为阳明燥金，在泉亦为阳明燥金，庚为阳年，故为同天符。即壬寅、壬申、癸卯、癸酉、甲辰、甲戌、癸巳、庚子、庚午、辛丑、辛未十二年。〕　　甲戌岁会，同天符　　其运阴雨，其化柔润重泽，其变震惊飘骤，其病湿下重。

太宫　少商　太羽终　太角初　少徵

太阳　太商　太阴　庚辰　庚戌　　其运凉，其化雾露萧飔，其变肃杀雕零，其病燥背瞀胸满。〔瞀：乱。〕

太商　少羽终　少角初　太徵　少宫

太阳　太羽　太阴　丙辰天符　丙戌天符　　其运寒肃，其化凝渗溧冽，其变冰，雪霜雹，其病大寒留于溪谷。

太羽终　太角初　少徵　太宫　少商〔1〕

凡此太阳司天之政，气化运行先天，〔**气化运行先天**：指气化先天时而至。凡气太过则气先天时而至，气不及则气后天时而至。〕天气肃，地气静，寒临太虚，阳气不令，水土合德，上应辰星、镇星。〔**水土合德，上应辰星、镇星**：太阳寒水司天，则为太阴湿土在泉，所以是"水土合德。"上则水应于辰星，土应于镇星，乃各应其本星。以下"阳明司天之政"、"少阳司天之政"等义同。〕其谷玄黅，其政肃，其令徐。寒政大举，泽无阳焰，〔**泽无阳焰**：湖泽中不见有阳热之气焰上腾，乃阴中之阳，抑伏不升之故。〕则火发待时。少阳中治，〔**少阳中治**：马莳注："少阳为三之气，乃中治也。"此指主气。〕时雨乃涯，〔**涯**：穷尽。〕止极雨散，还于太阴，〔**止极雨散，还于太阴**：《类经》二十六卷第十七注："岁半之后，地气主之，自三气止极雨散之后，交于四气，则在泉用事，而太阴居之。"主气四之气为太阴湿土，故少阳之后，则太阴居之。〕云朝北极，〔**北极**：王冰注："北极，雨府也。"〕湿化乃布，泽流万物，寒敷于上，雷动于下，寒湿之气，持于气交。民病寒湿，发肌肉萎，足痿不收，濡泻血溢。初之气，地气迁，〔**地气迁**：指上年在泉之气迁易其位。〕气乃大温，草乃早荣，民乃厉，〔**厉**：指疫疠之病。〕温病乃作，身热头痛，呕吐，肌腠疮疡。二之气，大凉反至，民乃惨，草乃遇寒，火气遂抑，民病气郁中满，寒乃始。三之气，天政布，〔**天政布**：三之气即司天之气，至此则司天之政，得以布施。〕寒气行，雨乃降，民病寒，反热中，痈疽注下，心热

---

〔1〕关于主客之运五步的具体时间，《图翼》二卷各年五运，以备交司时日言之甚详，今录出参考：

"申子辰年：初运，大寒日寅初初刻起；二运，春分后第十三日寅正一刻起；三运，芒种后第十日卯初二刻起；四运，处暑后第七日卯正三刻起；五运，立冬后第四日辰初四刻起。

巳酉丑年：初运，大寒日巳初初刻起；二运，春分后第十三日巳正一刻起；三运，芒种后第十日午初二刻起；四运，处暑后第七日午正三刻起；五运，立冬后第四日未初四刻起。

寅午戌年：初运，大寒日申初初刻起；二运，春分后第十三日申正一刻起；三运，芒种后第十日酉初二刻起；四运，处暑后第七日酉正三刻起；五运，立冬后第四日戌初四刻起。

亥卯未年：初运，大寒日亥初初刻起；二运，春分后第十三日亥正一刻起；三运，芒种后第十一日子初二刻起；四运，处暑后第七日子正三刻起；五运，立冬后第四日丑初四刻起。"

在地支年中，申、子、辰、寅、午、戌为六阳年，巳、酉、丑、亥、卯、未为六阴年。凡阳年的初运，均起于阳时，所以申、子、辰三阳年都是起于寅，寅、午、戌三阳年都起于申。阴年的初运，均起于阴时，所以巳、酉、丑三阴年都起于巳；亥、卯、未三阴年都起于亥。所谓"初"、"正"，即一个时辰的前半为初，后半为正。如寅时，相当时钟三至五时，其中三至四时为寅初，四至五时为寅正。余亦同。关于古代种漏刻数，与今日时钟刻数不同，详见《六微旨大论》注。

督闷，不治者死。〔**不治者死**：王冰注："当寒反热，是反天常，热起于心，则神之危亟，不急扶救，神必消亡，故治者则生，不治则死。"〕四之气，风湿交争，风化为雨，乃长、乃化、乃成，民病大热少气，肌肉萎足痿，注下赤白。五之气，阳复化，草乃长，乃化、乃成，民乃舒。终之气，地气正，〔**地气正**：终之气为在泉之气，至此则在泉之气乃得其正令。〕湿令行，阴凝太虚，埃昏郊野，民乃惨凄，寒风以至，反者孕乃死。〔**反者孕乃死**：吴昆注："人为倮虫，从土化也，风木非时淫胜，则土化者不育也。"〕故岁宜苦以燥之温之，必折其郁气，〔**折其郁气**：凡司天在泉之气当政时，则被克之气不得舒布，致成郁气，所以有郁气者，必当折去之。〕先资其化源，抑其运气，扶其不胜，〔**抑其运气，扶其不胜**：抑其运气者，可以泄与运气相应之脏，扶其不胜者，可以补与运气所克之气相应之脏。〕无使暴过而生其疾，食岁谷以全其真，〔**岁谷**：与岁气相应之谷类，即黑色与黄色谷类，为辰戌年之岁谷。〕避虚邪以安其正。适气同异，〔**适气同异**：《类经》二十六卷第十七注："适，酌所宜也。气，司天在泉之气也。同异，运与气会有异同也。"〕多少制之，同寒湿者燥热化，异寒湿者燥湿化，〔**同寒湿者燥热化，异寒湿者燥湿化**：吴昆注："言上文十岁之中，其大运有与司天同寒者，有与在泉同湿者，则以燥热所化之品治之，燥治湿，热治寒也。其有与司天在泉异气者，是为运气平等，但以燥湿之品治之。所以然者，燥者治在泉之湿；湿为土，治司天寒水也。"〕故同者多之，异者少之。用寒远寒，〔**远**：避开。王冰注："四时气王之月，药及食衣寒热温凉同者皆宜避之。"〕用凉远凉，用温远温，用热远热，食宜同法。有假者反常，〔**有假者反常**：《类经》二十六卷第十七注："假者反常，谓气有假借而反乎常也。如夏当热而反寒，冬当寒而反热，春秋亦然。反者病，以其违于时也。按后文曰：假者何如？所谓主气不足，客气胜也。即此之谓。"〕反是者病，所谓时也。

帝曰：善。阳明之政奈何？岐伯曰：卯酉之纪也。

阳明　少角　少阴清热胜复同，〔**清热胜复**：王冰注："清胜少角，热复清气，故曰清热胜复同也。余少运皆同也。"〕同正商〔**同正商**：《类经》二十六卷第十七注："丁年，岁木不及，而司天燥金胜之，则金兼木化，反得其政，所谓委和之纪，上商与正商同也。"〕

丁卯岁会　丁酉　　其运风清热。〔**其运风清热**：王冰注："不及之运，常兼胜复之气言之。风，运气也。清，胜气也。热，复气也。余少运悉同。"凡年运不及者，其运即指运气、胜气、复气三者而言。以下皆同。〕

少角初正　太徵　少宫　太商　少羽终

阳明　少徵　少阴寒雨胜复同，同正商〔**同正商**：癸年为火运不及，阳明燥金司天，中运之火无力相克，金气得政，故同正商平气，即《五常政大论》所谓伏明之纪，"上与正商同。"〕癸卯同岁会　癸酉同岁会　　其运热寒雨。

少徵　太宫　少商　太羽终　太角初

阳明　少宫　少阴风凉胜复同　己卯　己酉　　其运雨风凉。

少宫　太商　少羽终　少角初　太徵

阳明　少商　少阴热寒胜复同　同正商〔**同正商**：乙年为金运不及，得阳明燥金司天之气相助，故同正商平气。即《五常政大论》所谓从革之纪，"上商与正商同"。〕 乙卯天符 乙酉岁会，太一天符 其运凉热寒。

少商 太羽终 太角初 少徵 太宫

阳明 少羽 少阴雨风胜复同，同少宫〔同少宫：《新校正》云：按《正常政大论》云：五支不及，除同正角、正商、正宫外，癸丑、癸未当云少徵与少羽同；己卯、己酉少宫与少角同；乙丑、乙未少商与少徵同；辛卯、辛酉、辛巳、辛亥少羽与少宫同，合有十年。今此论独于此言同少宫者，盖以癸丑、癸未，丑未为土，故不更同少羽。己卯、己酉为金，故不更同少角。辛巳、辛亥为太徵。〕 辛卯 辛酉 其运寒风雨。

少羽终 少角初 太徵 少宫 太商

凡此阳明司天之政，气化运行后天，天气急，地气明，阳专其令，〔阳专其令：金运不及之年，火为胜气，因而阳气得专其令。〕炎暑大行，物燥以坚，淳风乃治，〔淳风乃治：由于金气不足则木气无畏，所以淳和之风，得以主治。〕风燥横运，〔运：行。风燥横运：金运不及，风木无畏，故木之风气与金之燥气兼而行之，横行于气交之中。〕流于气交，多阳少阴，〔多阳少阴：金气不足，火气乘之，故多阳少阴。〕云趋雨府，湿化乃敷，燥极而泽。〔燥极而泽：上半年司天燥气已极，至下半年四之气时，主气为太阴湿土，客气为太阳寒水水土用事，故"燥极而泽"。〕其谷白丹，间谷命太者，〔间谷命太者：《类经》二十六卷第十七注："间谷，间气所化之谷也。命，天赋也。太，气之有余也。除正化岁谷之外，则左右四间之化，皆为间谷，但肉者得间气之厚，故其所化独盛，是为间谷，少者，得气之薄，则无所成也。"〕其耗白甲品羽，〔其耗白甲品羽：王冰注："白色甲虫，多品羽类，有羽翼者耗散粢盛，虫鸟甲兵，岁为灾以耗竭物类。"〕金火合德，上应太白荧惑。其政切，其令暴，蛰虫乃见，流水不冰。民病咳嗌塞，寒热发，暴振溧癃闭，清先而劲，〔清先而劲：金之清气至而劲切。〕毛虫乃死，热后而暴，介虫乃殃，其发躁，胜复之作，扰而大乱，清热之气，持于气交。初之气，地气迁，阴始凝，气始肃，水乃冰，寒雨化。其病中热胀，面目浮肿，善眠，鼽衄，嚏欠呕，小便黄赤，甚则淋。二之气，阳乃布，民乃舒，物乃生荣，厉大至，民善暴死。三之气，天政布，凉乃行，燥热交合，燥极而泽，民病寒热。四之气，寒雨降，病暴仆，振栗谵妄，少气嗌干引饮，及为心痛，痈肿疮疡，疟寒之疾，骨痿血便。五之气，春令反行，草乃生荣，民气和。终之气，阳气布，候反温，蛰虫来见，流水不冰，民乃康平，其病温。故食岁谷以安其气，食间谷以去其邪，岁宜以咸以苦以辛，汗之清之散之，安其运气，〔安其运气：《类经》二十六卷第十七注："安者，顺其运气而安之也。"〕无使受邪，折其郁气，资其化源。〔资其化源：吴昆注："木病者，养非水，金病者养其土，调其母气，是资其生化之源也。"〕以寒热轻重少多其制，同热者多天化，同清者多地化。〔同热者多天化，同清者多地化：阳明司天为少阴在泉。若中运之气与在泉少阴热气类同者，则治当多用与司天阳明清凉气化相同之治法。如逢少宫、少商、少羽之运，即属此例。若中运之气与司天清气类同者，则治当多用与在泉少阴热化相同之治法，如逢少角、少徵之年，即属此例。〕用凉远凉，用热远热，用寒远寒，用温远温，食宜同法。有假者反之，此其道也。反是者，乱天地之经，扰阴阳之纪也。

帝曰：善。少阳之政奈何？岐伯曰：寅申之纪也。

少阳　太角　厥阴　壬寅同天符　壬申同天符　　其运风鼓，〔**风鼓**：太角为木运太过，故其运为风气鼓动。〕其化鸣紊启坼，其变振拉摧拔，其病掉眩支胁惊骇。

太角初正　少徵　太宫　少商　太羽终

少阳　太徵　厥阴　戊寅天符　戊申天符　　其运暑，其化暄嚣郁燠，〔**喧嚣**：《类经》二十六卷第十七注："火盛之象。"〕其变炎烈沸腾，其病上热郁，血溢血泄心痛。〔**血溢血泄**：指吐血衄血及大小便下血等热盛迫血妄行之症。〕

太徵　少宫　太商　少羽终　少角初

少阳　太宫　厥阴　甲寅　甲申　　其运阴雨，共化柔润重泽，其变震惊飘骤，其病体重胕肿痞饮。〔**胕肿痞饮**：肿即浮肿之症。痞饮，指水饮痞满之症。皆水气泛滥所致。〕

太宫　少商　太羽终　太角初　少徵

少阳　太商　厥阴　庚寅　庚申同正商〔**同正商**：庚年本为金运太过，中运为太商，但寅申则为少阳相火司天，司天之相火，克中运之金，即太过被抑，则中运之金，乃类同于平气，故曰"同正商"。《五常政大论》坚成之纪所谓"上徵与正商同"，此属此义。〕

其运凉，其化雾露清切，其变肃杀雕零，其病肩背胸中。

太商　太羽终　少角初　太徵　少宫

少阳　太羽　厥阴　丙寅　丙申　　其运寒，其化凝惨凓冽，其变冰雪霜雹，其病寒浮肿。

太羽终　太角初　少徵　太宫　少商

凡此少阳司天之政，气化运行先于，天气正，〔**天气正**：《新校正》云："详少阳司天，厥阴司地，正得天地之正。又厥阴少阳司地，各云得其正者，以地主生荣为言也。"〕地气扰，风乃暴举，木偃沙飞，炎火乃流，阴行阳化，〔**阴行阳化**：《类经》二十六卷第十七注："太阴湿土主二之气，与少阳并行于岁半之前，故阴行阳化。"〕雨乃时应，火木同德，〔**火木同德**：此指少阳厥阴司天地时，木与火上下相生，所以谓之同德。余者如少阴阳明及太阴太阳司天地时，皆上下相克，所以谓之合德。〕上应荧惑岁星。其谷丹苍，其政严，其令扰。故风热参布，云物沸腾，太阴横流，〔**太阴横流**：客气二之气为太阴，太阴湿土之气，横行于气交。〕寒乃时至，凉雨并起。民病寒中，外发疮疡，内为泄满。故圣人遇之，和而不争。往复之作，民病寒热疟泄，聋瞑呕吐，上怫肿色变。初之气，地气迁，风胜乃摇，寒乃去，候乃大温，草木早荣，寒来不杀，〔**寒来不杀**：初之气，主气为厥阴风木，客气为少阴君火，主客相生，其气温热，所以虽寒来，但不能行其杀伐之令。〕温病乃起，其病气怫于上，血溢目赤，咳逆头痛，血崩，胁满，肤腠中疮。二之气，火反郁，<u>白埃</u>四起；〔白埃：靠近地面的白色云埃。〕云趋雨府，风不胜湿，雨乃零，民乃康。其病热郁于上，咳逆呕吐，疮发于中，胸嗌不利，头痛身热，昏愦脓疮。三之气，天政布，炎暑至，少阳临上，雨乃涯。民病热中，聋瞑血溢，脓疮，咳呕，衄蔑渴嚏欠，喉痹目赤，善暴死。<u>四之气，凉乃至，炎暑间化</u>，〔四之气，凉乃至，炎暑间化：《类经》二十六卷第十七注："燥金之客，加于湿土之主，故凉风至而炎暑间化。间者，时作时止之谓。"〕白露降，民气和平，其病满身重。五之气，阳乃去，寒乃来，雨乃降，<u>气门乃闭</u>，〔气门乃闭：气门指玄府。五之气寒凉之气至，阳气开始敛藏于内，故气门乃闭。〕刚木早凋，民避寒邪，君子周密。终之气，地气正，风乃至，万物反生，<u>霧雾</u>以行。〔霧雾：雾气晦暗不明。霧，音"mèng"。〕其病关闭不禁，〔关闭不禁：终之气当闭藏，而客气厥阴风木，反行发生之令，故气机之当关闭者，不得禁固。〕心痛，阳气不藏而咳。抑其运气，赞所不胜，必折其郁气，先取化源，暴过不生，苛疾不起，<u>故岁宜咸宜辛宜酸，渗之泄之渍之发之</u>，〔故岁宜咸宜辛宜酸，渗之泄之渍之发之：《类经》二十六卷第十七注："以上十年，相火司天，风木在泉，咸从水化，能胜火也；辛从金化，能胜木也；酸从木化，顺木之火性也。渗之泄之，所以去二便之实。渍之发之，所以去腠理之邪也。"〕观气寒温以调其过，同风热者多寒化，异风热者少寒化。用热远热，用温远温，用寒远寒，用凉远凉，食宜同法，此其道也。有假者反之，反是者，病之阶也。

帝曰：善。太阴之政奈何？岐伯曰：丑未之纪也。

太阴　少角　太阳清热胜复同，<u>同正宫</u>〔同正宫：丁年木运不及，太阴湿土司天，中运之木无力克土，土气得政，故同正宫平气。即《五常政大论》所谓"委和之纪，太宫与正宫同"。〕　丁丑　丁未　　其运风清热。

少角初正　太徵　少宫　太商　少羽终

太阴　少徵　太阳寒雨胜复同　癸丑　癸未　　其运热寒雨。

少徵　太宫　少商　太羽终　太角

太阴　少宫　太阳风清胜复同，<u>同正宫</u>〔同正宫：己为土运不及，遇太阴湿土司天，为不及得助，故同正宫平气。即《五常政大论》所谓"卑监之纪，上宫与正宫同"。〕　　己丑太一天符　己未太一天符　　其运雨风清。

少宫　太商　少羽终　少角初　太徵

太阴　少商　太阳热寒胜复同　乙丑　乙未　　其运凉热寒。

少商　太羽终　太角初　少徵　太宫

太阴　少羽　太阳雨风胜复同，<u>同正宫</u>〔同正宫：辛为水运不及，太阴湿土司天，则土能胜水，土气得政，故同正宫平气。即《五常政大论》所谓"涸流之纪，上宫与正宫同"。〕　辛丑同岁会　辛未同岁会　　其运寒雨风。

少羽终　少角初　太徵　少宫　太商

凡此太阴司天之政，气化运行后天，阴专其政，〔阴专其政：太阴湿土司天属阴，太阳寒水在泉亦属阴，司天在泉之气均属阴，故曰"阴专其政"。〕阳气退避，大风时起，〔大风时起：太阴司天，客气与主气初之气均为厥阴风木，所以大风时起。〕天气下降，地气上腾，原野昏霡，白埃四起，云奔南极，〔南极：王冰注："南极，雨府也。"〕寒雨数至，物成于差夏，〔差夏：《类经》二十六卷第十七注："差，参差也。夏尽入秋，谓之差夏。"当指夏末秋初。〕民病寒湿，腹满身䐜愤，〔䐜愤：胀满。〕胕肿痞逆，寒厥拘急。湿寒合德，黄黑埃昏，流行气交，上应镇星辰星。其政肃，其令寂，其谷黅玄。故阴凝于上，寒积于下，寒水胜火，则为冰雹，阳光不治，杀气乃行。〔杀气：指阴寒肃杀之气。〕故有余宜高，不及宜下，有余宜晚，不及宜早，〔有余宜高……不及宜早：《类经》二十六卷第十七注："有余不及，言谷气也。凡岁谷间谷，色味坚脆，各有气衰气盛之别。本年寒政太过，故谷气有余者，宜高宜晚，以其能胜寒也；不及者，宜下宜早，以其不能胜寒也。"〕土之利，气之化也，民气亦从之，间谷命其太也。初之气，地气迁，寒乃去，春气正，〔春气正：太阴司天之年，初之气，客气与主气俱为厥阴风木，故春得气化之正。〕风乃来，生布，万物以荣，民气条舒，风湿相薄，雨乃后。民病血溢，筋络拘强，关节不利，身重筋痿。二之气，大火正，〔大火正：二之气，客气与主气俱为少阴君火，故火得气化之正。〕物承化，〔物承化：火气用事，万物因之而开始生化。〕民乃和，其病温厉大行，远近咸若。湿蒸相薄，雨乃时降。三之气，天政布，湿气降，地气腾，雨乃时降，寒乃随之，感于寒湿，则民病身重胕肿，胸腹满。四之气，畏火临，〔畏火：《类经》二十六卷第十七注："少阳相火用事，其气尤烈，故曰畏火。"〕溽蒸化，〔溽：湿。蒸：热。溽蒸化：四之气，主气为太阴湿土。客气为少阳相火，湿热合化，为溽蒸化。〕地气腾，天气否隔，寒风晓暮，蒸热相薄，草木凝烟，湿化不流，则白露阴布，以成秋令。民病腠理热，血暴溢，疟，心腹满热，胪胀，〔胪胀：腹部胀满。〕甚则胕肿。五之气，惨令已行，寒露下，霜乃早降，草木黄落，寒气及体，君子周密，民病皮腠。终之气，寒大举，湿大化，霜乃积，阴乃凝，水坚冰，阳光不治。感于寒则病人关节禁固，腰脽痛，〔脽：指臀部。〕寒湿持于气交而为疾也。必折其郁气，而取化源，益其岁气，无使邪胜，食岁谷以全其真，食间谷以保其精。故岁宜以苦燥之温之，甚者发之泄之。不发不泄则湿气外溢，肉溃皮拆而水血交流。必赞其阳火，令御甚寒，从气异同，少多其制也，同寒者以热化，同湿者以燥化，异者少之，同者多之，用凉远凉，用寒远寒，用温远温，用热远热，食宜同法。假者反之，此其道也，反是者病也。

帝曰：善。少阴之政奈何？岐伯曰：子午之纪也。

少阴　太角　阳明　壬子　壬午　　其运风鼓，其化鸣紊启拆，其变振拉摧拔，其病支满。

太角初正　少徵　太宫　少商　太羽终

少阴　太徵　阳明　戊子天符　戊午太一天符　　　其运炎暑，〔其运炎暑：《新校正》云："详太微运太阳司天曰热，少阳司天曰暑，少阴司天曰炎暑，兼司天之气而言运也。"〕其化喧曜郁燠，〔喧曜郁燠：此变"暑"为"曜"者，以上临少阴故也。〕其变炎烈沸腾，其病上热血溢。

太徵　少宫　太商　少羽终　少角初

少阴　太宫　阳明　甲子　甲午　　其运阴雨，其化柔润重泽，其变震惊飘骤，其病中满身重。

太宫　少商　太羽终　太角初　少徵

少阴　太商　阳明　庚子同天符　庚午同天符，同正商　　其运凉劲，〔凉劲：运合在泉，故云凉劲。〕其化雾露萧飐，其变肃杀雕零，其病下清。〔下清：便泄清澈也，下体清冷。〕

太商　少羽终　少角初　太徵　少宫

少阴　太羽　阳明　丙子岁会　丙午　　其运寒，其化凝惨溧冽，其变冰雪霜雹，其病寒下。〔寒下：中寒下利也，足寒亦是。〕

太羽终　太角初　少徵　太宫　少商

凡此少阴司天之政，气化运行先天，地气肃，天气明，寒交暑，〔寒交暑：寒交暑者，谓前岁终之气少阳，今岁初之气太阳，太阳寒交前岁少阳之暑也。〕热加燥，〔热加燥：少阴司天，其气为热，阳明在泉，其气为燥，司天与在泉之气相加，为热加燥。〕云驰雨府，湿化乃行，时雨乃降，金火合德，上应荧惑太白。其政明，其令切，其谷丹白，水火寒热持于气交而为病始也，〔水火寒热持于气交：张志聪注："岁前之终气乃少阳相火，今岁之初气乃太阳寒水，故为寒交暑而水火寒热持于气交。"〕热病生于上，清病生于下，寒热凌犯而争于中，民病咳喘，血溢血泄，鼽嚏，目赤眦疡，寒厥入胃，心痛腰痛腹大，嗌干肿上。初之气，地气迁，暑将去，〔暑：原文误为"燥"，今改之。〕寒乃始，蛰复藏，水乃冰，霜复降，风乃冽，阳气郁，民反周密，关节禁固，腰脽痛，炎暑将起，中外疮疡。二之气，阳气布，风乃行，春气以正，〔春气以正：二之气为厥阴风木，得春气之正化，故曰"春气以正"。〕万物应荣，寒气时至，民乃和。其病淋，目瞑目赤，气郁于上而热。三之气，天政布，大火行，庶类蕃鲜，〔庶：众多。鲜：显明。庶类蕃鲜：众类生物蕃盛显明。〕寒气时至。民病气厥心痛，寒热更作，咳喘目赤。四之气，溽暑至，大雨时行，寒热互至。民病寒热，嗌干黄瘅，鼽衄饮发。〔饮发：水饮病发作。〕五之气，畏火临，暑反至，阳乃化，万物乃生乃长荣，民乃康，其病温。终之气，燥令行，余火内格，〔余火内格：五之气相火之余火，被终之气燥金之气阴格于内。〕肿于上，咳喘，甚则血溢出。寒气数举则霿雾翳，〔霿：音"mèng"，天色昏暗，此指视物不清。〕病生皮腠，内舍于胁，下连少腹而作寒中，地将易也。〔地将易也：在泉之气将要改变，而明年初之气将要开始。〕必抑其运气，资其岁胜，折其郁发，先取化源，无使暴过而生其病也。食岁谷以全真气，食间谷以避虚邪。岁宜咸以耎之，而调其上，〔岁宜咸以奂之，而调其上：吴昆注："上谓司天少阴君火也，咸从水化，故能调之。"〕甚则以苦发之；以酸收之，而安其下，〔以酸收之，而安其下：《类经》二十六卷第十七注："酸收之，可以补金，平其上之君火，则下之燥金得安矣。"〕甚则以苦泄之。适气同异而多少之，同天气者以寒清化，同地气者以温热化，用热远热，用凉远凉，用温远温，用寒远寒，食宜同法。有假则反，此其道也。反是者病作矣。

帝曰：善。厥阴之政奈何？岐伯曰：已亥之纪也。

厥阴　少角　少阳清热胜复同，同正角〔同正角：丁年木运不及，遇厥阴风木司天，为不及得助，故同正角平气。即五常政大论所谓委和之纪，"上角与正角同"。〕　丁巳天符

丁亥天符　　其运风清热。

少角初正　太徵　少宫　太商　少羽终

厥阴　少徵　少阳寒雨胜复同　癸巳同岁会　癸亥同岁会　　其运热寒雨。

少徵　太宫　少商　太羽终　太角初

厥阴　少宫　少阳风清胜复同，同正角〔同正角：己为土运不及，厥阴风木司天，木气得政，故同正角平气。即《五常政大论》所谓卑监之纪，"上角与正角同"。〕　己巳

己亥　　其运雨风清。

少宫　太商　少羽终　少角初　太徵

厥阴　少商　少阳热寒胜复同，同正角〔同正角：乙为金运不及，厥阴风木司天，中运之金，无力相克，木气得政，故同正角平气。即《五常政大论》所谓从革之纪，"上角与正角同"。〕　乙巳　乙亥　　其运凉热寒。

少商　太羽终　太角初　少徵　太宫

厥阴　少羽　少阳雨风胜复同　辛巳　辛亥　　其运寒雨风。

少羽终　少角初　太徵　少宫　太商

凡此厥阴司天之政，气化运行后天。诸同正岁，气化运行同天。〔句释：《类经》二十六卷第十七注："诸同正岁者，其气正，其生长化收藏，皆与天气相合，故日运行同天。此虽以上下文丁巳、丁亥、己巳、己亥、乙巳、乙亥六岁为言，然六十年之气，亦莫不皆然。"诸同正岁，即上文同正角之年，无太过不及之气，乃属平气。〕天气扰，〔扰：扰乱、扰动。〕地气正，〔地气正：《类经》二十六卷第十七注："相火在泉，土得温养，故地气正。"〕风生高远，炎热从之，〔风生高远，炎热从之：厥阴司天，故风生于高远之处。少阳在泉，炎热之气在下从之，则风生于上，火从于下。〕云趋雨府，湿化乃行。风火同德，上应岁星荧惑。其政挠，〔挠：挠动。〕其令速，其谷苍丹，间谷言太者，其耗文角品羽。风燥火热，胜复更作，蛰虫来见，流水不冰，热病行于下，风病行于上，风燥胜复形于中。初之气，寒始肃，杀气方至，民病寒于右之下。〔民病寒于右之下：人们易患寒病于右侧下方。肺气肃降于右，故此亦指肺病。吴昆注："金位在右，其性镇重，故病看之下。"指人体面南而立，左为东方应木，右为西方应金，客气初之气为阳明燥金，故病于此。〕二之气，寒不去，华雪水冰，〔华雪：雪花。华同"花"。〕杀

气施化，霜乃降，名草上焦，寒雨数至，阳复化，民病热于中。三之气，天政布，风乃时举，民病泣出，耳鸣掉眩。四之气，溽暑湿热相薄，**争于左之上**，〔**争于左之上**：肝气升于左，此指湿热相争于左。吴昆注："火为阳，阳主左，其性炎上，湿得烈蒸腾，故争于左之上。"〕民病黄瘅而为胕肿。五之气，燥湿更胜，沉阴乃布，寒气及体，风雨乃行。终之气，畏火司令，阳乃大化，蛰虫出见，流水不冰，地气大发，草乃生，人乃舒，其病温厉。必折其郁气，**资其化源**，〔**资其化源**：王冰注："化源，四月也，迎而取之。"〕赞其运气，无使邪胜。岁宜以辛调上，以咸调下，〔**以辛调上，以咸调下**：辛从金化，故用以调司天之厥阴风木，金可以克木；咸从水化，故用以调在泉之少阳相火，水可以克火。〕**畏火之气，无妄犯之**。〔**畏火之气，无妄犯之**：《类经》二十六卷第十七注："相火虚实，尤多难辨，故曰畏火之气，无妄犯之，以明其当慎也。"〕用温远温，用热远热，用凉远凉，用寒远寒，食宜同法。有假反常，此之道也。反是者病。

帝曰：善。夫子之言可谓悉矣，然何以明其应乎？岐伯曰：昭乎哉问也！夫六气者，行有次，止有位，故常以**正月朔日平旦视之**，〔**正月朔日平旦视之**：《类经》二十六卷第十八注："凡主客六气各有次序，亦各有位，故欲明其应，当于正月朔日平旦视之，以察其阴阳晦明，寒温风气之位，而岁候可知。盖此为日时之首，故可以占一岁之兆。"朔日，即阴历每月初一日。平旦，早晨平明时。〕**睹其位而知其所在矣**。〔**睹其位而知其所在矣**：观六气所应之位，以测知气象变化之所在。〕运有余，其至先，运不及，其至后，〔**先、后**：王冰注："先后，皆寅时之先后也。先则丑后，后则卯初。"〕此天之道，气之常也。运非有余非不足，是谓**正岁**，〔**正岁**：没有太过不及之气的谓之平岁，也就是平气。凡正岁者，时至气亦至。〕其至当其时也。帝曰：胜复之气，其常在也，灾眚时至，候也奈何？岐伯曰：**非气化者**，〔**非气化者**：指非正常的气化，乃属邪化。〕是谓灾也。

帝曰：**天地之数**，〔**天地之数**：指司天在泉起止之数。〕终始奈何？岐伯曰：悉乎哉问也！是明道也。数之始，**起于上而终于下**，〔**起于上而终于下**：每年之岁气，开始于司天，终止于在泉。〕**岁半之前，天气主之，岁半之后，地气主之**，〔**岁半之前……地气主之**：每年岁气上半年始于上年大寒之始至小暑之末，为岁半之前，司天之气主之；下半年始于大暑之始至小寒之末，为岁半之后，在泉之气主之。〕**上下交互**，〔**上下交互**：天气地气相交为用。〕**气交主之**，〔**气交主之**：三气四气之际，为气交主气之时。〕岁纪毕矣。故曰：位明**气月**可知乎，〔**气月**：六气应于十二月。〕所谓**气**也。〔**气**：在此指六气分主六步的气数。〕帝曰：余司其事，则而行之，不合其数何也？岐伯曰：**气用有多少**，〔**气用有多少**：张志聪注："谓六气之用有有余不足也。"〕**化治有盛衰**，〔**化治有盛衰**：六气之所化与其主治，有太过不及之别，太过则气化有余为盛，不及则气化不足为衰。〕衰盛多少，**同其化**也，〔**同其化**：指六气与春、夏、长夏、秋、冬之气化相同。〕帝曰：愿闻同化何如？岐伯曰：风温春化同，热曛昏火夏化同，**胜与复同**，〔**胜与复同**：

《类经》二十六卷第十九注："言初气终三气，胜之常也，四气尽终气，复之常也。凡此同化之气，所遇皆同，而无分乎四时也。"指出现胜气与复气时，也与六气之与四时之气化同的情况一样。〕燥清烟露秋化同，云雨昏瞑埃长夏化同，寒气霜雪冰冬化同，此天地五运六气之化，更用盛衰之常也。

帝曰：五运行同天化者，〔同天化：中运与司天之气同化。如戊午年，天干戊年中运为火，地支午年，少阴君火司天，中运与司天同为火化。〕命曰天符，余知之矣。愿闻同地化者何谓也？〔同地化：中运与在泉之气同化。如甲辰年，天干甲年中运为土，地支辰年，太阴湿土在泉，中运与在泉同为土化。〕岐伯曰：太过而同天化者三，不及而同天化者亦三，太过而同地化者三，不及而同地化者亦三。凡此二十四岁也。帝曰：愿闻其所谓也。岐伯曰：甲辰甲戌太宫下加太阴，〔下加：在泉在下，中运居中，中运之气加于在泉，乃以上加于下，所以叫"下加"，即在泉之气与中运相同者。〕壬寅壬申太角下加厥阴，庚子庚午太商下加阳明，如是者三。癸巳癸亥少徵下加少阳，辛丑辛未少羽下加太阳，癸卯癸酉少徵下加少阳如是者三。戊子戊午太徵上临少阴，〔上临：司天在上，中运居中，中运之气临于司天，乃以下临上，所以叫"上临"，即司天之气与中运相同者。〕戊寅戊申太徵上临少阳，丙辰丙戌太羽上临太阳，如是者三。丁巳丁亥少角上临厥阴，乙卯乙酉少商上临阳明，己丑己未少宫上临太阴，如是者三。除此二十四岁，则不加不临也。〔不加不临：没有"下加"与"上临"的年份。〕帝曰：加者何谓？岐伯曰：太过而加同天符，不及而加同岁会也。帝曰：临者何谓？岐伯曰：太过不及，皆曰天符，而变行有多少，病形有微甚，生死有早晏耳。〔生死有早晏耳：生死转归也有早晚的区别。〕

帝曰：夫子言用寒远寒，用热远热，余未知其然也，愿闻何谓远。岐伯曰：热无犯热，寒无犯寒，从者和，逆者病，不可不敬畏而远之，所谓时兴六位也。〔时兴六位：张志聪注："兴，起也。此总言一岁之中，有应时而起之六位，各主六十日零八十七刻半，各有寒热温凉之四气，皆宜远而无犯之。"〕帝曰：温凉何如？岐伯曰：司气以热，用热无犯，司气以寒，用寒无犯，司气以凉，用凉无犯，司气以温，用温无犯，间气同其主无犯，〔间气同其主：间气与主气相同。间气指客气之四间气而言，主为主气。〕异其主则小犯之，是谓四畏，〔四畏：指寒热温凉四气而言。〕必谨察之。帝曰：善！其犯者何如？岐伯曰：天气反时，则可依时，〔天气反时，则可依时：《类经》二十六卷第二十注："天气即客气，时即主气。客不合主，是谓反时，反时者则可依时。以主气之循环有常，客气之显微无定，故姑从乎主也。"〕及胜其主则可犯，〔胜其主：客气太过，胜过主气。如夏季主气为火，若客气属寒而太过者，即能胜过主气之火。〕以平为期，而不可过，是谓邪气反胜者。故曰：无失天信，〔天信：主客之气，应时而至，不失其信，叫作"天信"。〕无逆气宜，〔气宜：六气之所适宜者。〕无翼其胜，〔翼：赞助。〕无赞其复，是谓至治。〔至：善。〕

帝曰：善！五运气行主岁之纪，其有常数乎？〔常数：指正常的规律，即后文所列各年司天、中运、在泉与正化、邪化等气化规律。〕岐伯曰：臣请次之。〔次：编排，排列。次之：把运气的正常规律，编次出来。〕

甲子　甲午岁[1]

上少阴火〔上：指司天。〕　中太宫土运〔中：指中运。〕　下阳明金〔下：指在泉。〕　热化二，〔热化二：热化为司天少阴火的气化，二为火之生数。后司天气化之数，凡太过之年，应为本气之成数，不及之年，为本气之生数。但文中所述生成数颇不一致，应存疑。〕雨化五，〔雨化五：雨化为中运土的气化。五为土之数。关于中运气化之数的规律，本篇后文曰："太过者，其数成，不及者，其数生，土常以生也。"就是说木、火、金、水四运，太过年为成数，不及年为生数，而土运不管太过不及，皆为生数五。〕燥化四，〔燥化四：燥化为在泉阳明金的气化，四为金之生数。此下在泉气化之数，凡太过之年，为本气之成数，不及之年为本气之生数。但文中所述生成数颇不一致，应存疑。〕所谓正化日也。〔正化：指司天、在泉、中运之气化，皆为正气所化。〕其化上咸寒，〔其化：指司天、在泉、中运之气化所致之病。上咸寒：少阴司天，火化致病，当用咸寒之品，即胜我之性味。此后凡司天气化致病，所用之性味，皆同此义。〕中苦热，〔中苦热：中运太宫，湿化致病，当用苦热之品。此后凡中运气化致病，所用之性味，皆同此义。〕下酸温，〔下酸温：阳明在泉，燥化致病，当用酸温之品。此后凡在泉之气化致病，所用之性味，皆同此义。〕所谓药食宜也。〔药食宜：指上文司天、在泉、中运之气致病，所用之性味，为用药物或饮食调治时之所宜。〕

乙丑　乙未岁

上太阴土　中少商金运　下太阳水　热化寒化胜复同，〔热化寒化胜复同：金运不及，火来克之，故有胜气之热化，热化之后，水来复之，故有复。〕所谓邪气化日也。〔邪气化日：非正气之化谓之邪化，即胜气与复气之所化，乃为邪化。〕灾七宫。〔灾七宫：灾害发生在七宫。七宫为西方金位。〕湿化五，清化四，寒化六，〔寒化六：黄元御注："寒化六是水之成数，以水得金生，土不能克，则寒水必胜。故言成数。此亦太过之例也。"〕所谓正化日也。其化上苦热，中酸和，下甘热，所谓药食宜也。

丙寅　丙申岁

上少阳相火　中太羽水运　下厥阴木　火化二，〔火化二：《新校正》云："详丙寅，火化二。丙申，火化七。"〕寒化六，风化三，〔风化三：《新校正》云："详丙寅，风化八。丙申，风化三。"〕所谓正化日也。其化上咸寒，中咸温，下辛温，〔下辛温：温疑为"凉"之误，风淫于内，治以辛凉。〕所谓药食宜也。

丁卯岁会　丁酉岁〔句释：《新校正》云："详丁年正月壬寅为干德符，便为平气，胜复不至，运同正角，金不胜木，木亦不灾土。又丁卯年，得卯木佐之，却上阳明不能

---

〔1〕释者按：因此以下六十段内容，乃是六十年中司天、中运、在泉及其气化情况的一般规律。其基本内容已于以前各篇中有所论述，故文多简赅，当与有关各篇合看。

灾之。"〕

上阳明金　中少角木运　下少阴火　　清化热化胜复同，所谓邪气化日也。灾三宫，燥化九，〔燥化九：《新校正》云："详丁卯，燥化九。丁酉，燥化四。"〕风化三，热化七，〔热化七：《新校正》云："详丁卯，热化二。丁酉，热化七。"〕所谓正化日也。其化上苦小温，中辛和，下咸寒，所谓药食宜也。

戊辰　戊戌岁

上太阳水　中太徵火运　下太阴土　　寒化六，〔寒化六：《新校正》云："详戊辰，寒化六，戊戌寒化一。"〕热化七，湿化五，所谓正化日也。其化上苦温，中甘和，下甘温，所谓药食宜也。

己巳　己亥岁

上厥阴木　中少宫土运　下少阳相火　　风化清化胜复同，所谓邪气化日也。灾五宫。风化三，〔风化三：《新校正》云："详己巳，风化八。己亥，风化三。"〕湿化五，火化七，〔火化七：《新校正》云："详己巳，热化七。己亥，热化二。"黄元御注："火得木生，故热化多。"〕所谓正化日也。其化上辛凉，中甘和，下咸寒，所谓药食宜也。

庚午同天符　庚子岁同天符

上少阴火　中太商金运　下阳明金　　热化七，清化九，燥化九，〔热化七、燥化九：《新校正》云："详庚午年，热化二，燥化四。庚子年，热化七，燥化九。"〕所谓正化日也。其化上咸寒，中辛温，下酸温，所谓药食宜也。

辛未同岁会　辛丑岁同岁会

上太阴土　中少羽水运　下太阳水　　雨化风化胜复同，所谓邪气化日也。灾一宫。雨化五，寒化一，〔寒化一：本年中运与在泉，俱为寒水之气，故只言其一，则二者皆具。《新校正》云："详此以运与在泉俱水，故只言寒化一。寒化一者，少羽之气化也。若太阳在泉之化，则辛未寒化一，辛丑寒化六。"〕所谓正化日也。其化上苦热，中苦和，下苦热，〔苦热：苦是为甘之误，寒淫于内，治以甘热。〕所谓药食宜也。

壬申同天符　壬寅岁同天符

上少阳相火　中太角木运　下厥阴木　　火化二，〔火化二：《新校正》云："详壬申，热化七。壬寅，热化二。"〕风化八，〔风化八：本年中运与在泉俱为风木，故合言之。《新校正》云："详此以运与在泉俱木，故只言风化八。风化八，乃太角之运化也。若厥阴在泉之化，则壬申风化三，壬寅风化八。"〕所谓正化日也。其化上咸寒，中酸和，下辛凉所谓药食宜也。

癸酉同岁会　癸卯岁同岁会

上阳明金　中少徵火运　下少阴火　　寒化雨化胜复同，所谓邪气化日也。灾九宫。燥化九，〔燥化九：《新校正》云："详癸酉燥化四，癸卯燥化九。"黄元御注："火不及则金无制，故燥化多。"〕热化二，〔热化二：本年中运与在泉俱为火，故合言之。

《新校正》云："详此以运与在泉俱火，故只言热化二。热化二者，少微之运化也，若少阴在泉之化，癸酉热化七，癸卯热化二。"〕所谓正化日也。其化上苦小温，中咸温，下咸寒，所谓药食宜也。

甲戌岁会，同天符　　**甲辰岁**岁会，同天符

上太阳水　中太宫土运　下太阴土　　寒化六，〔寒化六：《新校正》云："详甲戌寒化一，甲辰寒化六。"〕湿化五，正化日也。其化上苦热，中苦温，下苦温，药食宜也。

乙亥　乙巳岁

上厥阴木　中少商金运　下少阳相火　　热化寒化胜复同，邪气化日也。灾七宫。风化八，〔风化八：《新校正》云："详乙亥风化三，乙巳风化八。"黄元御注："金运不及，又被火克，风木无制，故风化多。"〕清化四，火化二，〔火化二：《新校正》云："详乙亥热化二，乙巳热化七。"〕正化度也。〔正化度：与"正化日"义同。〕其化上辛凉，中酸和，下咸寒，药食宜也。

丙子岁会　　**丙午岁**

上少阴火　中太羽水运　下阳明金　　热化二，〔热化二：《新校正》云："详丙子岁热化七，金之灾得其半，以运水太过，胜于天令，天令减半。丙午热化二，午为火，少阴君火司天，运虽水，一水不能胜二火，故异于丙子岁。"〕寒化六，清化四，〔清化四：《新校正》云："详丙子燥化九，丙午燥化四。"黄御注："金被火克，故清化减。"〕正化度也。其化上咸寒，中咸温，下酸温，药食宜也。

丁丑　丁未岁

上太阴土　中少角木运　下太阳水　　清化热化胜复同，邪气化度也。灾三宫。雨化五，风化三，寒化一，〔寒化一：《新校正》云："详丁丑寒化六，丁未寒化一。"〕正化度也。其化上苦温，中辛温，下甘热，药食宜也。

戊寅　戊申岁天符

上少阳相火　中太徵火运　下厥阴木　　火化七，〔火化七：《新校正》云："详天符司天与运合，故只言火化七。火化七者，太徵之运气也。若少阳司天之气，则戊寅火化二，戊申火化七。"〕风化三，〔风化三：《新校正》云："详戊寅风化八，戊申风化三。"黄元御注："子气盛则母气衰，故风化减。"〕正化度也。其化上咸寒，中甘和，下辛凉，药食宜也。

己卯　己酉岁

上阳明金　中少宫土运　下少阴火　　风化清化胜复同，邪气化度也。灾五宫。清化九，〔清化九：《新校正》云："详己卯燥化九，己酉燥化四。"黄元御注："金得土生，故清化多。"〕雨化五，热化七，〔热化七：《新校正》云："详己卯热化二，己酉热化七。"黄元御注："土能胜水，火无克制，故热化多。"〕正化度也。其化上苦小温，中甘和，下咸寒，药食宜也。

庚辰　庚戌岁

上太阳水　中太商金运　下太阴土　　寒化一，清化九，雨化五，正化度也。其化上苦热，中辛温，下甘热，药食宜也。

辛巳　辛亥岁

上厥阴木　中少羽水运　下少阳相火　　雨化风化胜复同，邪气化度也。灾一宫。风化三，寒化一，火化七，正化度也。其化上辛凉，中苦和，下咸寒，药食宜也。

壬午　壬子岁

上少阴火　中太角木运　下阳明金　　热化二，风化八，清化四，正化度也。其化上咸寒，中酸凉，下酸温，药食宜也。

癸未　癸丑岁

上太阴土　中少徵火运　下太阳水　　寒化雨化胜复同，邪气化度也。灾九宫。雨化五，火化二，寒化一，正化度也。其化上苦温，中咸温，下甘热，药食宜也。

甲申　甲寅岁

上少阳相火　中太宫土运　下厥阴木　　火化二，雨化五，风化八，正化度也。其化上咸寒，中咸和，下辛凉，药食宜也。

乙酉_{太一天符}　**乙卯岁**_{天符}

上阳明金　中少商金运　下少阴火　　热化寒化胜复同，邪气化度也。灾七宫。燥化四，清化四，热化二，正化度也。其化上苦小温，中苦和，下咸寒，药食宜也。

丙戌_{天符}　**丙辰岁**_{天符}

上太阳水　中太羽水运　下太阴土　　寒化六，雨化五，正化度也。其化上苦热，中咸温，下甘热，药食宜也。

丁亥_{天符}　**丁巳岁**_{天符}

上厥阴木　中少角木运　下少阳相火　　清化热化胜复同，邪气化度也。灾三宫。风化三，火化七，正化度也。其化上辛凉，中辛和，下咸寒，药食宜也。

戊子_{天符}　**戊午岁**_{太一天符}

上少阴火　中太徵火运　下阳明金　　热化七，清化九，正化度也。其化上咸寒，中甘寒，下酸温，药食宜也。

己丑_{太一天符}　**己未岁**_{太一天符}

上太阴土　中少宫土运　下太阳水　　同化清化胜复同，邪气化度也。灾五宫，雨化五，寒化一，正化度也。其化上苦热，中甘和，下甘热，药食宜也。

庚寅　庚申岁

上少阳相火　中太商金运　下厥阴木　火化七，清化九，风化三，正化度也。其化上咸寒，中辛温，下辛凉，药食宜也。

辛卯　辛酉岁

上阳明金　中少羽水运　下少阴火　雨化风化胜复同，邪气化度也。灾一宫。清化九，寒化一，热化七，正化度也。其化上苦小温，中苦和，下咸寒，药食宜也。

壬辰　壬戌岁

上太阳水　中太角木运　下太阴土　寒化六，风化八，雨化五，正化度也。其化上苦温，中酸和，下甘温，药食宜也。

癸巳同岁会　癸亥岁同岁会

上厥阴木　中少徵火运　下少阳相火　寒化雨化胜复同，邪气化度也。灾九宫。风化八，火化二，正化度也。其化上辛凉，中咸温，下咸寒，药食宜也。

凡此定期之纪，〔定期之纪：张志聪注："谓天干始于甲，地支始于子，子甲相合，三十岁而为一纪，六十岁而成一周。"〕胜复正化，〔胜复正化：指胜气、复气及正气之化。〕皆有常数，〔皆有常数：五运六气，胜复正化，皆有一般的规律可循。〕不可不察。故知其要者，一言而终，〔知其要者，一言而终：知道了要领，一句话就可结束。说明掌握了运气的规律，运气就不难明白。〕不知其要，流散无穷，〔不知其要，流散无穷：若不能掌握运气学说的规律，就会漫无边际，不易明白。〕此之谓也。

帝曰：善。五运之气，亦复岁乎？〔复：复气。王冰注："复，报也。先有胜制，则后必复也。"〕岐伯曰：郁极乃发，待时而作也。帝曰：请问其所谓也？岐伯曰：五常之气，〔五常之气：在此乃指五行司运之气。〕太过不及，其发异也。帝曰：愿卒闻之。岐伯曰：太过者暴，不及者徐，暴者为病甚，徐者为病持。帝曰：太过不及，其数何如？〔数：王冰注："数谓五常化行之数也。水数一，火数二，木数三，金数四，土数五。成数谓水数六，火数七，木数八，金数九，土数五也。故曰土常以生也。数生者，各取其生数多少以占，故政令德化胜复之休作日，及尺寸分毫，并以准之。此盖都明诸用者也。"〕岐伯曰：太过者，其数成，不及者，其数生，〔太过者……其数生：凡太过之年，气化之数为五行之成数，不及之年，气化之数为五行之生数。〕土常以生也。〔土常以生：土运不分太过不及，皆用生数。〕

帝曰：其发也何如？岐伯曰：土郁之发，岩谷震惊，雷殷气交，〔殷：震动声。〕埃昏黄黑，化为白气，飘骤高深，击石飞空，〔击石飞空：王冰注："疾风骤雨，岸落山化，大水横流，石进势急，高山空谷，击石先飞，而洪水随至也。"〕洪水乃从，川流漫衍，田牧土驹。〔田牧土驹：吴昆注："谓洪水漫衍之余，田土荒芜，但牧养而已。"〕化气乃敷，善为时雨，始生始长，始化始成。故民病心腹胀，肠鸣而为数后，甚则心痛胁䐜，呕吐霍乱，饮发注下，胕肿身重。云奔雨府，霞拥朝阳，山泽埃昏，其乃发也，以其四气。云横天山，〔云横天山：云雾横贯于天空山谷之处。〕浮游生灭，〔**浮游生灭**：指浮动之云雾，或聚或散，忽生忽灭，变幻不定。〕怫之先兆也。

金郁之发，〔**金郁之发**：金气郁而发作的情况。〕天洁地明，风清气切，大凉乃举，草树浮烟，〔**浮烟**：飘浮的烟雾。〕燥气以行，霜雾数起，杀气来至，草木苍干，金乃有声。〔**金乃有声**：即秋声发作的意思。〕故民病咳逆，心胁满引少腹，善暴痛，不可反侧，嗌干，面尘色恶。山泽焦枯，土凝霜卤，〔**土凝霜卤**：指地下咸卤之气，凝于土表，色白如霜。卤：碱类物质。〕怫乃发也，其气五。夜零白露，林莽声凄，〔**莽**：草木深处。〕怫之兆也。

水郁之发，〔**水郁之发**：水气郁而发作的情况。〕阳气乃辟，〔**辟**：在此同"避"。〕阴气暴举，大寒乃至，川泽严凝，寒氛结为霜雪，〔**寒氛**：王冰注："寒氛，白气也。其状如雾而不流行，坠地如霜雪，得日晞也。"当指寒冷的雾气。〕甚则黄黑昏翳，流行气交，乃为霜杀，水乃见祥。〔**祥**：先见之征兆。**水乃见祥**：水乃预先发现某些征兆。〕故民病寒客心痛，腰脽痛，大关节不利，屈伸不便，善厥逆，痞坚腹满。阳光不治，空积沉阴，白埃昏瞑，而乃发也，其气二火前后。〔**二火前后**：指在君火与相火主气之前后。〕太虚深玄，〔**玄**：黑色。**深玄**：王冰注："深玄，言高远而黯黑也。"〕气犹麻散，〔**麻散**：散乱如麻。〕微见而隐，色黑微黄，怫之先兆也。

木郁之发，太虚埃昏，云物以扰，大风乃至，屋发折木，〔**屋发**：王冰注："屋发，谓发鸱吻。"鸱吻，屋脊上之装饰物。意指屋脊皆被大风刮坏。〕木有变。故民病胃脘当心而痛，上支两胁，鬲咽不通，食饮不下，甚则耳鸣眩转，目不识人，善暴僵仆。太虚苍埃，天山一色，或为浊色，黄黑郁若，横云不起雨，而乃发也，其气无常。〔**其气无常**：吴昆注："风善行而数变，故其发也无常期。"〕长川草偃，〔**川**：此指平野。**长川草偃**：广远的平野草皆低垂不起。〕柔叶呈阴，〔**柔叶呈阴**：《类经》二十六卷第二十三注："凡柔叶皆垂，因风翻动而见叶底也。"〕松吟高山，虎啸岩岫，〔**岩岫**：即山崖峰峦。**虎啸岩岫**：虎叫于山崖峰峦之上。〕怫之先兆也。

火郁之发，太虚曛翳，〔**曛**：黄赤色。〕大明不彰，〔**大明**：王冰注："大明，日也。"〕炎火行，大暑至，山泽燔燎，材木流津，广厦腾烟，土浮霜卤，止水乃减，蔓草焦黄，风行惑言，〔**风行惑言**：《类经》二十六卷第二十三注："热极风生，风热交炽，而人言惑乱也。"〕湿化乃后。故民病少气，疮疡痈肿，胁腹胸背，面首四肢，䐜愤胪胀，疡痱呕逆，瘛疭骨痛，节乃有动，注下温疟，腹中暴痛，血溢流注，精液乃少，目赤心热，甚则瞀闷懊侬，善暴死。刻终大温，〔**刻终大温**：指每日百刻终尽之后，阴极阳生，气乃大温。〕汗濡玄府，其乃发也，其气四。动复则静：阳极反阴，湿令乃化乃成。华发水凝，〔**华发水凝**：华同"花"。《类经》二十六卷第二十三注："群华之发，君火二气之候也。……于华发之时，而水凝冰雪，见火气之郁也。"〕山川冰雪，焰阳午泽，〔**焰阳午泽**：指焰阳之气于午时自泽中蒸发而出。〕怫之先兆也。

有怫之应而后报也，皆观其极而乃发也。木发无时，水随火也。谨候其时，病可与期，失时反岁，五气不行，生化收藏，政无恒也。

帝曰：水发而雹雪，土发而飘骤，木发而毁折，金发而清明，火发而曛昧，何气使然？岐伯曰：气有多少，发有微甚，微者当其气，〔当其气：指郁气的发作，只限于本气当令之时。〕甚者兼其下，〔兼其下：指气郁而发作，除本气之外，兼见其下承之气。〕征其下气而见可知也。〔征其下气而见可知也：《类经》二十六卷第二十三注："征，证也。取证于下承之气，而郁发之微甚可知矣。"〕帝曰：善。五气之发，不当位者何也？岐伯曰：命其差。〔命其差：属于时间上的差异。〕帝曰：差有数乎？岐伯曰：后皆三十度而有奇也。〔句释：三十度而有奇，即一月之日数。有奇：指三十日之零数四十三刻七分半〕帝曰：气至而先后者何？岐伯曰：运太过则其至先，运不及则其至后，此候之常也。帝曰：当时而至者何也？岐伯曰：非太过非不及，则至当时，非是者眚也。

帝曰：善。气有非时而化者何也？岐伯曰：太过者当其时，不及者归其己胜也。〔归其己胜：己胜，指胜己之气，如冬为水其气寒，长夏为土，其气化为雨，冬气不及，则土气胜之而化为雨。〕帝曰：四时之气，至有早晏，高下左右，其候何如？岐伯曰：行有逆顺，至有迟速。故太过者化先天，不及者化后天。帝曰：愿闻其行何谓也？岐伯曰：春气西行，夏气北行，秋气东行，冬气南行。〔句释：春属木，气生于东方，故春气自东而西行；夏属火，气生于南方，故夏气自南而北行；秋属金，气生于西方，故秋气自西而东行；冬属水，气生于北方，故冬气自北而南行。〕故春气始于下，秋气始于上，夏气始于中，冬气始于标。〔句释：《类经》二十六卷第十八注："春气发生，自下而升，故始于下。秋气收敛，自上而降，故始于上。夏气长成，盛在气交，故始天中。标，万物盛长之表也，冬气伏藏，由盛而杀，故始于标。"〕春气始于左，秋气始于右，冬气始于后，夏气始于前。〔句释：此面南而立，以定其位，左为东，右为西，后为北，前为南。春气生于东故始于左，秋气生于西，故始于右，冬气生于北，故始于后，夏气生于南，故始于前。〕此四时正化之常。故至高之地，冬气常在，至下之地，春气常在，〔至高之地……春气常在：王冰注："高山之巅，盛夏冰雪，污下川泽，严冬草生，长在之义足明矣。"〕必谨察之。帝曰：善。

黄帝问曰：五运六气之应见，〔应见：运气变化应于所见的物象。〕六化之正，〔六化之正：六气的正常气化。〕六变之纪何如？〔六变之纪：六气反常变化的要领。〕岐伯对曰：夫六气正纪，有化有变，有胜有复，有用有病，不同其候，帝欲何乎？帝曰：愿尽闻之。岐伯曰：请遂言之。夫气之所至也，厥阴所至为和平，少阴所至为暄，太阴所至为埃溽，少阳所至为炎暑，阳明所至为清劲，太阳所至为寒氛。时化之常也。〔时化之常：王冰注："四时气正化之常候。"〕

厥阴所至为风府，〔府：在此当指会聚之处。〕为璺启；〔璺启：裂开。〕少阴所至为火府，为舒荣；太阴所至为雨府，为员盈；〔员：通"圆"。员盈：王冰注："物承土化，质员盈满。"〕少阳所至为热府，为行出；〔行出：《类经》二十六卷第二十一注："相火用事，其热尤甚，阳气盛极，尽达于外，物得之而形全，故曰行出。"似当指少阳火盛时，气化尽现于外的意思。〕阳明所至为司杀府，为庚苍；〔庚苍：王冰注："庚，更也。更，代也，易也。"指生物遇阳明金气则更易。〕太阳所至为寒府，为归藏。司化之常也。

厥阴所至为生，为风摇；少阴所至为荣，为形见；〔形见：万物之形象显现。〕太阴所至为化，为云雨；少阳所至为长，为蕃鲜；阳明所至为收，为雾露；太阳所至为藏，为周密。气化之常也。

厥阴所至为风生，终为肃；〔终为肃：《新校正》云："按《六微旨大论》云：'风位之下，金气承之。'故厥阴为风生，而终为肃也。"〕少阴所至为热生，中为寒；〔中为寒：《新校正》云："按六微旨大论云：'少阴之上，热气治之，中见太阳。'故为热生，而中为寒也。又云：'君位之下，阴精承之。'亦为寒之义也。"〕太阴所至为湿生，终为注雨；〔终为注雨：疾风之后，时雨乃零，湿为风吹，化而为雨。故太阴为湿生而终为注雨也矣。〕少阳所至为火生，终为蒸溽；〔终为蒸溽：火化之后，水气相承，则湿热相交。故少阳为火生而终为蒸溽也矣。〕阳明所至为燥生，终为凉；太阳所至为寒生，中为温。〔句释：太阳之上，寒气治之，中见少阴。故为寒生而中为温。〕德化之常也。〔德化：德，有得的意思。化，生化。万物得六气之正常生化者，为"德"。〕

厥阴所至为毛化，少阴所至为羽化，〔羽：王冰注："有羽翮飞行之类也。"〕太阴所至为倮化，少阳所至为羽化，〔羽：王冰注："薄明羽翼，蜂蝉之类，非翎羽之羽也。"〕阳明所至为介化，太阳所至为鳞化。德化之常也。

厥阴所至为生化，少阴所至为荣化，太阴所至为濡化，少阳所至为茂化，阳明所至为坚化，太阳所至为藏化。布政之常也。〔布政：《类经》二十六卷第二十一注："气布则物从其化，故谓之政。"〕

厥阴所至为飘怒，大凉；少阴所至为大暄；寒，太阴所至为雷霆骤注，烈风；少阳所至为飘风燔燎，〔飘风：旋风。〕霜凝；阳明所至为散落，温；太阳所至为寒雪冰雹，白埃。气变之常也。〔气变：王冰注："变，谓变常平之气而为甚用也。甚用不已，则下承之气兼行，故皆非本气也。"指本气亢盛已极，其后为胜我之气相承而变，所以谓之气变。〕

厥阴所至为挠动，为迎随；〔迎随：物体随风往来。〕少阴所至为高明焰，为曛；太阴所至为沉阴，为白埃，为晦暝；少阳所至为光显，〔光显：王冰注："光显，电也，流光也，明也。"〕为彤云，〔彤云：赤色之云。彤，赤色。〕为曛；阳明所至为烟埃，为霜，为劲切，为凄鸣；太阳所至为刚固，为坚芒，为立。〔立：物体挺拔直立。〕令行之常也。〔令行：《类经》二十六卷第二十一注："气行而物无敢违，故谓之令。"〕

厥阴所至为里急，少阴所至为疡胗身热，太阴所至为积饮否隔，少阳所至为嚏呕，为疮疡，阳明所至为浮虚，〔浮虚：王冰注："薄肿，按之复起也。"皮肤虚肿，即所谓气肿之类。〕太阳所至为屈伸不利。病之常也。

厥阴所至为支痛；少阴所至为惊惑，恶寒战慄，谵妄；太阴所至为稸满；〔稸满：蓄积而胀满。稸，同"蓄"。〕少阳所至为惊躁，瞀昧暴病，阳明所至为鼽，尻阴股膝髀腨胻足病；太阳所至为腰痛。病之常也。

厥阴所至为緛戾；〔緛戾：缩短屈曲。〕少阴所至为悲妄衄衊，太阴所至为中满霍乱吐下，少阳所至为喉痹，耳鸣呕涌，阳明所至为皴揭，〔皴揭：皮肤皴裂而揭起。〕太阳所至为寝汗，痉。病之常也。

厥阴所至为胁痛呕泄，少阴所至为语笑，太阴所至为重胕肿，少阳所至为暴注，瞤瘛暴死，阳明所至为鼽嚏，太阳所至为流泄禁止。〔流泄：大便泄泻不止。禁止：指大小便禁闭不通等窍道闭塞之病。〕病之常也。

凡此十二变者，〔十二变：指上文时化、司化、气化、德化等六气正常与反常变化的十二变而言。〕报德以德，〔报：告知，示知之义。在此实指六气对万物之影响而言。〕报化以化，报政以政，报令以令，气高则高，气下则下，气后则后，气前则前，气中则中，气外则外，位之常也。〔位之常：王冰注："气报德报化，谓天地气也。高下前后中外，谓生病所也。手之阴阳其气高，足之阴阳其气下，足太阳气在身后，足阳明气在身前，足太阴、少阴、厥阴气在身中，足少阳气在身侧，各随所在言之，气变生病象也。"〕故风胜则动，热胜则肿，燥胜则干，寒胜则浮，湿胜则濡泄，甚则水闭胕肿。〔句释：《类经》二十六卷第二十一注："此下总言六气之病应也。风善行而数变，故风胜则动；疮疡痛肿，火之病也；精血津液，枯涸于内，皮肤肌肉，皴揭于外，皆燥之病也；腹满身浮，阳不足而寒为病也；濡泄，水利也，水闭胕肿，水道不利，而肌肉肿胀，按之如泥不起也。"〕随气所在，以言其变耳。

帝曰：愿闻其用也。岐伯曰：夫六气之用，各归不胜而为化。〔各归不胜而为化：谓气归于被我克者而为化。如太阴属土，太阳属水，土克水，故太阴雨化，施于太阳，太阳寒化，施于少阴，少阴热化，施于太阴。〕故太阴雨化，施于太阳；太阳寒化，施于少阴；少阴热化，施于阳明；阳明燥化，施于厥阴；厥阴风化，施于太阴。各命其所在以征之也。帝曰：自得其位何如？岐伯曰：自得其位，常化也。帝曰：愿闻所在也。岐伯曰：命其位而方月可知也。〔句释：《类经》二十六卷第二十一注："命，命其名也。位，即上下左右之位也。方，方隅也。月，月令也。命其位则名次立，名次立则所直之方，所主之月，各有其应，而常变可知矣。"〕

帝曰：六位之气，〔六位：岁气六步主时之位。〕盈虚何如？岐伯曰：太少异也，〔太少：气之太过不及。〕太者之至徐而常，少者暴而亡。〔太者之至徐而常，少者暴而亡：《类经》二十六卷第二十二注："六阳年谓之太，六阴年谓之少。太者气盈，故徐而常；少者气虚，故暴而亡。如前章六十年运气之纪，凡六太之年，止言正化，而六少之年，则有邪化。正以不及之年，乃有胜气，有胜则有复，胜复之气，皆非本年之正化，必乘虚而至，故其为病反甚也。"〕帝曰：天地之气，盈虚何如？岐伯曰：天气不足，地气随之，地气不足，天气从之，运居其中而常先也。〔运居其中而常先：《类经》二十六卷第二十二注："岁运居上下之中，气交之分，故天气欲降，则运必先之而降，地气欲升，则运必先

212

之而升也。"〕恶所不胜，归所同和，〔**恶所不胜，归所同和**：中运之气不胜司天在泉，则有所憎恶。中运之气与司天在泉相同，则气必归之。〕随运归从而生其病也。〔**随运归从而生其病也**：《类经》二十六卷第二十二注："不胜者受其制，同和者助其胜，皆能为病。故曰随运归从，而生其病也。"〕故上胜则天气降而下，下胜则地气迁而上，胜多少而差其分，〔**胜多少而差其分**：指司天在泉上迁下降的多少，是根据气的盛衰，存在着一定的差异。〕微者小差，甚者大差，甚则位易气交，易则大变生而病作矣。《大要》曰：甚纪五分，微纪七分，〔**甚纪五分，微纪七分**：五分、七分，概指差异的程度，不应看作具体的数字。〕其差可见。此之谓也。

帝曰：善。论言热无犯热，寒无犯寒。余欲不远寒，不远热奈何？岐伯曰：悉乎哉问也！发表不远热，攻里不远寒。帝曰：不发不攻而犯寒犯热何如？岐伯曰：寒热内贼，其病益甚。帝曰：愿闻无病者何如？岐伯曰：无者生之，有者甚之。帝曰：生者何如？岐伯曰：不远热则热至，不远寒则寒至。寒至则坚否腹满，痛急下利之病生矣，热至则身热，吐下霍乱，痈疽疮疡，瞀郁注下，瞤瘛肿胀，呕，鼽衄头痛，骨节变，肉痛，血溢血泄，淋閟之病生矣。帝曰：治之奈何？岐伯曰：时必顺之，〔**时必顺之**：指治当顺适四时之寒温。王冰注："春宜凉，夏宜寒，秋宜温，冬宜热，此时之宜，不可顺。"〕犯者治以胜也。〔**犯者治以胜**：王冰注："犯热治以寒，犯寒治以热，犯春宜用凉，犯秋宜用温，是以胜也；犯热治以咸寒，犯寒治以甘热，犯凉治以苦温，犯温治以辛凉，亦胜之道也。"〕

黄帝问曰：妇人重身，〔**重身**：怀孕。以其身中有身，故曰重身。〕毒之何如？岐伯曰：有故无殒，〔**故**：王冰注："故，谓有大坚癥瘕，痛甚不堪，则治以破积愈癥之药。是谓不救必乃尽死，救之盖存其大也。虽服毒不死也。"〕亦无殒也。〔**亦无殒**：王冰注："上无殒，言母必全。亦无殒，言子亦不死也。"〕帝曰：愿闻其故何谓也？岐伯曰：大积大聚，其可犯也，衰其太半而止，过者死。

帝曰：善。郁之甚者，〔**郁**：指五脏郁病。马莳注："上言五郁，五运之郁也，此言五郁，人身之郁也。或有天时之郁而成之者，或以五脏之郁而自成者。"〕治之奈何？岐伯曰：木郁达之，〔**达**：舒畅条达。〕火郁发之，〔**发**：宣化发散。〕土郁夺之，〔**夺**：《类经》二十六卷第二十三注："夺，直取也。凡土郁之病，湿滞之属也，其脏应脾胃，其主在肌肉四肢，其伤在胸腹。土畏壅滞，凡滞在上者夺其上，吐之可也，滞在中才夺其中，伐之可也，滞在下者夺其下，泻之可也。凡此皆谓之夺，非独止于下也。"〕金郁泄之，〔**泄**：王冰注："泄，谓渗泄之，解表利小便也。"〕水郁折之。〔**折**：王冰注："折，谓抑之，制其冲逆也。"〕然调其气，过者折之，以其畏也，〔**以其畏**：畏，指折之而言，气太过者，必折服之，即泻之，故太过者畏折。〕所谓泻之。帝曰：假者何如？〔**假**：借。主气不足，则客气必假借其气而化之。王冰注："正气之足，临气胜之，假寒热温凉以资四正之气。"〕岐伯曰：有假其气，则无禁也。所谓主气不足，客气胜也。

帝曰：至哉圣人之道！天地大化运行之节，临御之纪，阴阳之政，寒暑之令，非夫子孰能通之！请藏之灵兰之室，署曰《六元正纪》，非斋戒不敢示，慎传也。

导读分析

一、篇名解析 ▶▶▶

本篇具体说明了六气司天在泉及五运值年时，气象、物候、灾异等的演变规律，故篇名为《六元正纪大论》。

二、文章大意 ▶▶▶

本篇阐述六十纪年运气变化的规律，胜复郁发的情况；说明六气到来之时，万物所起的变化，特别是人所发生的疾病；指出在治疗中，不仅需要适应天时，更应根据疾病的不同性质，灵活运用治疗原则。

三、结构分析 ▶▶▶

第1段：指出"先立其年，以明其气"是五运六气的基本原则，掌握了这一原则，就可以进一步推算出六气的变化，人体的生命活动也可以遵循这个规律来调养

第2～13段：阐述在太阳寒水司天的年份中，运气的变化情况

第14～25段：阐述在阳明燥金司天的年份中，运气的变化情况

第26～37段：阐述在少阳相火司天的年份中，运气的变化情况

第38～49段：阐述在太阴湿土司天的年份中，运气的变化情况

第50～61段：阐述在少阴君火司天的年份中，运气的变化情况

第62～73段：阐述在厥阴风木司天的年份中，运气的变化情况

第74段：说明六气的运行各有一定的次序和规律，是以每年正月初一平旦的气候为标准胜，先节气而至为太过，后节气而至为不及，应至而至为正岁

第75段：阐述一年之中的气化规律 { 起于上→天气主之→岁半之前 / 止于下→地气主之→岁半之后 / 上下交互→气交主之→岁即毕

第76段：阐述同化关系是五运六气交互作用，盛衰变化的规律

第77段：主要指出"天符"、"同天符"、"同岁会"之年份，共为二十四年

第78段 { 1. 解释"用寒远寒"，"用热远热"的治疗原则 / 2. 解释"四畏"，即寒热温凉四气，不可随意触犯 / 3. 分析若违反了"四畏"，应如何处理

第79～168段（见后）

第1～78段（见前）

第79～140段：阐述六十年内司天、中运、在泉及其气化情况的一般规律，包
  括自然界气候的变化、万物的生化、人体发生的疾病，以及饮食、治疗的宜忌等

第141～148段：阐述五运之气都极则产生复气，运太过者其复胜、其不
  及者其复微，并描述了五运郁发的表现

第149段：描述四时之气的运行情况

第150～162段：详细描述五运六气作用产生的十二种正常表现，说明五运
  六气和自然界有着密切的关系，物候和病变会随之作出相应的表现

第163段 { 阐述六气的气化作用→各归不胜而为化
        阐述六气各在本位上发生的作用→常化也
        指出六气的本位所在→命其位而方月可知也

第164段 { 阐述六气有余、不足的情况
        阐述司天与在泉之气的有余、不足的情况

第165段：阐述"热无犯热"、"寒无犯寒"的治疗原则及违反此原则所导致的后果

第166段：阐述对妇女怀孕，需用毒药攻伐时，应遵循"大积大聚，其可犯也，
  衰其大半而止"的治疗原则

第167段：阐述了五郁致病的治疗原则——木郁达之、火郁发之、土郁夺之、金
  郁泻之、水郁折之

第168段：记述黄帝的反应，慎重收藏于灵兰之室，说明本篇论述非常重要

卷第二十二

至真要大论篇第七十四

黄帝问曰：五气交合，<u>盈虚更作</u>，〔盈虚更作：指五运之太过不及，相互交替为用。〕余知之矣。六气分治，司天地者，其至何如？岐伯再拜对曰：明乎哉问也！天地之大纪，<u>人神之通应</u>也。〔人神之通应：神，在此指神机而言，"根于中者，命曰神机"，神机虽根于内，但与外部运气变化，息息相关，内外通应。〕帝曰：愿闻<u>上合昭昭</u>，〔上合昭昭：司天之气，应合天气之明显。〕<u>下合冥冥</u>奈何？〔下合冥冥：在泉之气，应合地气之幽深。〕岐伯曰：<u>此道之所主，工之所疑也</u>。〔道：指自然规律。工：此指研究运气学说者。句释：司天在泉之气，为自然规律所主宰，乃研究运气者所难明。〕帝曰：愿闻其道也。岐伯曰：厥阴司天，其化以风；少阴司天，其化以热；太阴司天，其化以湿；少阳司天，其化以火；阳明司天，其化以燥；太阳司天，其化以寒。以所临脏位，命其病者也。〔句释：根据六气下临所应之脏器，确立疾病之所在。王冰注："肝木位东方，心火位南方，脾土位西南方及四维，肺金位西方，肾水位北方，是五脏定位。然六气所御，五运所至，气不相得则病，相得则和，故先以六气所临，所言五脏之病也。"〕帝曰：地化奈何？岐伯曰：司天同候，间气皆然。帝曰：间气何谓？岐伯曰：司左右者，是谓间气也。帝曰：何以异之？岐伯曰：<u>主岁者纪岁，间气者纪步也</u>。〔句释：主岁之气，主治一年之气。如子午年，少阴君火司天，阳明燥金在泉，司天主前半年，在泉主后半年。一年分为六步，间气则只主一步之气。《类经》二十七卷第二十四注："主岁者纪岁，司天主岁半之前，在泉主岁半之后也。间气者纪步，岁有六步。每步各主六十日八十七刻半也。"〕

帝曰：善。岁主奈何？岐伯曰：厥阴司天为风化，在泉为酸化，<u>司气为苍化</u>，〔司气：在此指司五运之气。〕间气为<u>动化</u>。〔动化：厥阴风木，其性善动，有鼓动万物的作用。〕少阴司天为热化，在泉为苦化，<u>不司气化</u>，〔不司气化：《新校正》云："按《天元纪大论》曰：君火以名，相火以位。谓君火不主运也。"〕<u>居气</u>为灼化。〔居气：《新校正》云："详少阴不曰间气，而言居气者，盖遵君火无所不居，不当间之也。"〕太阴司天为湿化，在泉为甘化，司气为黅化，间气为<u>柔化</u>。〔柔化：太阴湿土，其性柔软，所以太阴临于间气之位，则为柔化。〕少阳司天为火化，在泉为苦化，司气为丹化，间气为明化。〔**明化**：少阳相火，代君火行令，故象太阳之火，可以明照万物。〕阳明司天为燥化，在泉为辛化，司气为素化，间气为清化。太阳司天为寒化，在泉为咸化，司气为玄化，间气为藏化。故治病者，必明六化分治，五味五色所生，五脏所宜，乃可以言盈虚病生之绪也。〔**绪**：事。〕

帝曰：厥阴在泉而酸化先，余知之矣。风化之行也何如？岐伯曰：风行于地，所谓本也，余气同法。本乎天者，天之气也，本乎地者，地之气也，天地合气，六节分而万物化生矣。故曰：谨候气宜，〔**气宜**：指六气分司所宜之时。〕无失病机。此之谓也。帝曰：其主病何如？〔**主病**：此指主治疾病的药物。〕岐伯曰：司岁备物，〔**司岁备物**：根据每年司岁之气，以备取药物，为取药物性味之专长。〕则无遗主矣。帝曰：司岁物何也？岐伯曰：天地之专精也。〔**天地之专精**：凡物得司天在泉之气而独盛者，乃得其一气之所偏，所以为"天地之专精"。〕帝曰：司气者何如？岐伯曰：司气者主岁同，然有余不足也。帝曰：非司岁物何谓也？岐伯曰：散也。〔**散也**：王冰注："非专精则散气，散气则物不纯也。"〕故质同而异等也。气味有薄厚，性用有躁静，治保有多少，〔**治保有多少**：张志聪注："谓治病保真之药食，或宜多用或宜少用也。"〕力化有浅深。〔**力化**：指药物化生之效能。〕此之谓也。

帝曰：岁主脏害何谓？岐伯曰：以所不胜命之，〔**以所不胜命之**：克我者即我之所不胜，即以我之所不胜命名。如木不胜金，金胜火，火不胜水之类。〕则其要也。帝曰：治之奈何？岐伯曰：上淫于下，〔**淫**：太过而为害。**上淫于下**：指司天之气过胜而为害于下。〕所胜平之，〔**平之**：《新校正》云："详天气主岁，虽有淫胜，但当平调之，故不曰治而曰平也。"〕外淫于内，〔**外淫于内**：指在泉之气过胜而为害于内。〕所胜治之。帝曰：善。平气何如？岐伯曰：谨察阴阳所在而调之，以平为期，〔**谨察阴阳所在而调之，以平为期**：《类经》二十七卷第二十四注："阴阳者，脉有阴阳，证有阴阳，气味有阴阳，经络脏象有阴阳，不知阴阳所在，则以反为正，以逆为从，故宜谨察而调之。以平为期，无令过也。"〕正者正治，反者反治。〔**正者正治，反者反治**：《类经》二十七卷第二十四注："若阳经阳证而得阳脉，阴经阴证而得阴脉，是为正病，正者正治，谓当以寒治热，以热治寒，治之正也。若阳经阳证而得阴脉，阴经阴证而得阳脉，是为反病，反者反治，谓当以热治热，以寒治寒，治之反也。"〕

帝曰：夫子言察阴阳所在而调之，论言人迎与寸口相应，若引绳小大齐等，命曰平。阴之所在寸口何如？〔**阴之所在**：《类经》二十三卷第五注："阴，少阴也。少阴所在，脉当不应于寸口，有不可不察也。"〕岐伯曰：视岁南北，〔**岁南北**：指岁之南政与北政。古人多认为土运主岁之年为南政，木火金水主岁之年为北政。〕可知之矣。帝曰：愿卒闻之。岐伯曰：北政之岁，少阴在泉，则寸口不应；〔**寸口不应**：吴昆注："不应者，脉来沉细而伏，不应指，亦不应病也。"〕厥阴在泉，则右不应；太阴在泉，则左不应。南政之岁，少阴司天，则寸口不应；〔**句释**：王冰注："土运之岁，面南行令，故少阴司天，则二手寸口不应也。"〕厥阴司天，则右不应；太阴司天，则左不应。诸不应者，反其诊则见矣。〔句释：王冰注："不应皆为脉沉，脉沉下者，仰手而沉，复其手则沉为浮，细为大也。"〕帝曰：尺候何如？岐伯曰：北政之岁，三阴在下，则寸不应；三阴在上，则尺不应。南政之岁，三阴在天，〔在天：即司天。〕则寸不应；三阴在泉，则尺不应。南政之岁，三阴在天，则寸不应；三阴在泉，则尺不应。左右同。故曰：知其要者，一言而终，不知其要，流散无穷。此之谓也。

帝曰：善。天地之气，内淫而病何如？〔内淫：《类经》二十七卷第二十五注："淫，邪胜也。不务其德，是谓之淫。内淫者，自外而入，气淫于内，言在泉之变病也。"〕岐伯曰：岁厥阴在泉，风淫所胜，〔风淫所胜：风邪淫其所胜之气。如风属木，木所胜者为土，木克土之义。下同此例。〕则地气不明，平野昧，草乃早秀。〔早秀：提早结实。〕民病洒洒振寒，善伸数欠，心痛支满，两胁里急，饮食不下，鬲咽不通，食则呕，腹胀善噫，得后与气，〔后：指大便。气：指屎气。得后与气：得下大便或屎气。〕则快然如衰，〔如衰：而衰。如，通"而"；衰，减退。〕身体皆重。岁少阴在泉，热淫所胜，则焰浮川泽，阴处反明。民病腹中常鸣，气上冲胸，喘不能久立，寒热皮肤痛，目暝齿痛颐肿，恶寒发热如疟，少腹中痛，腹大，蛰虫不藏。岁太阴在泉，草乃早荣，〔草乃早荣：草类提早开花。〕湿淫所胜，则埃昏岩谷，黄反见黑，〔黄反见黑：王冰注："太阴为土，色见应黄于天中，而反见于北方黑处也。"〕至阴之交。〔至阴之交：王冰注："水土同见，故曰至阴之交，合其气色也。"〕民病饮积心痛，耳聋浑浑焞焞，〔浑浑焞焞：浑浑，浑浊不清。焞焞，无光耀貌，引申为不清明。〕嗌肿喉痹，阴病血见，少腹痛肿，不得小便，病冲头痛，目似脱，项似拔，腰似折，髀不可以回，腘如结，腨如别。岁少阳在泉，火淫所胜，则焰明郊野，寒热更至。民病注泄赤白，少腹痛，溺赤，甚则血便。少阴同候。岁阳明在泉，燥淫所胜，则霿雾清暝。民病喜呕，呕有苦，善太息，心胁痛不能反侧，甚则嗌干面尘，身无膏泽，足外反热。岁太阳在泉，寒淫所胜，则凝肃惨慄。民病少腹控睾，引腰脊，上冲心痛，血见，嗌痛颌肿。

帝曰：善。治之奈何？岐伯曰：诸气在泉，风淫于内，治以辛凉，佐以苦，以甘缓之，以辛散之。热淫于内，治以咸寒，佐以甘苦，以酸收之，以苦发之。〔以苦发之：高士宗注："火邪盛而实，则以苦发之。苦性虽寒，本于火味，故曰发。发，犹散也。"〕湿淫于内，治以苦热，佐以酸淡，以苦燥之，以淡泄之。〔以淡泄之：用淡味药渗利湿邪。〕火淫于内，治以咸冷，佐以苦辛，以酸收之，以苦发之。燥淫于内，治以苦温，佐以甘辛，以苦下之。寒淫于内，治以甘热，佐以苦辛，以咸泻之，以辛润之，以苦坚之。

帝曰：善。天气之变何如？岐伯曰：厥阴司天，风淫所胜，则太虚埃昏，云物以扰，寒生春气，流水不冰。民病胃脘当心而痛，上支两胁，鬲咽不通，饮食不下，舌本强，食则呕，冷泄腹胀，溏泄瘕水闭，蛰虫不去。病本于脾，冲阳绝，死不治。少阴司天，热淫所胜，怫热至，火行其政。民病胸中烦热，嗌干，右胠满，皮肤痛，寒热咳喘，大雨且至，唾血血泄，鼽衄嚏呕，溺色变，甚则疮疡胕肿，肩背臂臑及缺盆中痛，心痛肺䐜，腹大满，膨膨而喘咳。〔膨膨：胀满。〕病本于肺，尺泽绝，〔尺泽：王冰注："尺泽，在肘内廉大文中，动脉应手，肺之气也。"〕死不治。太阴司天，湿淫所胜，则沉阴且布，雨变枯槁，〔雨变枯槁：《类经》二十七卷第二十五注："沉阴雨变则浸渍为伤，故物多枯槁。"〕胕肿骨痛阴痹，阴痹者，按之不得，腰脊头项痛，时眩，大便难，阴气不用，〔阴气不用：此指阴痿病。〕饥不欲食，咳唾则有血，心如悬。病本于肾，太溪绝，死不治。少阳司天，火淫所胜，则温气流行，金政不平。民病头痛，发热恶寒而疟，热上皮肤痛，色变黄赤，传而为水，〔传而为水：火胜克金则肺气被伤，肺气不能通调水道，则水气泛滥而为肿胀等病。〕身面胕肿，腹满仰息，泄注赤白，疮疡，咳唾血，烦心胸中热，甚则鼽衄。病本于肺，天府绝，死不治。阳明司天，燥淫所胜，则木乃晚荣，草乃晚生，筋骨内变。民病左胠胁痛，寒清于中，感而疟，大凉革候，〔大凉革候：大凉之气改变气候。〕咳，腹中鸣，注泄鹜溏。名木敛，生菀于下，〔名木敛，生菀于下：金气过胜则虽大木亦必发生收敛不荣的现象，其发生之萌芽，郁积于下。〕草焦上首。心胁暴痛，不可反侧，嗌干面尘，腰痛，丈夫癩疝，妇人少腹痛，目昧眦疡，疮痤痈，蛰虫来见。病本于肝，太冲绝，死不治。太阳司天，寒淫所胜，则寒气反至，水且冰，血变于中，发为痈疡，民病厥心痛，呕血血泄鼽衄，善悲，时眩仆。运火炎烈，雨暴乃雹。胸腹满，手热肘挛掖肿，心澹澹大动，〔澹澹：水摇动貌，引申为跳动。澹，音"dàn"。〕胸胁胃脘不安，面赤目黄，善噫嗌干，甚则色炲，渴而欲饮。病本于心，神门绝，死不治。所谓动气，〔动气：指跳动的脉气。〕知其脏也。

帝曰：善。治之奈何？岐伯曰：司天之气，风淫所胜，平以辛凉，〔平：《新校正》云："按本论上文云：上淫于下，所胜平之。外淫于内，所胜治之。故在泉曰治，司天曰平也。"〕佐以苦甘，以甘缓之，以酸泻之。热淫所胜，平以咸寒，佐以苦甘，以酸收之。湿淫所胜，平以苦热，佐以酸辛，以苦燥之，以淡泄之。湿上甚而热，〔湿上甚而热：《类经》二十七卷第二十五注："湿上甚而热者，湿郁于上而成热也。"〕治以苦温，佐以甘辛，以汗为故而止。火淫所胜，平以咸冷，佐以苦甘，以酸收之，以苦发之，以酸复之。〔以酸复之：《类经》二十七卷第二十五注："以发去火，未免伤气，故又当以酸复之。"〕热淫同。燥淫所胜，平以苦温，佐以酸辛，以苦下之。寒淫所胜，平以辛热，佐以甘苦，以咸泻之。

帝曰：善。邪气反胜，〔邪气反胜：指本气不胜他气，反为己所不胜之气乘之，而为胜气。胜气即为邪气。〕治之奈何？岐伯曰：风司于地，〔风司于地：凡厥阴在泉之年，即风司于地。〕清反胜之，〔清反胜之：厥阴风木之气不胜，则金之清气反胜之。〕治以酸温，佐以苦甘，以辛平之。〔治、佐、平：王冰注："此六气方治，与前淫胜法殊贯。云治者，泻客邪之胜气也。云佐者，皆所利所宜也。云平者，补已弱之正气也。〕热司于地，寒反胜之，治以甘热，佐以苦辛，以咸平之。湿司于地，热反胜之，治以苦冷，佐以咸甘，以苦平之。火司于地，寒反胜之，治以甘热，佐以苦辛，以咸平之。燥司于地，热反胜之，治以平寒，佐以苦甘，以酸平之，以和为制。〔**以和为制**：王冰注："燥之性恶热亦畏寒，故以冷热和平为方制也。"〕寒司于地，热反胜之，治以咸冷，佐以甘辛，以苦平之。

帝曰：其司天邪胜何如？〔**司天邪胜**：六气司天，其气不胜，则胜己之气反胜之，胜即为邪。〕岐伯曰：**风化于天**，〔**风化于天**：厥阴司天，则气从风化，故曰"风化于天"。下同此义。〕清反胜之，治以酸温，佐以甘苦。热化于天，寒反胜之，治以甘温，佐以苦酸辛。湿化于天，热反胜之，治以苦寒，佐以苦酸。火化于天，寒反胜之，治以甘热，佐以苦辛。燥化于天，热反胜之，治以辛寒，佐以苦甘。寒化于天，热反胜之，治以咸冷，佐以苦辛。

帝曰：六气相胜奈何？岐伯曰：厥阴之胜，耳鸣头眩，愦愦欲吐，〔**愦愦**：扰乱不舒。〕胃鬲如寒；大风数举，倮虫不滋；肤胁气并，〔**肤胁气并**：《类经》二十七卷第二十七注："肝邪聚也。"并：聚。〕化而为热，小便黄赤，胃脘当心而痛，上支两胁，肠鸣飧泄，少腹痛，注下赤白，甚则呕吐，鬲咽不通。少阴之胜，心下热善饥，脐下反动，**气游三焦**；〔**气游三焦**：《类经》二十七卷第二十七注"心火盛则热及心包络。包络之脉，历络三焦，故气游三焦。"游：行。〕炎暑至，**木乃津**，〔**木乃津**：树木之津汁外流。〕草乃萎；呕逆躁烦，腹满痛溏泄，传为赤沃，〔**赤沃**：《类经》二十七卷第二十七注："赤沃者，利血尿赤也。"指血痢、尿血类疾病。〕太阴之胜，火气内郁，疮疡于中，流散于外，病在肤胁，甚则心痛热格，〔**热格**：热邪格拒不通。〕头痛喉痹项强，独胜则湿气内郁，寒迫下焦，痛留顶，互引眉间，胃满；雨数至，**燥化乃见**；〔**燥化乃见**：注家意见不同。张介宾《类经》认为"燥"字应为"湿"。高士宗认为"见"字应为"息"，即雨湿之气数至则燥化息。〕腹满，腰脽重强，内不便，善注泄，足下温，头重，足胫胕肿，饮发于中，胕肿于上。少阳之胜，热客于胃，烦心心痛，目赤，欲呕，呕酸善饥，耳痛，溺赤，善惊谵妄；暴热消烁，草萎水涸，**介虫乃屈**。〔**介虫乃屈**：介虫类退缩而不长。〕少腹痛，**下沃赤白**。〔**下沃赤白**：《类经》二十七卷第二十七注："下沃赤白者，热主血分则赤，气分则白，大便日利，小便日浊也。"〕阳明之胜，清发于中，左肤胁痛，溏泄，内为嗌塞，外发癫疝；大凉肃杀，华英改容，毛虫乃殃；**胸中不便**，〔**胸中不便**：王冰注："谓呼吸回转，或痛或缓，急而不利便也。"〕嗌塞而咳。太阳之胜，凝溧且至，非时水冰，羽乃后化；痔疟发，寒厥入胃，则内生心痛，阴中乃疡，**隐曲不利**，〔**隐曲不利**：指房事不利而言。〕互引阴股，筋肉拘苛，〔**拘苛**：王冰注："拘，急也。苛，重也。"〕血脉凝泣，络满色变，或为血泄，皮肤否肿，腹满食减，热反上行，头项囟顶脑户中痛，目如脱，寒入下焦，传为濡泻。

　　帝曰：治之奈何？岐伯曰：厥阴之胜，治以甘清，佐以苦辛，以酸泻之。少阴之胜，治以辛寒，佐以苦咸，以甘泻之。太阴之胜，治以咸热，佐以辛甘，以苦泻之。少阳之胜，治以辛寒，佐以甘咸，以甘泻之。阳明之胜，治以酸温，佐以辛甘，以苦泻之。太阳之胜，治以甘热，佐以辛酸，以咸泻之。

　　帝曰：六气之复何如？岐伯曰：悉乎哉问也！厥阴之复，少腹坚满，里急暴痛；偃木飞沙，倮虫不荣；厥心痛，汗发呕吐，饮食不入，入而复出，筋骨，掉眩清厥，甚则入脾，食痹而吐；冲阳绝，死不治。少阴之复，燠热内作，烦躁鼽嚏，少腹绞痛，火见燔炳，嗌燥，分注时止，〔**分注时止**：指大小便有时下利无度，有时留止。〕气动于左，上行于右，〔**气动于左，上行于右**：此乃根据阳左阴右之说立论，少阴君火为复气时，所以气动于左，火能克金，肺金应于右，所以说上行于右。〕咳，皮肤痛，暴瘖心痛，郁冒不知人，乃洒淅恶寒，振栗谵妄，寒已而热，渴而欲饮，少气骨痿，隔肠不便，外为浮肿，哕噫；赤气后化，流水不冰，热气大行，介虫不复；病痱疹疮疡，痈疽痤痔，甚则入肺，咳而鼻渊；天府绝，死不治。太阴之复，湿变乃举，体重中满，食饮不化，阴气上厥，胸中不便，饮发于中，咳喘有声；大雨时行，鳞见于陆；头项痛重，而掉瘛尤甚，呕而密默，〔**密默**：欲安静独居。〕唾吐清液，甚则入肾，窍泻无度，〔**窍泻无度**：《类经》二十七卷第二十八注："窍泻无度，以肾开窍于二便，而门户不要也。"〕太溪绝，死不治。少阳之复，大热将至，枯燥燔爇，介虫乃耗；惊瘛咳衄，心热烦躁，便数憎风，厥气上行，面如浮埃，目乃瞤瘛，火气内发，上为口糜，呕逆，血溢血泄，发而为疟，恶寒鼓栗，寒极反热，嗌络焦槁，〔**嗌络**：咽喉之络脉。〕渴引水浆，色变黄赤，少气脉萎，化而为水，〔**化而为水**：高士宗注："此少阴元真之气内虚也。"少阳为相火，复极则相火当衰，三焦之气化不行，则停为水病。〕传为胕肿，甚则入肺，咳而血泄；尺泽绝，死不治。阳明之复，清气大举，森木苍干，毛虫乃厉，〔**厉**：病。〕病生胠胁，气归于左，〔**气归于左**：肝气生于左，金为复气必克木，气归于左，即肺金克肝木之义。〕善太息，甚则心痛否满，腹胀而泄，呕苦，咳哕烦心，病在膈中，头痛，甚则入肝，惊骇筋挛；太冲绝，死不治。太阳之复，厥气上行，水凝雨冰，羽虫乃死；心胃生寒，胸膈不利，心痛否满，头痛善悲，时眩仆，食减，腰脽反痛，屈伸不便；地裂冰坚，阳光不治；少腹控睾，引腰之脊，上冲心，唾出清水，及为哕噫，甚则入心，善忘善悲；神门绝，死不治。

　　帝曰：善。治之奈何？岐伯曰：厥阴之复，治以酸寒，佐以甘辛，以酸泄之，以甘缓之。少阴之复，治以咸寒，佐以苦辛，以甘泻之，以酸收之，〔**以酸收之**：火热伤津，或汗出伤阴气者，当以酸味以敛其津。〕辛苦发之，以咸耎之，太阴之复，治以苦热，佐以酸辛，以苦泻之，燥之，泄之。〔**泄之**：王冰注："泄，谓渗泄，汗及小便汤浴皆是也。"〕少阳之复，治以咸冷，佐以苦辛，以咸耎之，以酸收之，辛苦发之。发不远热，〔**发不远热**：发散之法，不避辛热之药，即《六元正纪大论》所谓

"发表不远热"之义。〕无犯温凉。少阴同法。阳明之复，治以辛温，佐以苦甘，以苦泄之，以苦下之，以酸补之。太阳之复，治以咸热，佐以甘辛，以苦坚之。

治诸胜复，寒者热之，热者寒之，温者清之，清者温之，散者收之，抑者散之，燥者润之，急者缓之，坚者耎之，脆者坚之，衰者补之，强者泻之，各安其气，必清必静，〔必清必静：人身之气，应以清静为好，不可随意扰乱。受邪之后则扰乱气机，所以必使其复归于清静。〕则病气衰去，归其所宗，〔归其所宗：王冰注："宗，属也。调不失理，则余之气，自归其所属，少之气自安其居。"〕此治之大体也。

帝曰：善。气之上下何谓也？岐伯曰：身半以上，其气三矣，〔身半以上，其气三矣：这是就人与天地相应的意义上说的，身半以上，应天之气，故归司天之气主之。所谓"其气三"，乃指初之气、二之气、三之气，即后文所谓"初气终三气，天气主之"之义。〕天之分也，天气主之；身半以下，其气三矣，〔身半以下，其气三矣：身半以下，应地之气，故归在泉之气主之。所谓"其气三"，乃指四之气、五之气、终之气，即后文所谓"四气尽终气，地气主之"之义。〕地之分也，地气主之。以名命气，以气命处，而言其病。〔句释：《类经》二十七卷第二十九注："以名命气，谓正其名，则气有所属，如三阴三阳者，名也。名既立，则六气各有所主矣。以气命处，谓六经之气，各有其位，察其气则中外前后上下左右，病处可知矣。"〕半，所谓天枢也。〔句释：张志聪注："夫所谓枢者，上下交互而旋转也。故在天地乃上下气交之中名天枢。在人身以身半之中名天枢也。"〕故上胜而下俱病者，以地名之；〔句释：司天之气胜而病生于下者，以在泉阴阳三气及与其相应之脏腑经脉以命其名。〕下胜而上俱病者，以天名之。〔句释：在泉之气胜而病生于上者，以司天阴阳三气及与其相应之脏腑经脉以命其名。〕所谓胜至，报气屈伏而未发也，〔报气：报复之气，即复气。〕复至则不以天地异名，皆如复气为法也。

帝曰：胜复之动，时有常乎？气有必乎？岐伯曰：时有常位，而气无必也。帝曰：愿闻其道也。岐伯曰：初气终三气，天气主之，胜之常也。四气尽终气，地气主之，复之常也。有胜则复，无胜则否。〔句释：表胜复之气的发作情况。有胜气则有复气，无胜气则无复气，胜气甚者，复气则甚，胜气微者，复气亦微。〕帝曰：善。复已而胜何如？岐伯曰：胜至则复，无常数也，衰乃止耳。复已而胜，不复则害，此伤生也。〔不复则害，此伤生也：王冰注："有胜无复，是复气已衰，衰不能复，是天真之气已伤败甚而生意尽。"〕帝曰：复而反病何也？岐伯曰：居非其位，不相得也。〔句释：因复气之来，不在其主时之位，则与主时之气不相适应。张志聪注："如火气复而乘于金位，金气复而乘于火位，皆居非其位，不相得也。"〕大复其胜，则主胜之，故反病也。所谓火燥热也。〔句释：王冰注："少阳，火也；阳明，燥也；少阴，热也。少阴少阳在泉，为火居水位，阳明司天，为金居火位。金复其胜，则火主胜之。火复其胜，则水主胜之。余气胜复，则无主胜之病气也。故又曰'所谓火燥热也'。"〕帝曰：治之何如？岐伯曰：夫气之胜也，微者随之，甚者制之，气之复也，和者平之，暴者夺之。〔随之、制之、平之、夺之：王冰注："随，谓随之。……制，谓制止。平，谓平调。

夺，谓夺其盛气也。治此者，不以数之多少，但以气平和为准度尔。"〕皆随胜气，安其屈伏，〔安：王冰注："安，谓顺胜气以和之也。"〕无问其数，以平为期，此其道也。

帝曰：善。客主之胜复奈何？〔客主：客指每年司天在泉之气，即客气。主指四时六步之主气。〕岐伯曰：客主之气，胜而无复也。〔句释：《类经》二十七卷第三十注："客气动而变，主气静而常，气强则胜，时去则已，故但以盛衰相胜而无复也。"〕帝曰：其逆从何如？岐伯曰：主胜逆，客胜从，〔主胜逆，客胜从：张志聪注："此章复论主气客气在彼此相胜之顺逆也。客气者，乃司天在泉及左右之间气，在天之六气也。天包乎地之外，从泉下而六气环转，天之道也。主气者，五方四时之定位，地之道也。坤顺承天，故主胜为逆，客胜为从，顺天之道也。"〕天之道也。帝曰：其生病何如？岐伯曰：厥阴司天，客胜则耳鸣掉眩，甚则咳；主胜则胸胁痛，舌难以言。少阴司天，客胜则鼽嚏颈项强，肩背瞀热，头痛少气，发热，耳聋目瞑，甚则胕肿血溢，疮疡咳喘；主胜则心热烦躁，甚则胁痛支满。太阴司天，客胜则首面胕肿，呼吸气喘；主胜则胸腹满，食已而瞀。少阳司天，客胜则丹胗外发，乃为丹熛疮疡，〔丹熛：赤游风之类。熛，音"biāo"。〕呕逆喉痹，头痛嗌肿，耳聋，血溢，内为瘛疭；主胜则胸满，咳仰息，甚而有血，手热。阳明司天，清复内余，〔清复内余：《类经》二十七卷第三十注："卯酉年，阳明司天，以燥金之客而加于木火之主，金居火位，则客不胜主，故不言客主之胜。然阳明以清肃为政，若清气复盛而有余于内，则热邪承之。"〕则咳衄嗌塞，心鬲中热，咳不止而白血出者死。〔白血：王冰注："白血谓咳出浅红色血，似肉似肺者。"〕太阳司天，客胜则胸中不利，出清涕，感寒则咳；主胜则喉嗌中鸣。

厥阴在泉，客胜则大关节不利，内为痉强拘瘛，外为不便；主胜则筋骨繇併，〔繇：同"摇"。併：挛缩不能伸。筋骨繇併：筋骨，动摇挛缩。〕腰腹时痛。少阴在泉，客胜则腰痛，尻股膝髀腨胻足病，瞀热以酸，胕肿不能久立，溲便变；主胜则厥气上行，心痛发热，鬲中，众痹皆作，发于肤胁，魄汗不藏，〔魄汗：身体汗出。吴昆注："魄汗，阴汗也。"〕四逆而起。太阴在泉，客胜则足痿下重，便溲不时，湿客下焦，发而濡泻，及为肿，隐曲之疾；主胜则寒气逆满，食饮不下，甚则为疝。少阳在泉，客胜则腰腹痛而反恶寒，甚则下白溺白；〔下白溺白：大小便俱下白沫。〕主胜则热反上行而客于心，心痛发热，格中而呕。少阴同候。阳明在泉，客胜则清气动下，少腹坚满而数便泻；主胜则腰重腹痛，少腹生寒，下为以鹜溏，则寒厥于肠，上冲胸中，甚则喘，不能久立。太阳在泉，寒复内余，〔寒复内余：《类经》二十七卷第三十注："丑未年，太阳在泉，以寒水之客，而加于金水之主，水居水位，故不言客主之胜，重阴气盛，故寒复内余。"〕则腰尻痛，屈伸不利，股胫足膝中痛。

帝曰：善。治之奈何？岐伯曰：高者抑之，〔高者抑之：气逆于上者，当抑之使下。〕下者举之，〔下者举之：气陷于下者，当举之使上。〕有余折之，不足补之，佐以所利，和以所宜，必安其主客，适其寒温，同者逆之，异者从之。〔同者逆之，异者从之：张志聪注："同者逆之，为气之相得者，宜逆治之。如主客之同司火热，则当治以咸寒，如同司寒水，则当治以辛热。温凉亦然。此逆治之法也。异者从之，谓不相得者，当从治之。如寒水司天，加临于二火主气之上，客胜当从二火之热以治寒，主胜当从司天之寒以治热。余气皆然。此平治异者之法也。"〕帝曰：治寒以热，治热以寒，气相得者逆之，不相得者从之，余以知之矣。其于正味何如？〔正味：《类经》二十七卷第三十注："五行气化，补泻之味，各有专主，故曰正味。此不特客主之气为然，凡治诸胜复者皆同。"〕岐伯曰：木位之主，〔位：指五行分司主气六步之时位。以下各位义同。〕其泻以酸，其补以辛。火位之主，其泻以甘，其补以咸。土位之主，其泻以苦，其补以甘。金位之主，其泻以辛，〔其泻以辛：《类经》二十七卷第三十注："金性敛，辛则反其性而散之，故为泻。"〕其补以酸。水位之主，其泻以咸，其补以苦。厥阴之客，以辛补之，以酸泻之，以甘缓之。少阴之客，以咸补之，以甘泻之，以酸收之。太阴之客，以甘补之，以苦泻之，以甘缓之。少阳之客，以咸补之，以甘泻之，以咸软之。阳明之客，以酸补之，以辛泻之，以苦泄之。太阳之客，以苦补之，以咸泻之，以苦坚之，以辛润之。开发腠理，致津液通气也。〔句释：吴昆注："言上文治法，或用之以开发腠理而汗之，或用之以致津液而养之，或用之以疏脏腑之气而调之。"〕

帝曰：善。愿闻阴阳之三也何谓？〔阴阳之三：即三阴三阳。王冰注："太阴为正阴，太阳为正阳；次少者为少阴，次少者为少阳，又次为阳明，又次为厥阴。"〕岐伯曰：气有多少，异用也。帝曰：阳明何谓也？岐伯曰：两阳合明也。〔两阳合明：阳气分为三，以标明阳气在其变化过程中，存在着一定的差异，自少而太，为自少而壮，少太两阳相合而明，则阳气已盛，所以为阳明。〕帝曰：厥阴何也？岐伯曰：两阴交尽也。〔两阴交尽：阴分为三，以标明阴气在其变化过程中，存在着一定的差异，自少而太，为自少而壮。少太两阴交尽，则阴气已极，阳气得生，所以为厥阴。〕

帝曰：气有多少，病有盛衰，治有缓急，方有大小，愿闻其约奈何？岐伯曰：气有高下，病有远近，〔远近：此指定位之远近。〕证有中外，治有轻重，适其至所为故也。〔适其至所：制方以药力能适达病所为原则。〕《大要》曰：君一臣二，奇之制也；君二臣四，偶之制也；君二臣三，奇之制也；君三臣六，偶之制也。故曰：近者奇之，远者偶之，汗者不以奇，下者不以偶；〔汗者不以奇，下者不以偶：马莳注："病在上者谓之近，近则不必数之多，宜以奇方用之。然欲以取汗，则不以奇而以偶，盖非偶不足以发散也。观此则近者奇之，为不足而补，而汗者不以奇，为有邪而治之也。病在下者谓之远，远则不可数之少，宜以偶方用之。然欲以下利则不以偶而以奇，盖非奇不足以专达也。观此则远者偶之为不足而补，而下者不以偶，为有邪而治之也。"〕补上治上制以缓，补下治下制以急，急则气味厚，缓则气味薄。适其至所，此之谓也。病所远，而中道气味之者，食而过之，无越其制度也。〔句释：高士宗注："病所远者，在上在下之病，而远于中道也。而中道气味之者，气味先归中道也。食而过之者，以食之先后，使药之过于上下也。如病在上而远于中，则先食后药，使过于上，病在下而远于中，则先药后食，使过于下。此服药先后之法，无过其制度可也。服药先后，以病之上下远近为法，则制方用药，正气自平。"〕是故平气之道，近而奇偶，制小其服也；远而奇偶，制大其服也。〔小其服、大其服：张志聪注："大服小服者，谓分两之轻重也。大则宜于数少而分两多，盖气味专而能远也。小则宜于数多而分两少，盖气分则力薄而不能远达矣。"〕大则数少，小则数多。多则九之，少则二之。〔九之、二之：说明制方药味多少之约数，不是绝对的数字标准。〕奇之不去则偶之，是谓重方。偶之不去，则反佐以取之，〔反佐以取之：凡甚大寒热，易与违性之气格拒不纳，所以取与其气相同者以佐之，借其气同易入，而后违性者始能与病气相争，即所谓"其始则同，其终则异"之义。〕所谓寒热温凉，反从其病也。

　　帝曰：善。病生于本，〔本：此指风热火湿燥寒六气。〕余知之矣。生于标者，〔标：此指三阴三阳。〕治之奈何？岐伯曰：病反其本，得标之病。治反其本，得标之方。〔病反其本……得标之方：标病当反求于本，乃可得知标病之由，治法当反求于本，乃可求得治标之方。〕帝曰：善。六气之胜，何以候之？岐伯曰：乘其至也。清气大来，燥之胜也，风木受邪，肝病生焉。热气大来，火之胜也，金燥受邪，肺病生焉。寒气大来，水之胜也，火热受邪，心病生焉。湿气大来，土之胜也，寒水受邪，肾病生焉。风气大来，木之胜也，土湿受邪，脾病生焉。所谓感邪而生病也。乘年之虚，〔年之虚：即岁运不及之年。〕则邪甚也。失时之和，〔失时之和：王冰注："六气临镇与位气相克，感之而病，亦随所不胜而与内脏相应，邪复甚也。"即岁气与四时之气不相和者。〕亦邪甚也。遇月之空，〔月之空：即月廓残缺之时。〕亦邪甚也。重感于邪，则病危矣。有胜之气，其必来复也。

　　帝曰：其脉至何如？岐伯曰：厥阴之至其脉弦，少阴之至其脉钩，太阴之至其脉沉，少阳之至大而浮，阳明之至短而涩，太阳之至大而长。至而和则平，至而甚则病，至而反者病，至而不至者病，未至而至者病，阴阳易者危。〔阴阳易：阳病阳脉不见于阳位，而见于阴位，阴病阴脉不见于阴位，而见于阳位，谓之"阴阳易"。〕

　　帝曰：六气标本，所从不同奈何？岐伯曰：气有从本者，有从标本者，有不从标本者也。帝曰：愿卒闻之。岐伯曰：少阳太阴从本，〔少阳太阴从本：王冰注："少阳之本火，太阴之本湿，本末同，故从本也。"〕少阴太阳从本从标，〔少阴太阳从本从标：王冰注："少阴之本热，其标阴。太阳之本寒，其标阳。本末异故从本从标。"〕阳明厥阴，不从标本从乎中也。〔阳明厥阴，不从标本从乎中也：《类经》十卷第一注："阳明为燥金，从燥而化，故燥为本，阳明为标。厥阴为风木，从风而化，故风为本，厥阴为标。但阳明与太阴为表里，故以太阴为中气，而金从湿土之化。厥阴与少阳为表里，故以少阳为中气，而木从相火之化。是皆从乎中也。"〕故从本者化生于本，〔化生：吴昆注："化者，变化胎元生生之气也，故曰化生。"〕从标本者，有标本之化，从中者，以中气为化也。帝曰：脉从而病反者，其诊何如？岐伯曰：脉至而从，按之不鼓，〔脉至而从，按之不鼓：如阳证而见阳脉为从。应大而鼓指，若按之不鼓指，非真阳证，常见于阴盛格阳。〕诸阳皆然。帝曰：诸阴之反，其脉何如？岐伯曰：脉至而从，按之鼓甚而盛也。〔句释：如阴证而见阴脉为从，其脉不应鼓指，若按之鼓指甚而盛，非真阴证，常见于阳盛格阴。〕是故百病之起，有生于本者，有生于标者，有生于中气者。有取本而得者，有取标而得者，有取中气而得者，有取标本而得者，有逆取而得者，有从取而得者。逆，正顺也；若顺，逆也。〔句释：《类经》十卷第二注："病热而治以寒，病寒而治以热，于病似逆，于治为顺，故曰逆，正顺也。病热而治以热，病寒而治以寒，于病若顺，于治为反，故曰若顺，逆也。"〕故曰：知标与本，用之不殆，明知逆顺，正行无问。此之谓也。不知是者，不足以言诊，足以乱经。故《大要》曰：粗工嘻嘻，〔嘻嘻：喜悦自得。〕以为可知，言热未已，寒病复始，同气异形，迷诊乱经。此之谓也。夫标本之道，要而博，小而大，可以言一而知百病之害。言标与本，易而勿损，察本与标，气可令调，明知胜复，为万民式。天之道毕矣。

帝曰：胜复之变，早晏何也？岐伯曰：夫所胜者，胜至已病，病已愠愠，〔愠愠：郁积。〕而复已萌也。夫所复者，胜尽而起，得位而甚。胜有微甚，复有少多，胜和而和，胜虚而虚，天之常也。帝曰：胜复之作，动不当位，或后时而至，其故何如？岐伯曰：夫气之生，与其化，衰盛异也。寒暑温凉，盛衰之用。其在四维。故阳之动，始于温，盛于暑；阴之动，始于清，盛于寒。春夏秋冬，各差其分。〔寒暑温凉……各差其分：王冰注："言春夏秋冬四正之气，在于四维之分也。即事验之，春之温，正在辰巳之月；夏之暑，正在未申之月；秋之凉，正在戌亥之月；冬之寒，正在寅丑之月。春始于仲春，夏始于仲夏，秋始于仲秋，冬始于仲冬。……此则气差其分，昭然而不可蔽也。然阴阳之气，生发收藏，与常法相会；征其气化及在人之应，则四时每差其日数，与常法相违。从差法，乃正当之也。"〕故《大要》曰：彼春之暖，为夏之暑，彼秋之忿，为冬之怒。谨按四维，斥候皆归，〔斥候：古多指伺望敌兵之人，此当指观察伺望气候而言。〕其终可见，其始可知。此之谓也。帝曰：差有数乎？岐伯曰：又凡三十度也。〔三十度：即三十日。亦即《六元正纪大论》所谓"后皆三十度有奇也"之义。〕帝曰：其脉应皆何如？岐伯曰：差同正法，待时而去也。〔句释：脉象之差，与岁时之差数相应。时差脉亦差，时应脉亦应，此为天人相参之理，所以时去则脉亦去。〕《脉要》曰：春不沉，夏不弦，冬不涩，秋不数。是谓四塞。〔四塞：王冰注："天地四时之气，闭塞而无所运行也。"〕沉甚曰病，弦甚曰病，涩甚曰病，数甚曰病，参见曰病，〔参见：指脉气杂乱而错见。〕复见曰病，未去而去曰病，去而不去曰病，反者死。〔反者死：《类经》二十七卷第三十二注："春得秋脉，夏得冬脉，秋得夏脉，冬得长夏脉，长夏得春脉，反见胜己之化，失天和也，故死。"〕故曰：气之相守司也，如权衡之不得相失也。夫阴阳之气，清静则生化治，动则苛疾起，〔动：指气候的反常变化。〕此之谓也。

帝曰：幽明何如？岐伯曰：两阴交尽故曰幽，两阳合明故曰明。幽明之配，寒暑之异也。〔两阴交尽故曰幽……寒暑之异也：张志聪注："幽明者，阴阳也。两阴交尽，阴之极也。故曰幽，两阳合明，阳之极也，故曰明。阴极则阳生，阳极则阴生，寒往则暑来，暑往则寒来，故幽明之配，寒暑之异也。"〕帝曰：分至何如？〔**分至**：分指春分秋分。春秋二分，昼夜相平，阴阳各分其半，故曰分。至指冬至夏至。至，极的意思。冬至，阴气已极，阳气始生，日南至，日短之至，日影长至，故曰冬至。夏至，阳气已极，阴气始生，日北至，日长之至，日影短至，故曰夏至。〕岐伯曰：气至之谓至，气分之谓分，至则气同，分则气异。〔**至则气同，分则气异**：冬夏至时，阴阳至极，故曰气同。春秋分时，阴阳分别，故曰气异。〕所谓天地之正纪也。帝曰：夫子言春秋气始于前，冬夏气始于后，〔**春秋气始于前，冬夏气始于后**：王冰注："以分、至明六气分位，则初气四气，始于立春立秋前各一十五日为纪法。三气六气，始于立夏立冬后各一十五日为纪法。由是四气前后之纪，则三气六气之中，正当二至日也。故曰春秋气始于前，冬夏气始于后也。"〕余已知之矣。然六气往复，主岁不常也，其补泻奈何？岐伯曰：上下所主，随其攸利，正其味，则其要也。〔句释：司天在泉，各有主气之时，当随其所利用药，谓之正味，亦治法之要领。〕左右同法。〔句释：指左右间气主气之时，其治法与司天在泉同。〕《大要》曰：少阳之主，先苦后咸；〔**先、后**：王冰注："先后之味，皆谓有病先泻之而后补之也。"〕阳明之主，先辛后酸；太阳之主，先咸后苦；厥阴之主，先酸后辛；少阴之主，先甘后咸；太阴之主，先苦后甘。佐以所利，资以所生，是谓得气。〔**句释**：《类经》二十七卷第三十四注："自补泻正味之外，而复佐以所利，兼其所宜也。资以所生，助其化源也，是得六气之和平矣。"〕

帝曰：善。夫百病之生也，皆生于风寒暑湿燥火，以之化之变也。〔**之化之变**：王冰注："静而顺者为化，动而变者为变，故曰之化之变也。"〕经言盛者泻之，虚者补之。余锡以方士，〔**锡**：同"赐"。〕而方士用之尚未能十全，余欲令要道必行，桴鼓相应，犹拔刺雪污，〔**雪**：洗。**拔刺雪污**：形容治疗的效应，好像拔除芒刺洗涤污垢一样的容易。〕工巧神圣，〔**工巧神圣**：《难经》六十一难："望而知之谓之神，闻而知之谓之圣，问而知之谓之工，切脉而知之谓之巧。"〕可得闻乎？岐伯曰：审察病机，无失气宜，此之谓也。帝曰：愿闻病机何如？岐伯曰：诸风掉眩，皆属于肝。〔**句释**：肝为风木之脏，其脉挟督脉上会于巅，开窍于目，故感受诸风之邪，则头目眩晕旋转。〕诸寒收引，皆属于肾。〔**句释**：《类经》十三卷第一注："收，敛也。引，急也。肾属水，其化寒，凡阳气不达则营卫凝聚，形体拘挛，皆收引之谓。"〕诸气膹郁，皆属于肺。〔**膹郁**：满闷怫郁。**句释**：肺主一身之气化而司呼吸，故诸气之满闷怫郁者皆属于肺。〕诸湿肿满，皆属于脾。诸热瞀瘈，皆属于火。诸痛痒疮，皆属于心。〔**句释**：吴昆注："热甚则痛，热微则痒，疮则热灼之所致也。故火燔肌肉，近则痛，远则痒，灼于火则烂而疮也。心为火，故属焉。"〕诸厥固泄，皆属于下。〔**句释**：王冰注："下，谓下焦肝肾气也。夫守司于下，肾之气也。门户束要，肝之气也。故厥固泄，皆属于下也。厥，谓气逆也。固，谓禁固也。诸有气逆上行及固不禁，出入无度，燥湿不恒，皆由下焦之主守也。"**固**：指大小便固而不下。**泄**：指便泄不禁。〕诸痿喘呕，皆属于上。〔**句释**：痿虽发于五脏，而实因于肺热叶焦，不能布化津液，润养筋膜所致。肺居上焦，故曰属上。喘呕皆气上逆所致，故均属上。〕诸禁鼓栗，如丧神守，皆属于火。〔句释：指火邪扰乱，心神不守，神识不得为用所致之口噤鼓颌战栗等神不守舍之症。〕诸痉项强，皆属于湿。诸逆冲上，皆属于火。诸胀腹大，皆属于热。〔句释：高士宗注："乃是太阴脾经之病，热湿相蒸，脾土受病，故属于热。"〕诸躁狂越，皆属于火。诸暴强直，皆属于风。诸病有声，鼓之如鼓，皆属于热。〔句释：《类经》十三卷第一注："鼓之如鼓，胀而有声也，为阳气所逆，故属于热。"本病当指热郁不化，水气停滞所致之腹胀病。若因寒所致者，则不在此例。〕诸病胕肿，疼酸惊骇，皆属于火。〔句释：本病当指火郁所致之皮肤肌肉之肿病，木火炽盛所致之筋骨酸疼及火升神动之惊骇证。〕诸转反戾，水液浑浊，皆属于热。〔句释：凡是转筋、小便混浊等证，都属于热证。转：指转筋。反：指角弓反张。戾：身曲不直。〕诸病水液，澄澈清冷，皆属于寒。诸呕吐酸，暴注下迫，皆属于热。故《大要》曰：谨守病机，各司其属，有者求之，无者求之，〔有者求之，无者求之：黄元御注："有者求之，即上文所谓求其属也。"〕盛者责之，虚者责之，〔盛者责之，虚者责之：王冰注："心盛则生热，肾盛则生寒；肾虚则寒动于中，心虚则热收于内。又热不得寒是无水也；寒不得热，是无火也。夫寒之不寒，责其无水；热之不热，责其无火。热之不久，责心之虚；寒之不久，责肾之少。有者泻之，无者补之，虚者补之，盛者泻之。"责：求。〕必先五胜，〔五胜：五运五行之气，更为胜气。王冰注："五胜，谓五行更胜也。"〕疏其血气，令其调达，而致和平。此之谓也。

帝曰：善。五味阴阳之用何如？岐伯曰：辛甘发散为阳，酸苦涌泄为阴，咸味涌泄为阴，淡味渗泄为阳。六者，或收或领，或缓或急，或燥或润，或耎或坚，以所利而行之，调其气使其平也。

帝曰：非调气而得者，〔非调气而得者：病有不因调气之法而得痊愈的。〕治之奈何？有毒无毒，何先何后？愿闻其道。岐伯曰：有毒无毒，所治为主，适大小为制也。帝曰：请言其制。岐伯曰：君一臣二，制之小也；君一臣三佐五，制之中也；君一臣三佐九，制之大也。寒者热之，热者寒之，微者逆之，甚者从之，坚者削之，客者除之，劳者温之，结者散之，留者攻之，燥者濡之，急者缓之，散者收之，损者温之，逸者行之，〔逸者行之：《内经知要》卷下治则注："逸，即安逸也。……过于逸则气脉凝滞，故须行之。"〕惊者平之，上之下之，摩之浴之，〔摩之浴之：摩，即按摩疗法。浴，即汤洗沐浴等熏洗疗法。〕薄之劫之，〔薄之：吴昆注："薄之，谓渐磨而去也。如日月薄蚀，以渐而蚀也。"劫之：用迅猛之药劫夺之。〕开之发之，适事为故。

帝曰：何谓逆从？岐伯曰：逆者正治，从者反治，〔从者反治：指治法或服用药物方法虽与疾病假象相从，但其实质仍与病气相反，因而为反治法。〕从少从多，观其事也。

帝曰：反治何谓？岐伯曰：热因寒用，寒因热用，〔热因寒用，寒因热用：吴昆注："王注曰：热因寒用者，如大寒内结，以热攻除，寒甚格热，热不得前，则以热药冷服，下嗌之后，冷体既消，热性便发。情且不违，而致大益，是热因寒用之例也。寒因热用者，如大热在中，以寒攻治则不入，以热攻治则病增，乃以寒药热服，入腹之后，热气既消，寒性遂行，情且协和，而病以减，是寒因热用之例也。"〕**塞因塞用，通因通用。**〔**塞因塞用，通因通用：**中满而虚者，通之则虚尤甚，当补其虚则满自愈，为塞因塞用之义。内实而下利者，涩之则实更甚，当通其实，则利自止，为通因通用之义。〕**必伏其所主，而先其所因。**〔**句释：**《类经》十二卷第四注："必伏其所主者，制病之本也。先其所因者，求病之由也。"〕**其始则同，其终则异。可使破积，可使溃坚，可使气和，可使必已。**

帝曰：善。气调而得者何如？岐伯曰：逆之，从之，逆而从之，从而逆之，疏气令调，则其道也。

帝曰：善。**病之中外何如？**〔**句释：**张志聪注："夫病之有因于外邪者，有因于内伤者，有感于外邪而兼之内有病者，有内有病机而又重感于外邪者。岁运七篇，统论外因之邪病，此章复论内因之病机，然又有外内之兼病者，故帝复有此问焉。"〕岐伯曰：从内之外者调其内；从外之内者治其外；从内之外而盛于外者，先调其内而后治其外；从外之内而盛于内者，先治其外而后调其内；**中外不相及则治主病。**〔**中外不相及则治主病：**内外病因都不能确立的，则治疗主要之见证。〕

帝曰：善。火热复，恶寒发热有如疟状，或一日发，或间数日发，其故何也？岐伯曰：胜复之气，会遇之时，有多少也。阴气多而阳气少，则其发日远，阳气多而阴气少，则其发日近。此胜复相薄，盛衰之节。疟亦同法。

帝曰：论言治寒以热，治热以寒，而方士不能废绳墨而更其道也。有病热者寒之而热，有病寒者热之而寒，二者皆在，新病复起，奈何治？岐伯曰：**诸寒之而热者取之阴，热之而寒者取之阳，**〔**寒之而热者取之阴，热之而寒者取之阳：**以寒药治热病，病不愈而反见热者，非真热证，乃阴不足，阴不足则阳有余，故当取之于阴。以热药治寒病。病不愈而反见寒者，非真寒证，乃阳不足，阳不足则阴有余，故当取之于阳。〕**所谓求其属也。**〔**求其属：**王冰注："言益火之源，以消阴翳，壮水之主，以制阳光。故曰求其属也。"〕

帝曰：善。服寒而反热，服热而反寒，其故何也？岐伯曰：**治其王气，**〔**王：**通"旺"。**王气：**即旺气。**治其王气：**王冰注："物体有寒热，气性有阴阳，触王之气，则强其用也。……补王太甚，则脏之寒热气自多矣。"〕**是以反也。帝曰：不治王而然者何也？岐伯曰：悉乎哉问也！不治五味属也。**〔**句释：**《类经》十二卷第七注："此言不因治王，而病不愈者，以五味之屑，治有不当也。"即不属于这种现象的，是由于药品的五味，施治不当所致。〕夫五味入胃，各归所喜，故酸先入肝，苦先入心，甘先入脾，辛先入肺，咸先入肾。久而增气，物化之常也，气增而久，夭之由也。

帝曰：善。方制君臣何谓也？岐伯曰：主病之谓君，佐君之谓臣，应臣之谓使，非上中下三品之谓也。〔**上中下三品：**《新校正》云："按：神农云：'上药为君，主养命以应天；中药为臣，养性以应人；下药为佐使，主治病以应地也。'"〕帝曰：三品何谓？岐伯曰：所以明善恶之殊贯也。〔**贯：**事。〕

帝曰：善。病之中外何如？岐伯曰：调气之方，必别阴阳，定其中外，各守其乡，〔**乡：**区域。〕内者内治，外者外治，微者调之，其次平之，盛者夺之，汗之下之，寒热温凉，衰之以属，随其攸利。谨道如法，万举万全，气血正平，长有天命。帝曰：善。

导读分析

一、篇名解析 ▶▶▶

本篇重点论述六气变化所致疾病的证候、诊断与治法等有关内容，由于这些内容，至真至要，所以篇名为《至真要大论》。

二、文章大意 ▶▶▶

本篇详细论述了六气变化所产生的疾病，以及六气胜复的道理和由于胜复关系而产生的病变，指出疾病和气候变化的不可分离的密切关系，从而指出治病必须根据六气的不同变化进行辨证论治。本篇虽属运气学专篇，但内容十分丰富，广涉制方、病机和治法理论等，具有普遍指导意义。

三、结构分析 ▶▶▶

第1段：论述六气的气化规律，如太阴湿化，少阳火化，厥阴风化，太阳寒化，阳明燥化，少阴热化等

第2段：论述六气司天、在泉、间气所产生的五味五色等现象，提出了"故治病者，必明六化分治，五味五色所生，五脏所宜，乃可言盈虚病生之绪也"的重要论点

第3段：
1. 提出要"谨候气宜，无失病机"
2. 提出根据不同岁气采备主治疾病的药物
3. 指出药物的性质与岁气有关，因此采药必须及时

第4段：
1. 讨论对内脏损害的治疗原则：
   上淫于下，所胜平之
   外淫于内，所胜治之
2. 讨论岁气平和之年的治疗原则：
   谨察阴阳所在而调之，以平为期
   正者反治，反者正治

第5段：论述六气变化及南政、北政对脉象的影响及诊断意义

第6～7段：论述六气在泉的主要气候特点、疾病的发生情况及治疗原则。

第8～9段：论述六气司天的主要气候特点、疾病的发生情况及治疗原则

第10段：论述在泉之气被其所不胜之气侵害而致病的治疗原则

第11段：论述司天之气反被邪胜之气侵害而致病的治疗原则

第12～13段：论述六气互为胜气所引起的病症情况及治疗原则

第14～15段：论述六气互为复气所引起的病症情况及治疗原则

第16段：解释"气之上下"、"半"的概念，及用司天在泉六步名称来命名疾病

第17～37段（见后）

第 1～16 段（见前）

第 17 段：论述胜复之气的变化规律、复而反病的原因，以及胜复之气为病的治疗原则等

第 18～20 段：论述六气司天、在泉的客胜、主胜之气所致的病症情况及治疗原则

第 21 段：解释"阴阳之三"、"阳明"、"厥阴"的概念

第 22 段：指出方药的君、臣、佐、使的组成法度，及方剂的大小缓急奇偶复七方意义

第 23 段：论述诊察六气偏胜的方法是要抓住胜气到来的时机进行观察分析

第 24 段：论述六气为病所应脉象及预后顺逆

第 25 段：论述六气有标本变化所从不同，提示了标本中气逆从的治则及掌握它的重要性

第 26 段
1. 论述胜气、复气的变化早晚情况
2. 说明胜复之气不在自己所主的时位上的原因
3. 说明四时气候变化的时差在三十天左右
4. 论述四时气候变化的时差在脉象方面的反应

第 27 段
1. 解释"幽明"、"分至"的概念
2. 阐述对于六气补法、泻法的运用，应遵循"上下所主，随其攸利，正其味，则其要也"的原则

第 28 段：提出以六气、五脏为主的"病机十九条"，这对辨证求因、审因论治，提供了可靠的辨证方法，并提出了"谨守病机，各司其属"的诊治纲领

第 29 段：归纳五味的阴阳属性

第 30 段
1. 总结了配方的法则，如小、中、大方的配制，寒者热之、热者寒之等等，强调要以适应病为总则
2. 解释"逆治法"、"从治法"，重点阐释"反治法"

第 31 段：说明六气调和而受邪得病的治疗方法有逆治法、从治法等，以"疏气令调"为总则

第 32 段：论述内因之病和外因之病的治疗原则

第 33 段：阐述疟疾的发病原理

第 34 段：指出对于"有病热者，寒之而热；有病寒者，热之而寒"，应"寒之而热者取之阴，热之而寒者取之阳"，这就是所谓"求其属"的意思

第 35 段
1. 指出服寒药反而有热，服热药反而有寒的原因是只治旺气而没有顾忌到脏腑的本气
2. 指出不治旺气也出现上述情况，是因为药品的五味施治不当所致。说明五味入五脏，若长期偏嗜某味会引起脏气偏盛，导致不良后果

第 36 段：解释方制中的君、臣及药物三品的含义

第 37 段：论述辨别疾病内外的方法及治疗原则

卷第二十三

著至教论篇第七十五

　　黄帝坐明堂，〔**明堂**：古代天子宣明政教的地方，凡朝会及祭祀、庆赏、选士、养老、教学等大典，均于其中举行。〕召雷公而问之曰：子知医之道乎？雷公对曰：诵而未能解，解而未能别，别而未能明，明而未能彰，〔**彰**：明显，显著。**诵而未能解……明而未能彰**：读书为诵，粗解其义为解，能分辨其条理为别，能深入理解其精微为明，能阐发其义理并能应用为彰。〕足以治群僚，〔**群僚**：官吏。〕不足治侯王。〔**侯王**：封建时代的最高封爵。〕愿得受树天之度，〔**树**：建立。**树天之度**：建立天之度数。〕四时阴阳合之，别星辰与日月光，以彰经术，后世益明，上通神农，著至教疑于二皇。〔**二皇**：指伏羲和神农。〕帝曰：善。无失之，此皆阴阳表里上下雌雄相输应也，〔**相输应**：相互联系，相互应合。〕而道上知天文，下知地理，中知人事，可以长久，以教众庶，亦不疑殆，〔**疑殆**：怀疑。〕医道论篇，可传后世，可以为宝。

　　雷公曰：请受道，讽诵用解。〔**讽诵**：背诵。**用解**：钻研理解。〕帝曰：子不闻《阴阳传》乎？〔**《阴阳传》**：古书名，已佚。〕曰：不知。曰：夫三阳天为业，〔**三阳天为业**：《类经》十三卷第八注："此三阳者，统手足六阳为言。三阳在上，应天之气而卫乎周身，故曰天为业者，谓业同乎天也。"此言三阳之气，主卫护人一身之表，以适应天气的变化。**业**：事业，从事某种工作也叫业。〕上下无常，〔**上下**：泛指手足六经而言。**上下无常**：上下经脉之气的循行失其常度。〕合而病至，偏害阴阳。雷公曰：三阳莫当，〔**三阳莫当**：此指三阳之气并至，其势不可当。〕请闻其解。帝曰：三阳独至者，是三阳并至，并至如风雨，上为巅疾，下为漏病。〔**漏病**：膀胱漏泄，大小便数不禁。〕外无期，内无正，不中经纪，诊无上下，以书别。〔**句释**：期，待也。正，预期。此言三阳之至，疾如风雨，在外无明显的气色变化等症状可察，在内无一定的征象来预期，其病来又不符合一般发病规律，所以在诊断时也就无法记录分别其病之属上属下。〕雷公曰：臣治疏愈，说意而已。〔**句释**：王冰注："雷公言：'臣之所治，稀得痊愈，请言深意而已疑心。''已'，

232

止也，谓得说则疑心乃止。"〕帝曰：三阳者，至阳也，〔**三阳者，至阳也**：此言三阳并至，阳气极盛，所以谓之至阳。**至**：极。〕积并则为惊，病起疾风，至如礔砺，〔**礔砺**：同"霹雳"，有迅猛之意。〕九窍皆塞，阳气滂溢，〔**滂**：大水涌流貌。**溢**：水满外流。**滂溢**：盛满外溢。〕干嗌喉塞。并于阴，则上下无常，薄为肠澼。〔**句释**：王冰注："阴，谓脏也。然阳薄于脏为病，亦上下无常定之诊。若在下为病，便数赤白。"〕此谓三阳直心，坐不得起，卧者便身全，〔**此谓三阳直心……卧者便身全**：王冰注："足太阳脉，循脊下至腰，故坐不得起，卧便身全也。所以然者，起则阳盛鼓，故常欲得卧，卧则经气均，故身安全。"〕三阳之病。且以知天下，何以别阴阳，应四时，合之五行。

雷公曰：阳言不别，阴言不理，请起受解，以为至道。〔**句释**：高士宗注："阳，犹明也。阴，犹隐也。明言之，不能如黑白之别，隐言之，不能如经纶之理，其中更有精微，请起受解，以为至道焉。"〕帝曰：子若受传，不知合至道以惑师教，语子至道之要。〔**句释**：《类经》十三卷第八注："受传于师而未明其道，适足以惑师之教，故语以其要也。"〕病伤五脏，筋骨以消，子言不明不别，是世主学尽矣。肾且绝，惋惋日暮，从容不出，人事不殷。〔**句释**：此言如肾气将绝，因肾主志而藏精，肾气伤故终日心中惋惋不安。肾气伤则精神衰惫，故欲静处而不欲外出，亦不与人事往来。**且**：将的意思。**惋惋**：惊叹貌。**殷**：众多、深厚的意思。〕

导读分析

一、篇名解析 ▶▶▶

本篇主要是阐明医学上至真至确的道理，著为至要之数。故篇名为《著至教论》。

二、文章大意 ▶▶▶

本篇重在阐明医学上至真至确的道理，首先指出为医之道必须上知天文，下知地理，中知人事，继而阐述三阳并至的发病情况。

三、结构分析 ▶▶▶

第1段：指出为医之道必须上知天文，下知地理，中知人事
第2段：结合三阳的生理功能，讨论三阳并至的发病情况
第3段：强调学医必须领会其中至深的道理，不然就会让医学失传

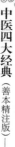

示从容论篇第七十六

黄帝燕坐，〔燕坐：即安坐。〕召雷公而问之曰：汝受术诵书者，若能览观杂学，〔杂学：在此指医学以外的书籍。〕及于此类，通合道理，为余言子所长，五脏六腑，胆、胃、大小肠、脾、胞、膀胱，脑髓涕唾，哭泣悲哀，水所从行，〔水所从行：吴昆注："水，谓五液也，此皆人之所生，指胆胃以下十四端而言。言五脏六腑七情五液，皆人所赖以生。"〕此皆人之所生，治之过失，子务明之，可以十全，即不能知，为世所怨。雷公曰：臣请诵《脉经》上、下篇甚众多矣，则异比类，犹未能以十全，又安足以明之。

帝曰：子别试通五脏之过，〔子别试：《素问识》云："盖别试者，谓《脉经》上、下篇之外，别有所通，试论之也，下文子言'上下以对何也'语，可见耳。"〕六腑之所不和，针石之败，毒药所宜，汤液滋味，具言其状，悉言以对，请问不知。雷公曰：肝虚肾虚脾虚，皆令人体重烦冤，当投毒药、刺灸、砭石、汤液、或已或不已，愿闻其解。帝曰：公何年之长而问之少，余真问以自谬也。〔余真问以自谬也：王冰注："言问之不相应也。以问不相应，故言余真发问以自招谬误之对也。"〕吾问子窈冥，〔窈冥：深远难见之奥义。〕子言上下篇以对，何也？夫脾虚浮似肺，肾小浮似脾，肝急沉散似肾，〔脾虚浮似肺……肝急沉散似肾：此言脉象变幻多端，诊脉时，必须比其形类，辨其真伪，切勿草率从事，以致误诊。〕此皆工之所时乱也，然从容得之。〔然从容得之：此指诊脉应安缓从容，详审辨析，始能从相类的脉象中，找出各脏的病脉。从容：舒缓，不急迫。〕若夫三脏土木水参居，此童子之所知，问之何也？

雷公曰：于此有人，头痛筋挛骨重，怯然少气，〔怯然：胆小、害怕。〕哕噫腹满，时惊不嗜卧，此何脏之发也？脉浮而弦，切之石坚，不知其解，复问所以三脏者，以知其比类也。帝曰：夫从容之谓也。〔句释：此与前文之"然从容得之"句义同。〕夫年长则求之于腑，年少则求之于经，年壮则求之于脏。〔句释：此言老年人易因饮食而伤六腑，故求之于腑。少年人易因劳动汗出而风邪中于经脉，故求之于经。壮年人易因房事而耗伤五脏之精，故求之于脏。〕今子所言皆失，八风菀热，五脏消烁，传邪相受。〔句释：指黄帝指责雷公所问，不追求致病根由，只论证候，如没有去探讨八风为什么导致郁热，五脏为什么被消烁，及病邪相传的次第等。"菀"、"郁"义同。〕夫浮而弦者，是肾不足也。沉而石者，是肾气内著也。怯然少气者，是水道不行，形气消索也。〔句释：《类经》十三卷第九注："精所以成形，所以化气，水道不行，则形气消索，故怯然少气也。"索：散。〕咳嗽烦冤者，是肾气之逆也。一人之气，病在一脏也。若言三脏俱行，不在法也。〔一人之气……不在法也：此言本病虽有四证，但均系肾一脏

发病，如果说是脾、肝、肾三脏俱病，是不符合诊病法则的。**三脏俱行：**谓三脏之病行。**法：**法度。〕

雷公曰：于此有人，四肢解堕，喘咳血泄，而愚诊之，以为伤肺，切脉浮大而紧，愚不敢治，粗工下砭石，病愈，多出血，血止身轻，此何物也？帝曰：子所能治，知亦众多，与此病失矣。譬以鸿飞，亦冲于天。〔**句释：**此以鸿雁之飞行，虽亦能上冲于天，但却飞不至天之边际，喻医道之深奥，有如长空之浩渺难测，摸不到其边际。〕夫圣人之治病，循法守度，援物比类，化之冥冥，〔**化之冥冥：**此言技术高明的医生诊治疾病，能达到掌握变化于冥冥莫测的境地。**冥冥：**幽深。〕循上及下，何必守经。今夫脉浮大虚者，是脾气之外绝，去胃外归阳明也。夫二火不胜三水，是以脉乱而无常也。〔**句释：**对"二火"与"三水"，注家有两种不同的解释。一是认为"二火"为二阳（胃），"三水"为三阴（脾），如吴昆注："二火，犹言二阳，谓胃也；三水，犹言三阴，谓脾也。言太阴之气外归阳明，阳明不胜太阴，是以脉乱而失其常，常脉浮缓，今失而为浮大虚矣。"一是认为"二火"为二阳脏（心、肺），"三水"为三阴脏（肝、脾、肾），如王冰注："二火，谓二阳脏。三水，谓三阴脏。二阳脏者，心肺也，以在膈上故。三阴脏者，肝脾肾也，以在膈下故。然三阴之气，上胜二阳，阳不胜阴，故脉乱而无常也。"〕四肢解堕，此脾精之不行也。喘咳者，是水气并阳明也。〔**句释：**此言由于脾虚而水气泛溢于胃，致气不利而喘咳。〕血泄者，脉急血无所行也。若夫以为伤肺者，由失以狂也。〔**句释：**假若认为本病是伤肺，便是错误的诊断，这种说法，犹如狂言妄语。**由：**与"犹"通，如同。**失：**诊断错误。**狂：**妄。〕不引比类，是知不明也。夫伤肺者，脾气不守，胃气不清，经气不为使，真脏坏决，经脉傍绝，五脏漏泄，不衄则呕，此二者不相类也。譬如天之无形，地之无理，白与黑相去远矣。是失吾过矣，以子知之，故不告子，明引比类从容，〔**从容：**王冰注："从容，上古经篇名也。"《类经》十三卷第九注："谓此篇明引形证，比量异同，以合从容之法。"刘衡如云："上文'不引比类，是知不明也'，此处'明引比类、从容'，及下疏五过论'善为脉者，必以比类，奇恒，从容知之'，所谓比类、奇恒、从容、皆古医经篇名。"〕是以名曰诊经，是谓至道也。

导读分析

一、篇名解析 ▶▶▶

《从容》，是有关辨证的古籍。本篇是黄帝将《从容》展示于雷公，指出诊病时，应引物比类，从容辨析，故篇名为《示从容论》。

二、文章大意 ▶▶▶

黄帝将《从容》展示给雷公看，说明诊病时必须遵循法度，仔细观察脉证，并运用援物比类的方法，分析病情，才能作出准确的诊断。

三、结构分析 ▶ ▶ ▶

第1段：黄帝请雷公谈谈将比类方法运用于医理的心得体会，并指出临证应小心谨慎，以防过失

第2段：具体指出肾虚、肝虚、脾虚的脉证分析

第3～4段：通过分析两个病例，强调在辨证时，必须遵循法度，仔细观察脉证，从复杂的症状中别异比类，找出它的病本所在，这样才能作出正确的诊断

疏五过论篇第七十七

　　黄帝曰：呜呼远哉！闵闵乎若视深渊，〔**闵闵乎**：深远貌，在此是感叹道之远大幽深。〕若迎浮云，视深渊尚可测，迎浮云莫知其际。**圣人之术，为万民式**，〔**式**：榜样，模范。**圣人之术，为万民式**：圣人的医术，是万民学习的榜样。〕论裁志意，〔**裁**：估量，识别。〕必有法则，**循经守数**，〔**循**：顺着，引申为沿袭，依照。**经**：道之常。**数**：道理，法则。〕**按循医事**，〔**按**：审察。**循**：在此通"巡"，视察。〕**为万民副**，〔**为万民副**：为群众的辅助。**副**：助。〕故事有五过四德，汝知之乎？雷公避席再拜曰：〔**避席**：下席。古人坐席上，下席站立，表示尊敬。〕臣年幼小，蒙愚以惑，〔**蒙**：昏蒙。**愚**：愚昧。**惑**：迷乱，不明白。〕不闻五过与四德，**比类形名，虚引其经**，〔**比类形名，虚引其经**：此言虽能从病的症状和名目上来比类分析，但只是虚引经义。**形**：症状。**名**：病名。〕心无所对。

　　帝曰：凡未诊病者，必问尝贵后贱，虽不中邪，病从内生，名曰脱营。〔**脱营**：病名，系因情志抑郁不舒而血少脉减之证。〕尝富后贫，名曰失精，〔**失精**：病名，系因情志抑郁，营养不足而精气虚少之证。〕**五气留连，病有所并**。〔**五气留连，病有所并**：由于精失气衰，致五脏之气留聚不运，气血不行，积并而为病。〕医工诊之，不在脏腑，不变躯形，诊之而疑，不知病名。身体日减，气虚无精，病深无气，洒洒然时惊，病深者，以其外耗于卫，内夺于荣。良工所失，不知病情，此亦之一过也。

　　凡欲诊病者，必问饮食居处，暴乐暴苦，始乐后苦，皆伤精气，精气竭绝，形体毁沮。〔**沮**：败坏。〕**暴怒伤阴，暴喜伤阳**，〔**暴怒伤阴，暴喜伤阳**：《素问经注节解》注："伤阴者，怒伤肝血也；伤阳者，喜散心气也。"〕厥气上行，满脉去形。愚医治之，不知补泻，不知病情，精华日脱，邪气乃并，此治之二过也。

　　善为脉者，必以比类奇恒从容知之，为工而不知道。〔**句释**：善于诊脉的医生，必定能把一般的疾病和奇特的疾病，进行比类分析，从容揆度，从而了解其病情。又，刘衡

如云："比类、奇恒、从容，皆古医经篇名。"可备一解。〕此诊之不足贵，此治之三过也。

诊有三常，〔**三常**：在此指贵贱、贫富、苦乐而言。〕必问贵贱，封君败伤，〔**封君败伤**：过去是高官厚禄，而现在被削职失势。**封君**：古代受有封邑的贵族。**败伤**：指被削爵失势。〕及欲侯王。故贵脱势，虽不中邪，精神内伤，身必败亡。始富后贫，虽不伤邪，皮焦筋屈，痿躄为挛。〔**句释**：吴昆注："失其肥甘，五液干涸，故令焦屈挛躄。"躄，足痿不能行走。〕医不能严，不能动神，外为柔弱，乱至失常，病不能移，则医事不行，此治之四过也。〔**句释**：《类经》十二卷第十八注："戒不严，则无以禁其欲，言不切，则无以动其神，又其词色外为柔弱，而委随从顺，任其好恶，则未有不乱而至失其常者，如是则翁不能移，其于医也何有。"〕

凡诊者，必知终始，〔**终始**：吴昆注："终始，谓今病及初病也。"〕有知余绪，〔**有**：通"又"。**有知余绪**：《类经》十二卷第十八注："有知余绪，谓察其本知其末也。"〕切脉问名，当合男女。〔**当合男女**：指切脉问病证之名时，应结合男女阴阳多少及脉象顺逆等特点。〕离绝菀结，〔**离绝菀结**：因失其亲爱，断其所怀，而精神上思虑抑郁难解。〕忧恐喜怒，五脏空虚，血气离守，工不能知，何术之语。尝富大伤，〔**尝富大伤**：指原来富有之人，由于失去了财势，而心神形体大有损伤。〕斩筋绝脉，〔**斩筋绝脉**：是形容其形体损伤严重，而筋似斩脉似绝。〕身体复行，令泽不息。〔**身体复行，令泽不息**：其身体虽仍能照常行动，但津液不再滋生了。〕故伤败结，留薄归阳，脓积寒炅。〔**句释**：《类经》十二卷第十八注："故，旧也。言旧所伤，有所败结，血气留薄不散，则郁而成热，归于阳分，故脓血蓄积，令人寒炅交作也。"炅，热也。〕粗工治之，亟刺阴阳，身体解散，四肢转筋，死日有期，医不能明，不问所发，唯言死日，亦为粗工，此治之五过也。

凡此五者，皆受术不通，人事不明也。〔**人事**：人情事理。〕

故曰：圣人之治病也，必知天地阴阳，四时经纪，〔**经纪**：秩序。**四时经纪**：指一年四时寒暑有一定的秩序。〕五脏六腑，雌雄表里，〔**雌雄表里**：在此指经脉而言。如六阴经为雌，六阳经为雄。阳经行于表，阴经行于里。〕刺灸砭石，毒药所主，从容人事，以明经道，贵贱贫富，各异品理，〔**从容人事……各异品理**：《类经》十二卷第十八注："经道，常道也。不从容于人事，则不知常道，不能知常，焉能知变。人事有不齐，品类有同异，知之则随方就圆，因变而施，此人事之不可不知也。"各异品理，在此指贵贱贫富，由于社会地位及生活条件不同，其体质和患病也就有各自不同的特点。品，品类。理，条理。〕问年少长，勇怯之理，审于分部，〔**分部**：指病色出现的部位。〕知病本始，八正九候，〔**八正**：四时八风正气。**九候**：三部九候脉象。〕诊必副矣。〔**副**：吴昆注："副，全也。"〕治病之道，气内为宝，〔**治病之道，气内为宝**：此言治病之要道，应以诊察清楚病者元气之强弱为最重要。**气内**：即内气，亦即指元气。〕循求其理，求之不得，过在表里。守数据治，〔**守数**：谓血气多少及刺深浅之数。**据治**：谓据穴俞所治之旨而用之。〕无失俞理，能行此术，终身不殆。不知俞理，五脏菀热，痈发六腑。诊病不审，是谓失常，谨守此治，与经相明，《上经》《下经》，《揆度》《阴阳》，〔《上经》《下经》，《揆度》《阴阳》：王冰注："所谓《上经》者，言气之通天也。《下经》者，言病之变化也。言此二经，《揆度》《阴阳》之气。……《揆度》者，度病之深浅也。"〕《奇恒》《五中》，决以明堂，〔《奇恒》《五中》，决以明堂：此言诊察奇恒之疾，及五脏之病，可取决于明堂之色。《五中》：古医书名，五中，指五脏。明堂：即鼻。〕审于终始，可以横行。〔横行：遍行、旁行。〕

导读分析

一、篇名解析 ▶▶▶

疏，分条陈述；五过，指诊治疾病时易犯的五种过失。本篇陈述医生在诊治方面的五种过失，以示警戒，故篇名为《疏五过论》。

二、文章大意 ▶▶▶

本篇主要讨论医生临证之时，由于忽视病人的社会地位变迁、思想情绪变化、精神内伤状况和患病的始末，以及不明诊脉的原则，而发生误诊与误治的五种过失，进而提出了诊治疾病所应遵循的常规法则。

三、结构分析 ▶▶▶

第1段：提出医学上有"五过"、"四德"的说法。

第2～6段：陈述"五过"内容
- 第1过：忽视病人的社会地位变迁
- 第2过：忽视病人的饮食起居及思想情绪变化
- 第3过：不知《比类》《奇恒》，不能从各方面去分析病情
- 第4过：忽视三种情况
  1. 询问病人社会地位的高低
  2. 了解病人在地位方面遭遇的挫折
  3. 探知病人是否有升官厚禄的妄想
- 第5过：不明患病的始末及诊脉的原则

第7段：总结了这五过的原因，即"凡此五者，皆受术不通，人事不明"

第8段：指出医生必须具备"四德"
1. 必知天地阴阳，四时经纪，还要从容人事等
2. 要懂得治病之道，气内为宝的道理
3. 要懂得守数据治，无失俞理的原则
4. 要懂得揆夺阴阳，审于终始的诊断方法

徵四失论篇第七十八

黄帝在明堂，雷公侍坐，黄帝曰：夫子所通书受事众多矣，〔**通书受事**：通晓的书籍和接受的工作。在此指医书医事。〕试言得失之意。〔**得失**：成败。在此指医疗的成功与失败。〕所以得之，所以失之。雷公对曰：循经受业，〔**循经受业**：遵循医经学习医学。〕皆言十全，其时有过失者，请闻其事解也。

帝曰：子年少智未及邪？〔**邪**：经传俱作"邪"，俗作"耶"。〕将言以杂合耶？〔**言以杂合**：杂合各家学说而缺乏分析能力。〕夫经脉十二，络脉三百六十五，此皆人之所明知，工之所循用也。所以不十全者，精神不专，志意不理，外内相失，〔**外内相失**：谓不能把外在的脉证与内在的病情综合分析。"外"，指外在的脉证，"内"，指内在的病情。〕故时疑殆。〔**疑**：疑惑。**殆**：危险。〕

诊不知阴阳逆从之理，此治之一失矣。受师不卒，〔**受师不卒**：跟随老师学习没有毕业。**卒**：完毕，结束。〕妄作杂术，谬言为道，更名自功，〔**更名自功**：吴昆注："更名，变易其说也。自功，自以为功也。"〕妄用砭石，后遗身咎，〔**后遗身咎**：为自己遗留下过错。**咎**：过错。〕此治之二失也。不适贫富贵贱之居，坐之薄厚，〔**坐**：居处。**坐之薄厚**：指居处的环境好坏。〕形之寒温，不适饮食之宜，不别人之勇怯，不知比类，足以自乱，不足以自明，此治之三失也。诊病不问其始，忧患饮食之失节，起居之过度，或伤于毒，〔**或伤于毒**：吴昆注："毒，谓草木金石禽虫诸毒也。"〕不先言此，卒持寸口，〔**卒**：同"猝"，突然，此当只凭按脉讲。〕何病能中，妄言作名，为粗所穷，此治之四失也。

是以世人之语者，驰千里之外，不明尺寸之论，诊无人事。〔**句释**：吴昆注："千里之外，言其远也，尺寸人事，言其近也。谓世人求道于远，常驰骛于千里之外，不明尺寸之道，无遑人事之浅也。"**人事**：指病人的生活条件及居住环境等而言。〕治数之道，从容之葆，〔**治数之道，从容之葆**：此言诊疾病之道，以能做到比类从容为最宝贵。**葆**：通"宝"，珍贵。〕坐持寸口，〔**坐**：徒然。〕诊不中五脉，百病所起，始以自怨，遗师其咎。是故治不能循理，弃术于市，妄治时愈，愚心自得。呜呼！窈窈冥冥，〔**窈窈**：深奥，深远。**冥冥**：幽深。〕孰知其道?! 道之大者，拟于天地，配于四海，汝不知道之谕，受以明为晦。〔**汝不知道之谕，受以明为晦**：你若不能通晓道之教谕，则所接受的虽然是很明白的道理，反成为暗晦不明。**谕**：晓。**晦**：昏暗不明。〕

导读分析

一、篇名解析 ▶▶▶

徵，即惩、惩戒的意思。本篇陈述了医生治病中的四种过失，并提出徵戒，故篇名为《徵四失论》。

二、文章大意 ▶▶▶

本篇论述医生诊治疾病的时候，会产生的四种失误，应该怎样才可以避免。这对指导医生的临床诊断，尽量减少误诊有着非常重要的意义。

三、结构分析 ▶▶▶

第1段：提出"循经受业，皆言十全，其时有过失者"的疑问

第2段：指出"精神不专，志意不理，外内相失"是治不十全的主要原因

第3段：论述医生在诊病过程中的四种过失

一失："不知阴阳逆从"

二失："受师不卒，妄作杂术"、"妄用砭石"等

三失：不注意区别劳逸、肥瘦、寒温、勇怯之人

四失：不问病的起始，仅凭诊脉治病

第4段：指出医学理论的深远博大，如不深入钻研就无法明白其中的道理

卷第二十四

阴阳类论篇第七十九

孟春始至，〔**孟**：始。**孟春始至**：指立春之日。孟春，春季第一月，即夏历正月，为春之开始。〕黄帝燕坐，临观八极，〔**八极**：在此指八方的远际。**极**：最边远的地方。〕正八风之气，〔**正八风之气**：《类经》十三卷第七注："察八方之风候也。"〕而问雷公曰：阴阳之类，经脉之道，五中所主，〔**五中所主**：指五脏主时。**五中**：五脏。〕何脏最贵？雷公对曰：春甲乙青，中主肝，治七十二日，是脉之主时，臣以其脏最贵。帝曰：却念上、下经，《阴阳》、《从容》，子所言贵，最其下也。〔句释：《类经》十三卷第七注："上、下经，古经也，《阴阳》、《从容》其篇名也。帝谓念此经义，则贵不在肝，盖特其最下者耳。"〕

雷公致斋七日，〔**斋**：古人在祭祀前或举行典礼前清心洁身以示庄敬。〕旦复侍坐。帝曰：三阳为经，二阳为维，一阳为游部，此知五脏终始。〔句释：《类经》十三卷第七注："经，大经也，周身之脉，惟足太阳为巨，通巅下背，独统阳分，故曰经。维，维络也，阳明上布头面，下循胸腹，独居三阳之中，维络于前，故曰维。少阳在侧，前行则会于阳明，后行则会于太阳，出入于二阳之间，故曰游部。"〕三阴为表，二阴为里，〔**三阴为表，二阴为里**：《类经》十三卷第七注："三阴，太阴也。太阴为诸阴之表，故曰三阴为表。按：《阴阳离合论》曰：太阴为开。《痿论》曰：肺主身之皮毛。《师传》篇曰：肺为之盖，脾者主为卫，是手足三阴，皆可言表也。……二阴，少阴肾也，肾属水，其气沉，其主骨，故二阴为里。"〕一阴至绝作朔晦，却具合以正其理。〔**一阴至绝作朔晦，却具合以正其理**：此言一阴为厥阴，厥阴为两阴交尽，阴尽则阳生，故云一阴至绝，至则阳生，绝则阴尽，阳生则如月之朔，阴尽则如月之晦。其一尽一生，终始循环，气数具合，合乎于天地阴阳终始之理。**朔**：夏历每月初一日。**晦**：夏历每月的末一天。〕雷公曰：受业未能明。帝曰：所谓三阳者，太阳为经，三阳脉至手太阴，弦浮而不沉，决以度，察以心，合之阴阳之论。〔句释：三阳，谓太阳。手太阴，谓寸口。太阳脉至应洪大以长，今脉来弦浮而不沉，这是病脉。此应根据常度进行决断，细心体察，参合阴阳的理论，以辨其善恶。〕所谓二阳者，阳明也，至手太阴，弦而沉急不鼓，炅至以病皆死。〔句释：王冰注：

鼓，谓鼓动。炅，热也。阳明之脉，浮大而短，今弦而沉急不鼓者，是阴气胜阳，木来乘土也。然阴气胜阳，木来乘土，而反热病至者，是阳气之衰败也，犹灯之焰欲灭反明，故皆死也。"〕一阳者，少阳也，至手太阴，上连人迎，弦急悬不绝。此少阳之病也，专阴则死。〔一阳者……专阴则死：《类经》十三卷第七注："人迎，足阳明脉也，在结喉两傍，故曰上连人迎。悬，浮。露如悬也。少阳之脉，其体乍数乍疏，乍短乍长，今则悬急如悬，其至不绝，兼之乘胃经，此木邪之胜，少阳病也。然少阳、厥阴皆从木化，若阳气竭绝，则阴邪独盛，弦博至极，是曰专阴，专阴者，死也。按以上三阳为病，皆言弦急者，盖弦属于肝，厥阴脉也。阴邪见于阳分，非危则病，故帝特举为言，正以明肝之足贵也。"专：独，言其独有阴气而无阳气，则死。〕三阴者，六经之所主也，交于太阴，伏鼓不浮，上空志心。〔句释：《类经》十三卷第七注："交于太阴，谓三阴脉至气口也，肺主轻浮，脾主和缓，其本脉也。今见伏鼓不浮，则阴盛阳衰矣，当病上焦空虚，而脾肺之志以及心神，为阴所伤，皆致不足，故曰上空志心。按：《阴阳应象大论》曰：'肺在志为忧，脾在心为思，心在志为喜，是皆五脏之志也。'"〕二阴至肺，〔二阴：指肾。肺：指气口。〕其气归膀胱，外连脾胃。一阴独至，经绝，气浮不鼓，钩而滑。〔句释：厥阴脉独至寸口，是有阴无阳，经气内绝，故脉气虽浮而不鼓指，如钩而滑。一阴：指厥阴。独至：谓不兼他脉。〕此六脉者，乍阴乍阳，交属相并，缪通五脏，合于阴阳，先至为主，后至为客。〔先至为主，后至为客：《类经》十三卷第七注："六脉之交，至有先后，有以阴见阳者，有以阳见阴者，阳脉先至，阴脉后至，则阳为主而阴为客，阴脉先至，阳脉后至，则阴为主而阳为客，此先至为主，后至为客之谓也。"至：谓脉至寸口。〕

雷公曰：臣悉尽意，受传经脉，颂得从容之道，〔颂：《正韵》："称述也。"〕以合《从容》，不知阴阳，不知雌雄。帝曰：三阳为父，二阳为卫，一阳为纪。〔句释：三阳者，即太阳；二阳者，即阳明；一阳者，即少阳。父：在此有高尊之义，指太阳为六经之长，统摄阳分的作用。卫：捍卫，指阳明经脉维络于前，以捍卫诸经阳气。纪：会也，指少阳出入于二阳之间，为阳之交会。〕三阴为母，二阴为雌，一阴为独使。〔句释：《类经》十三卷第七注："太阴滋养诸经，故称为'母'。少阴属水，水能生物，故曰'雌'，亦上文'二阴为里'之义。使者，交通终始之谓，阴尽阳生，惟厥阴主之，故为'独使'。"〕二阳一阴，阳明主病，不胜一阴，脉耎而动，九窍皆沉。〔句释：二阳为阳明，一阴为厥阴，阳明属土，厥阴属木。二阳一阴相搏，是木来克土，肝邪伤胃，故为阳明主病。土不胜土，故云"不胜一阴"。脉耎为胃气，脉动是胃气，九窍之气皆为阳明所及，今胃为肝气所伤，则胃气不行，故九窍皆沉滞而不通利。沉：沉滞。〕三阳一阴，太阳脉胜，一阴不能止，内乱五脏，外为惊骇。〔句释：马莳注："此言膀胱与肝为病者，膀胱胜而肝负也。三阳者，足太阳膀胱经也。一阴者，足厥阴肝经也。膀胱主病，而肝来侮之，则木来乘水，当是时膀胱为表，肝为里，膀胱邪盛，有自表入里之势，肝经不得而止之，致使内乱五脏之神，外有惊骇之状。《金匮·真言论》曰：'肝，其病发惊骇。'"〕二阴二阳，病在肺，少阴脉沉，胜肺伤脾，外伤四肢。〔句释：《类经》十三卷第七注："二阴，手少阴也。二阳，足阳明也。少阴为心火之脏，火邪则伤金，故病在肺。阳明为胃土之腑，土邪必伤水，故足少阴之脉沉，沉者气衰不振之谓。然胃为脾腑，脾主四肢，火既胜肺，胃复连脾，脾病则四肢亦病矣。"〕二阴二阳皆交至，病在肾，骂詈妄行，巅疾为狂。〔句释：二阴为肾，肾属水。二阳为胃，胃属土。二阴二阳皆交至，是水土之邪交至。水不胜土，故病在肾；土胜则胃盛，故病骂詈妄行，为癫为狂。〕二阴一阳，病出于肾，阴气客游于心，脘下空窍，堤闭塞不通，四肢别离。〔句释：《素问经注节解》注："病出于肾，谓病由肾出也，与前病在肺肾者不同。肾为阴脏，故其气亦阴。三焦为火腑，内贯三停，外通九窍。故肾水为病，阴气充斥，上自心脘，下及诸窍，而令闭塞如堤也。四肢本属胃土，水盛则反侮土，故亦令别离也。"堤：堤坝。四肢别离：形容四肢好像离开身体一样不为所用。〕一阴一阳代绝，此阴气至心，上下无常，出入不知，喉咽干燥，病在土脾。〔句释：一阴为厥阴，一阳为少阳，此为厥阴、少阳合病。代绝，脉来动而中止。厥阴与少阳，皆属木，病则木不生火，致心火不足而阴气至心。厥阴、少阳合病，不能转枢阴阳，故其病或在上，或在下，而无定处。出，指二便，入，指饮食。脾脉结于咽，木病犯土，病及脾土，故食不知味，大小便不知，喉咽干燥。〕二阳三阴，至阴皆在，阴不过阳，阳气不能止阴，阴阳并绝，浮为血瘕，沉为脓胕。〔句释：《类经》十三卷第七注："二阳胃也，三阴肺也，至阴脾也，皆在，皆病也。脾胃相为表里，病则仓廪不化，肺布气于脏腑，病则治节不行。故致阴不过阳，则阴自为阴，不过入于阳分也。阳气不能止阴，则阳自为阳，不留止于阴分也。若是者，无复交通，阴阳并绝矣。故脉浮者，病当在外而为血瘕，脉沉者，病当在内而为脓胕。正以阴阳表里不相交通，故脉证之反若此。"胕：浮肿。〕阴阳皆壮，下至阴阳。〔句释：《类经》十三卷第七注："至若阴阳皆壮，则亢而为害，或以孤阴，或以孤阳，病之所及，下至阴阳，盖男为阳道，女为阴器，隐曲不调，俱成大病也。"〕上合昭昭，下合冥冥，〔上合昭昭，下合冥冥：吴昆注："昭昭，天之阳也。冥冥，地之阴也，言脉阴阳合于天地也。"〕诊决死生之期，遂合岁首。

雷公曰：请问短期。〔短期：在此当指病死而言〕黄帝不应。雷公复问。黄帝曰：在经论中。雷公曰：请闻短期。黄帝曰：冬三月之病，病合于阳者，至春正月脉有死征，皆归出春。〔句释：《类经》十八卷第九十六注："冬三月者，阴盛时也。病合于阳者，阳证阳脉也。出春，春尽夏初也。以水王之时而病合于阳者，蟹时不足，病气有余也。及至孟春正月，阳气发生则阳邪愈胜，阴气愈竭，若脉有死征，则出春夏而阳盛阴衰，俱已至极，无所逃矣。"〕冬三月之病，在理已尽，草与柳叶皆杀，春阴阳皆绝，期在孟春。〔句释：马莳注："若冬三月之病，死证悉见，在理已尽，亦可延至地有草柳有叶之时，其人始杀者，何也？有死征而无死脉也。以物生而人死，故亦以杀名之。"〕春三月之病，曰阳杀，〔阳杀：注家对此认识不一。如马莳注："春三月为病者，正以其人秋冬夺于所用阴气耗散，不能胜阳，故春虽非盛阳，交春即病为阳而死，名曰阳杀。"〕阴阳皆绝，期在草干。〔草干：马莳注："若使其脉阴阳俱绝，则不能满此三月而始死也。期在旧草尚干之时，即应死矣，无望其草生柳叶之日也。"〕夏三月之病，至阴不过十日，〔至阴不过十日：此言病在脾而有死征者，其死期不出十日。至阴，脾也。因夏三月为阳极盛之时，脾为至阴之脏，至阴之脏而病于阳极之时，故其死也短期。〕阴阳交，〔阴阳交：吴昆注："阴脉见于阳，阳脉见于阴，阴阳交易其位，谓之阴阳交。"〕期在溓水。〔溓水：指水始凝结成冰貌。〕秋三月之病，三阳俱起，不治自已。〔句释：吴昆注："三阳，太阳膀胱也。俱起，两手俱起也。秋三月金王，而太阳寒水之气先时而至，是为母子相生，故不治自已。"〕阴阳交合者，立不能坐，坐不能起。〔句释：吴昆注："阴阳交合，谓阴阳之气交至合而为病也。阴阳两伤，血气俱损，衰弱已甚，故令动止艰难，立则不能坐，坐则不能起也。"〕三阳独至，期在石水。〔石水：石水者，谓冬月水冰如石之时。此言有阳无阴是孤阳，阳亢阴竭已无生意，故于寒水极盛之时而亡。〕二阴独至，期在盛水。〔句释：盛水者，正月雨水之候也。此为有阴无阳之证，故遇阳胜之时而亡。〕

导读分析

一、篇名解析 ▶▶▶

本篇以阴阳类聚的方法论述了三阴三阳之意义、脉证及死期，故篇名为《阴阳类论》。但其中部分内容文义比较晦涩难解，故许多注家认为其中必有错简。

二、文章大意 ▶▶▶

本篇以阴阳类聚的方法主要论述了三阴三阳在人身的作用，以及由于三阴三阳的变化而产生的疾病和脉象。

三、结构分析 ▶▶▶

第1段：否定肝脏为五脏中最贵的脏

第2段 {
1. 叙述三阴三阳的在人体的分布情况，并指出三阴三阳表里相合各有一定的规律和次序
2. 论述三阴三阳各自脉象反应于寸口的表现
}

第3段 {
1. 阐述三阴三阳的功能特点
2. 论述三阴三阳合病的证候，指出它们之间相互制胜的关系
}

第4段：论述四季所起之病的死期

方盛衰论篇第八十

雷公请问：气之多少，〔气之多少：此言阴阳之气的盛衰。多者盛，少者衰。〕何者为逆，何者为从？黄帝答曰：阳从左，阴从右，〔阳从左，阴从右：《类经》十八卷第八十四注："阳气主升，故从乎左，阴气主降，故从乎右。从者为顺，反者为逆。"〕老从上，少从下，〔老从上，少从下：《类经》十八卷第八十四注："老人之气，先衰于下，故从

上者为顺，少壮之气，先盛于下，故从下者为顺。盖天之生气，必自下而升，而人气亦然也，故凡从老人而衰于上者，其终可知，少壮而衰于下者，其始可知，皆逆候也。"〕是以春夏归阳为生，归秋冬为死，反之，则归秋冬为生，〔**是以春夏归阳为生……则归秋冬为生**：春夏属阳，为阳气由生而盛之时，故春夏之病，若见阳证阳脉者为顺，主生，若见阴证阴脉者为逆，主死。秋冬属阴，为阴渐盛而阳渐衰之时，故秋冬之病，以见阴证阴脉为生。〕是以气之多少逆皆为厥。

问曰：有余者厥耶？答曰：一上不下，寒厥到膝，少者秋冬死，老者秋冬生。〔**句释**：《类经》十八卷第八十四注："少年之阳不当衰而衰者，故最畏阴胜之时，老人阳气本衰，是其常也，故于冬秋无虑焉。"〕气上不下，头痛巅疾，〔**气上不下，头痛巅疾**：此言如阳气逆于上而不下，则形成上实下虚，故发生头痛等巅顶疾患。〕求阳不得，求阴不审，〔**求阳不得，求阴不审**：《类经》十八卷第八十四注："厥之在人也，谓其为阳，则本非阳盛，谓其为阴，则又非阴盛，故皆不可得。"审：此作明、知解。〕五部隔无征，〔**五部隔无征**：此言五脏之气隔绝，已无明显的征象可察。〕若居旷野，若伏空室，绵绵乎属不满日。〔**绵绵乎属不满日**：此言病已绵绵一息，其生命不能终日。〕

是以少气之厥，令人妄梦，其极至迷。三阳绝，三阴微，是为少气。〔**句释**：三阳绝，三阴微，是言三阳之脉悬绝，三阴之脉微细，是为阴阳俱虚，故云"少气"。〕是以肺气虚则使人梦见白物，见人斩血借借，〔**借借**：杂乱众多。借，通"藉"。〕得其时则梦见兵战。肾气虚则使人梦见舟船溺人，得其时则梦伏水中，若有畏恐，肝气虚则梦见菌香生草，〔**菌香生草**：王冰注："草木之类也。肝合草木，故梦见之。"〕得其时则梦伏树下不敢起。心气虚则梦救火阳物，〔**阳物**：张志聪注："阳物，龙也。乃龙雷之火游行也。"〕得其时则梦燔灼。脾气虚则梦饮食不足，得其时则梦筑垣盖屋。此皆五脏气虚，阳气有余，阴气不足，合之五诊，调之阴阳，以在《经脉》。〔**以**：同"已"。〕

诊有十度，〔**度**：揣测，估计。**十度**：指脉度、脏度、肉度、俞度、筋度，度各有二，合为十度。〕度人脉度、脏度、肉度、筋度、俞度。阴阳气尽，人病自具。〔**句释**：《类经》五卷第七注："凡此十度者，人身阴阳之理尽之矣，故人之疾病，亦无不具见于此。"〕脉动无常，散阴颇阳，〔**散阴颇阳**：此言阴阳散乱而偏颇。颇：偏，不平。〕脉脱不具，诊无常行。〔**句释**：吴昆注："脉脱不具者，脉或不显也。诊无常行者，法不拘于一途也。"〕诊必上下，度民君卿。受师不卒，使术不明，不察逆从，是为妄行，持雌失雄，弃阴附阳，〔**持雌失雄，弃阴附阳**：此指诊断时的片面性，如持雌时失雄，附阳时弃阴。〕不知并合，诊故不明，传之后世，反论自章。〔**反论**：谬误的理论。**自章**：自然显露。章，同"彰"，彰明。〕

至阴虚，天气绝；至阳盛，地气不足。阴阳并交，至人之所行。〔**句释**：马莳注："地位乎下，为至阴，若至阴虚则天气绝而不降，何也？以其无所升也。天位乎上，为至阳，若至阳盛则地气无自而足，何也？以其无所降也。此设言也。故人有阳气，阳气者，卫气也，人有阴气，阴气者，营气也。能使阴阳二气，交会于一处者，惟至人乃能行之。"〕阴阳并交者，阳气先至，阴气后至，〔**阴阳并交者，阳气先至，阴气后至**：《类经》五卷第七注："凡阴阳之道，阳动阴静，阳刚阴柔，阳倡阴随，阳施阴受，阳升阴降，阳前阴后，阳上阴下，阳左阴右，数者为阳，迟者为阴，进者为阳，退者为阴，发生者为阳，收藏者为阴，阳之行速。阴之行迟，故阴阳并交者，必阳先至而阴后至，是以圣人之持诊者，在察阴阳先后以测其精要也。"〕是以圣人持诊之道，先后阴阳而持之，《奇恒之势》乃六十首，〔《奇恒之势》乃六十首：王冰注："《奇恒势》六十首，今世不传。"〕诊合微之事，〔诊合微之事：指将各种诊法所诊得的细微资料，进行综合分析。〕追阴阳之变，章五中之情，〔五中：五脏。〕其中之论，取虚实之要，定五度之事，〔五度：指前文所言之十度。〕知此乃足以诊。是以切阴不得阳，诊消亡，得阳不得阴，守学不湛，〔守学不湛：指所掌握的知识不够深湛。湛：深。〕知左不知右，知右不知左，知上不知下，知先不知后，故治不久。知丑知善，知病知不病，知高知下，知坐知起，知行知止，用之有纪，诊道乃具，万世不殆。

起所有余，知所不足，〔起所有余，知所不足：吴昆注："起，病之始也。有余，客邪有余，不足，正气不足。言病之所起虽云有余，然亦可以知其虚而受邪矣。"〕度事上下，脉事因格。〔度事上下，脉事因格：揆度病情的高下，则脉可因之穷究而得其理。格：穷究，穷之而得亦曰格。〕是以形弱气虚死；形气有余，脉气不足死；脉气有余，形气不足生。是以诊有大方，〔是以诊有大方：吴昆注："此下论作医之方，大方，大法也。"〕坐起有常，出入有行，〔出入有行：此言医生的一切举动应保持应有的品德。行：德行，品德。〕以转神明，〔以转神明：运用精神。转：运。神明：指医生的精神思维。〕必清必净，上观下观，司八正邪，〔司八正邪：候察八节八风之正邪。司：候察。〕别五中部，按脉动静，循尺滑涩，寒温之意，视其大小，〔大小：吴昆注："大小，二便也。"〕合之病能，逆从以得，复知病名，诊可十全，不失人情，故诊之或视息视意，〔视息视意：观察其呼吸和神情。〕故不失条理，道甚明察，故能长久。不知此道，失经绝理，亡言妄期，此谓失道。

导读分析

一、篇名解析 ▶▶▶

本篇主要论述阴阳之气的多少盛衰，而对这些盛衰的了解，都是从比较得来。方，比也，故篇名为《方盛衰论》。

二、文章大意 ▶▶▶

本篇论述了阴阳胜衰逆从的道理，并借天地四时来说明人身阴阳逆从的变化，提出可通过五诊十度等方法对此加以全面诊察。

三、结构分析 ▶▶▶

第 1 段 { 1. 论述阴阳之气的盛衰逆从与四季、年龄的关系
2. 指出无论起气的盛衰多少，凡是逆就会造成厥证

第 2 段：论述阴阳之气有余也会造成厥证，并描述了厥证的表现

第 3 段：用五行归类的方法，对五脏阴虚而产生的各种梦境进行了分析归纳

第4～6段：从五诊十度提示了许多诊断方法，要求医生诊病时要掌握全面情况，
综合分析，并要保持良好的医疗作风，才能做到"诊可十全"

解精微论篇 第八十一

黄帝在明堂，雷公请曰：臣授业传之，行教以经论，从容形法，阴阳刺灸，汤药所滋。行治有贤不肖，未必能十全。若先言悲哀喜怒，燥湿寒暑，阴阳妇女，请问其所以然者，卑贱富贵，人之形体所从，群下通使，临事以适道术，谨闻命矣。请问有毚愚仆漏之问，〔毚愚仆漏之问：愚昧简陋的问题。毚，音"chǎn"。〕不在经者，欲闻其状。帝曰：大矣。

公请问：哭泣而泪不出者，若出而少涕，其故何也？帝曰：在经有也。复问：不知水所从生，〔水：此指泪，下"是以目之水生"之"水"，与此同义。〕涕所从出也。帝曰：若问此者，无益于治也，工之所知，道之所生也。夫心者，五脏之专精也，〔夫心者，五脏之专精也：指五脏之精气由心来统辖。《太素》卷二十九水论注："心为五脏身之总主，故为专精。"〕目者其窍也，〔目者其窍也：指目为专精之外窍。〕华色者其荣也。是以人有德也，则气和于目，有亡，忧知于色。〔句释：《太素》卷二十九水论注："故有得通于心者，气见于目，睹目可知其人喜也，有亡于己者，气见于色，视色可见其人忧也。"德：即得。〕是以悲哀则泣下，泣下水所由生。水宗者积水也，〔水宗：指水之源。〕积水者至阴也，至阴者肾之精也，宗精之水所以不出者，〔宗精：指肾之精，因水液皆宗于肾，故肾精为宗精。〕是精持之也，辅之裹之，故水不行也。夫水之精为志，火之精为神，水火相感，神志俱悲，是以目之水生也。〔句释：此言目中泪出是由于神志俱悲而引起。〕故谚言曰：心悲名曰志悲。〔句释：此言心肾相感，心悲则必影响肾志，故云"心悲名曰志悲"。〕志与心精，共凑于目也。是以俱悲则神气传于心，精上不传于志而志独悲，故泣出也。〔句释：此言若心肾相感而俱悲，则神与精俱上传于心，而精气不下传于肾，肾不能约束水液，故泪出。〕泣涕者脑也，脑者阴也，髓者骨之充也，故脑渗为涕。〔句释：鼻窍上通于脑，涕出鼻，脑为髓海，髓为阴精而充于骨，故云涕泣者脑也，而脑渗为涕。〕志者骨之主也，是以水流而涕从

之者，其行类也。〔其行类也：指泪与涕皆从水，故属同类。〕夫涕之与泣者，譬如人之兄弟，急则俱死，生则俱生，其志以早悲，是以涕泣俱出而横行也。夫人涕泣俱出而相从者，所属之类也。

雷公曰：大矣。请问人哭泣而泪出不出者，若出而少，涕不从之何也？帝曰：夫泣不出者，哭不悲也。不泣者，神不慈也。神不慈则志不悲，阴阳相持，泣安能独来。〔阴阳相持，泣安能独来：阴，此指肾志；阳，此指心神。由于其人神不慈而志不悲，神不慈则心神持于上，志不悲则肾志持于下，心神与肾志相持，难于感动，故虽哭泣而泪不出，此属哭不悲。〕夫志悲者惋，〔惋：凄惨意气。〕惋则冲阴，〔冲阴：逆冲于脑。〕冲阴则志去目，志去则神不守精，精神去目，涕泣出也。且子独不诵不念夫经言乎，厥则目无所见。夫人厥则阳气并于上，阴气并于下。阳并于上，则火独光也；〔句释：此言若阳偏聚于上，则必阳亢于上。并：偏聚。火独光：指阳亢而言，亦即火热之气独盛于上之意。〕阴并于下，则足寒，足寒则胀也。夫一水不胜五火，〔夫一水不胜五火：《类经》十八卷第八十注："一水，目之精也。五火，即五脏之厥阳，并于上者也。"〕故目眦盲。是以冲风，泣下而不止。夫风之中目也，阳气内守于精，是火气燔目，故见风则泣下也。〔故见风则泣下也：王冰注："冲风泣下而不止者，言风之中于目也，是阳气内守于精，故阳气盛而火气燔于目，风与热交故泣下。"〕有以比之，夫火疾风生乃能雨，此之类也。

导读分析

一、篇名解析 ▶▶▶

本篇指出泪涕之所从生，与心肾神志，水火阴阳的变化有着密切关系，由于这些道理比较精微，故篇名为《解精微论》。

二、文章大意 ▶▶▶

本篇首先讨论了哭泣涕泪所出的原因，指出哭泣泪涕产生是受了精神情志的影响，与心肾水火阴阳有着密切的关系。继而用"火疾风生乃能雨"的自然现象，来解释迎风流泪的病理变化。

三、结构分析 ▶ ▶ ▶

第 1 段：雷公谈及自己传授医道的感受，并想问一些医学经典中找不到的问题

第 2 段：说明哭泣与泪涕的关系，指出哭泣泪涕的产生是受了精神情志的影响，与心肾水火阴阳有着密切的关系

第 3 段
1. 解释哭泣而不流泪或涕的原因
2. 指出火胜成盲，并以"火疾风生乃能雨"的自然现象，来解释迎风流泪的病理变化

附录　黄帝内经素问遗篇〔1〕

刺法论篇第七十二

　　黄帝问曰：升降不前，〔升降：岁气的左右间气，随年支的变动而变动，即旧岁在泉之右间升为新岁司天之左间，故为升；旧岁司天之右间，降为新岁在泉之左间，故为降。如辰年，旧岁卯年在泉之右间厥阴风木，当升为新岁司天之左间，旧岁卯年司天之右间少阳相火，当降为新岁在泉之左间。〕气交有变，即成暴郁，余已知之。如何预救生灵，〔生灵：与"生民"义同，指人类而言。〕可得却乎？岐伯稽首再拜对曰：昭乎哉问！臣闻夫子言，〔夫子：原注："夫子者，祖师僦贷季。"〕既明天元，〔天元：指天地六元之气。〕须穷刺法，可以折郁扶运，补弱全真，泻盛蠲余，令除斯苦。帝曰：愿卒闻之。岐伯曰：升之不前，即有甚凶也。木欲升而天柱窒抑之，木欲发郁亦须待时，当刺足厥阴之井。火欲升而天蓬窒抑之，火欲发郁亦须待时，君火相火同刺包络之荥。土欲升而天冲窒抑之，土欲发郁亦须待时，当刺足太阴之俞。金欲升而天英窒抑之，金欲发郁亦须待时，当刺手太阴之经。水欲升而天芮窒抑之，水欲发郁亦须待时，当刺足少阴之合。〔天柱、天蓬、天冲、天英、天芮：合称"五

---

　　〔1〕　以下两篇，因在王冰注释之前已亡佚，在王冰次注本中只存篇目，故称为《遗篇》。

　　现存两篇内容，在宋朝林亿等校正医书之前，已经发现，林亿等曾谓："详此二篇，亡在王注之前。按《病能论》篇末王冰注云：世本既缺第七二篇，谓此二篇也。而今世有《素问亡篇》及《昭明隐旨论》，以谓此三篇，仍托名王冰为注，辞理鄙陋，无足取者。"

　　关于这两篇内容，是否是《内经》原文的问题，前人多持否定态度。如林亿等所谓"辞理鄙陋，无足取者"，足可为证。后人周学海氏亦谓："二篇义浅笔稚，世皆斥其矣。揣其时当出于王启玄之后，刘温舒之前，决非温舒所自作也。……第篇中仅排次其位，而无所发明其理，注中更引用咒语，尤为鄙俚。故二篇者，纪数之文也，不当以义理绳之。"

　　二篇内容仍以阐述运气学说为主，其说有与前运气七篇大论不同处，如刚柔二干的上下配合，即其一例。对其实际意义，虽有待于进一步探讨，但其中强调预防疫病的一些观点，如"正气存内，邪不可干"及"守神"诸说，是有一定的科学意义。

星"。《图翼》二卷天地五星图云："五星之在天地，名号各有不同。木星在天曰天冲，在地曰地苍。火星在天曰天英，在地曰地彤。土星在天曰天芮，在地曰地阜。金星在天曰天柱，在地曰地晶。水星在天曰天蓬，在地曰地玄。以分主东南西北中。而土则寄位西南也。"本文所说五星之名，乃木火土金水五星，居于天地不同位置时之别名，在此有时义指五运之气。井、荥、俞、经、合：即经穴之五俞穴。足厥阴之井为敦穴，包络之荥为劳宫穴，足太阴之俞为太白穴，手太阴之经为经渠穴，足少阴之合为阴谷穴。〕

帝曰：升之不前，可以预备，愿闻其降，可以先防。岐伯曰：既明其升，必达其降也。升降之道，皆可先治也。木欲降而地晶窒抑之，降而不入，抑之郁发，散而可得位，降而郁发，暴如天间之待时也，〔暴如天间之待时：此言郁气发作，其暴烈有如司天间气应升不升时郁气待时发作一样。〕降而不下，郁可速矣，降可折其所胜也，当刺手太阴之所出，〔所出：指脉气所发出之处为井穴。手太阴之井穴为少商，足少阴之井穴为涌泉，足厥阴之井穴为大敦。手厥阴心包络之井穴为中冲，足太阴之井穴为隐白。〕刺手阳明之所入。〔所入：指脉气所入而内行处为合穴。手阳明之合穴为曲池，足太阳之合穴为季中，足少阳之合穴为阳陵泉，手少阳之合穴为天井，足阳明之合穴为足三里。〕火欲降而地玄窒抑之，降而不入，抑之郁发，散而可入，当折其所胜，可散其郁，当刺足少阴之所出，刺足太阳之所入。土欲降而地苍窒抑之，降而不下，抑之郁发，散而可入，当折其胜，可散其郁，当刺足厥阴之所出，刺足少阳之所入。金欲降而地彤窒抑之，降而不下，抑之郁发，散而可入，当折其胜，可散其郁，当刺心包络所出，刺手少阳所入也。水欲降而地阜窒抑之，降而不下，抑之郁发，散而可入，当折其土，可散其郁，当刺足太阴之所出，刺足阳明之所入。〔地晶、地玄、地苍、地彤、地阜：马莳注："地晶，西方金司；地玄，北方水司；地苍，东方木司；地彤，南方火司；地阜，中央土司。"〕

帝曰：五运之至有前后，与升降往来，有所承抑之，〔五运之至……有所承抑之：五运有太过不及之异，太过者其至先，不有者其至后。五运与六气值年时，又可以互相影响，所以运的太过不及与气的升降往来，存有相承相抑的关系。文中所述升降不前，就是对这个问题的具体说明。〕可得闻乎刺法？岐伯曰：当取其化源也。〔取：《类经》二十八卷第三十七注："取，治也。……此取字，总言当治之谓，与下文资取之取不同。"化源：指六气生化之本源。〕是故太过取之，不及资之，太过取之，次抑其郁，〔次抑其郁：《类经》二十八卷第三十七注："次抑其郁者，在取其致郁之化源，则郁气可折矣。"〕取其运之化源，令折郁气。不及资之，以掳逗气，以避虚邪也。资取之法，令出《密语》。

黄帝问曰：升降之刺，以知其要，〔以：同"已"。〕愿闻司天未得迁正，〔迁正：此指旧年司天左间，迁为新年司天；旧年在泉左间，迁为新年在泉。〕使司化之失其常政，即万化之或其皆妄。然与民为病，可得先除，欲济群生，〔群生：即百姓或人类。〕愿闻其说。岐伯稽首再拜曰：悉乎哉问！言其至理，圣念慈悯，欲济群生，臣乃尽陈斯道，可申洞微。〔洞：深远。洞微：深远细微。〕太阳复布，〔复布：

在此指旧岁司天之气继续施布。〕即厥阴不迁正，不迁正气塞于上，当泻足厥阴之所流。〔流：《灵枢》九针十二原："所溜为荥。"流、溜，在此义同，指荥穴而言。〕厥阴复布，少阴不迁正，不迁正即气塞于上，当刺心包络脉之所流。少阴复布，太阴不迁正，不迁正即气留于上，当刺足太阴之所流。太阴复布，少阳不迁正，不迁正则气塞未通，当刺手少阳之所流。少阳复布，则阳明不迁正，不迁正则气未通上，当刺手太阴之所流。阳明复布，太阳不迁正，不迁正则复塞其气，当刺足少阴之所流。

帝曰：迁正不前，以通其要，愿闻不退，〔不退：即不退位。指旧岁岁气有余，至新岁之时，不曾退居于间气之位，继续施布其政令，则新岁之岁气便不能迁居于正位，故称不退位。〕欲折其余，无令过失，可得明乎？岐伯曰：气过有余，复作布政，是名不退位也。使地气不得后化，新司天未可迁正，〔使地气不得后化，新司天未可迁正：由于旧岁气有余不退位，所以旧岁在泉之气，也不退后以行间气之化，因而新的司天之气也就不能迁居于正位。如旧岁子年少阴君火司天之气有余，至丑年，少阴不退位，则太阴湿土不能迁于司天正位，子年在泉阳晨燥金也不后退而行在泉右间之化，则旧岁值年之气仍行其令。地气，在此指在泉。〕故复布化令如故也。巳亥之岁，天数有余，〔天数有余：指司天的气数有余，不能按时退位。〕故厥阴不退位也，风行于上，木化布天，当刺足厥阴之所入。〔当刺足厥阴之所入：《类经》二十八卷第三十九注："按上文云复布者，以旧气再至，新气被郁，郁散则病除，故当刺新气之经。此下言不退者，以旧气有余，非泻不除，旧邪退则新气正矣，故当刺旧气之经。二者不同，各有深意。"张注谓"上文云复布者"，指上节内容，由司天之气退而复布者，当刺与新司天相应之经脉而治之，所以太阳复布，厥阴不迁正时，刺厥阴之经脉。本节则是指司天不退位者而言，所以厥阴不退位时，亦刺厥阴之经脉。退而复布者，刺与新司天相应之经脉，不迁正者，刺与旧司天相应之经。这就是二者的不同点。〕子午之岁，天数有余，故少阴不退位也，热行于上，火余化布天，当刺手厥阴之所入。丑未之岁，天数有余，故太阴不退位也，湿行于上，雨化布天，当刺足太阴之所入。寅申之岁，天数有余，故少阳不退位也，热行于上，火化布天，当刺手少阳之所入。卯酉之岁，天数有余，故阳明不退位也，金行于上，燥化布天，当刺手太阴之所入。辰戌之岁，天数有余，故太阳不退位也，寒行于上，凛水化布天，当刺足少阴之所入。故天地气逆，化成民病，以法刺之，预可平痾。〔痾：音"ē"，疾病。〕

黄帝问曰：刚柔二干，〔刚柔二干：天干中单数者为阳，其气刚为刚干，即甲、丙、戊、庚、壬；天干中双数者为阴，其气柔，为柔干，即乙、丁、己、辛、癸。〕失守其位，使天运之气皆虚乎？与民为病，可得平乎？岐伯曰：深乎哉问！明其奥旨，天地迭移，三年化疫，是谓根之可见，必有逃门。〔逃门：在此指避去疫邪的法门。逃：避。〕

假令甲子，刚柔失守，〔甲子，刚柔失守：马莳注："甲子阳年，土运太室，如癸亥天数有余者，年虽交得甲子，厥阴犹尚治天，地已迁正，阳明在泉，匀少阳已作地之右间，即厥阴之地阳明，故不相和奉者也。"〕刚未正，柔孤而有亏，〔刚未正，柔孤而有亏：《类经》二十八卷第四十一注："若上年癸亥，厥阴司天，木不退位，则甲子虽以阳年，土犹不正，甲子刚土未正于上，则己卯在泉，亦柔孤而有亏也。"指上刚之甲子未正于司天之位，则下柔之己卯，虽居于在泉之位，亦必孤立而有所亏。〕时序不令，即音律非从，〔音律非从：在此当指运气刚柔失调，阴阳错乱。音律分阴阳，故以音律代表运之阴阳。〕如此三年，变大疫也。详其微甚，察其浅深，欲至而可刺，刺之，当先补肾俞，次三日，可刺足太阴之所注。又有下位己卯不至，而甲子孤立者，〔下位己卯不至，而甲子孤立者：指甲子年若在泉己卯之气应至而不至，则在上甲子之气，也必孤立无配。〕次三年作土疠，〔土疠：指土运之年，在泉不得迁正，久而所化的疫疠。下"水疠"、"金疠"、"木疠"、"火疠"义同。〕其法补泻，一如甲子同法也。其刺以毕，又不须夜行及远行，令七日洁，清净斋戒。所有自来肾有久病者，可以寅时面向南，净神不乱思，闭气不息七遍，以引颈咽气顺之，如咽甚硬物，如此七遍后，饵舌下津令无数。

假令丙寅，刚柔失守，〔丙寅，刚柔失守：指丙寅年，若司天之气不得迁正，则上配司天之刚干丙，不能与下配在泉之阴干辛相合，就是刚柔失守。〕上刚干失守，下柔不可独主之，中水运非太过，〔中水运非太过：丙年本为水运太过，但由于司天不得迁正，丙之水运不能得到应有的气化，所以应不属于太过。〕不可执法而定之。布天有余，而失守上正，天地不合，即律吕音异，〔律吕：声律分阴阳，阳者为律，阴者为吕。〕如此即天运失序，后三年变疫。详其微甚，差有大小，徐至即后三年，至甚即首三年，当先补心俞，次五日，可刺肾之所入。又有下位地甲子辛巳柔不附刚，〔下位地甲子：指在泉的年干支。下位地：即在泉。甲子：在此指干支而言。〕亦名失守，即地运皆虚，后三年变水疠，即刺法皆如此矣。其刺如毕，慎其大喜欲情于中，如不忌，即其气复散也，令静七日，心欲实，令少思。

假令庚辰，刚柔失守，〔庚辰，刚柔失守：《类经》二十八卷第四十一注："乙庚皆金运也，辰戌年太阳司天，必太阴在泉，太阴属丑未而配于金运，则乙未为在泉之化，庚刚乙柔。没有不正，则失守矣。"〕上位失守，下位无合，乙庚金运，故非相招，〔乙庚金运，故非相招：指太阳司天不迁正，则配于司天之刚干庚不守于上，刚柔失守，上下不能相互招引。〕布天未退，中运胜来，〔布天未退，中运胜来：上年己卯为阳明司天，少阴在泉，本年庚辰中运属金，若上年岁气有余不退位，则少阴在泉之火，来胜中运之金。〕上下相错，谓之失守，姑洗林钟，〔姑洗林钟：庚辰本属金太过，为太商，应于阳律姑洗，配司天，乙未本属金不及，应于阴吕林钟，配在泉。〕商音不应也，如此则天运化易，三年变大疫。详其天数，差有微甚，微即微，三年至，甚即甚，三年至，当先补肝俞，次三日，可刺肺之所行。刺毕，可静神七日，慎勿大怒，怒必真气却散之。又或在下地甲子乙未失守者，即乙柔干，即上庚独治之，亦名失守者，即乙柔干，即上庚独治之，亦名失守者，即天运孤主之，三年变疠，名曰金疠，其至待时也，详其地数之等差，亦推其微甚，可知迟速耳。诸位乙庚失守，刺法同，肝欲平，即勿怒。

假令壬午，刚柔失守，〔**壬午，刚柔失守**：《类经》二十八卷第四十一注："丁壬皆木运也，子午年少阴司天，必阳明在泉，以阳明配合木运，则丁卯丁酉为在泉之化，刚柔不正，则皆失守矣。"〕上壬未迁正，下丁独然，即虽阳年，亏及不同，〔**即虽阳年，亏及不同**：壬年属木运太过，但由于司天不得迁正，配司天之刚干壬不能守于上，则木运不能得到应有的气化，必当亏虚，惟程度不同而已。〕上下失守，相招其有期，差之微甚，各有其数也，〔**上下失守……各有其数也**：司天不得迁正，上刚与下柔，失守其位，虽有相合之期，但其具体之数，应根据差异的大小而定。〕律吕二角，失而不和，同音有日，微甚如见，三年大疫，当刺脾之俞，次三日，可刺肝之所出也。刺毕，静神七日，勿大醉歌乐，其气复散，又勿饱食，勿食生物，欲令脾实，气无滞饱，无久坐，食无太酸，无食一切生物，宜甘宜淡。又或地下甲子丁酉，失守其位，未得中司，即气不当位，下不与壬奉合者，亦名失守，非名合德，〔**合德**：指在上司天之干支，与在下在泉之干支，按时各就本位，阴阳相合，刚柔相配，上下相招，天地有位，共同发挥应有的作用，叫做"合德"。德：功德。〕故柔不附刚，即地运不合，三年变疠，其刺法，一如木疫之法。

假令戊申，刚柔失守，〔**戊申，刚柔失守**：《类经》二十卷第四十一注："戊癸皆火运之年，寅申岁必少阳司天，厥阴在泉，以厥阴而配火运，则癸亥为在泉之化，戊申之刚在上，癸亥之柔在下，一有不正，俱失守矣。"〕戊癸虽火运，阳年不太过也，〔**戊癸虽火运，阳年不太过也**：根据天干主运的原则，戊癸化火，戊年不旭火运太过，但由于司天不得迁正，配司天之刚干戊失于上守，火运不能得到应有的气化，就不是太过了。〕上失其刚，柔地独主，〔**上失其刚，柔地独主**：若上年丁未司天之气太过有余，太阴湿土不退位，则本年戊申不得守于上，则上失其刚，而亥该则独主于下，所以说柔地独主。〕其气不正，故有邪干，迭移其位，差有浅深，欲至将合，音律先同，〔**音律先同**：《类经》二十八卷第四十一注："若刚柔将合，故音律先同，盖戊申阳律太微也，癸亥阴吕少微也，其气和，其音叶矣。"〕如此天运失时，三年之中，火疫至矣，当刺肺之俞。刺毕，静神七日，勿大悲伤也，悲伤即肺动，而真气复散也，人欲实肺者，要在息气也。〔**息气**：《类经》二十八卷第四十一注："肺主气，息气乃可以补肺，即闭气存神之道。"〕又或地下甲子，癸亥失守者，即柔失守位也，即上失其刚也，即亦名戊癸不相合德者也，即运与地虚，后三年变疠，即名火疠。

是故立地五年，以明失守，以穷刺法，于是疫之与疠，即是上下刚柔之名也，穷归一体也，即刺疫法，只有五法，即总其诸位失守，故只归五行而统之也。

黄帝曰：余闻五疫之至，皆相染易，无问大小，病状相似，不施救疗，如何可得不相移易者？岐伯曰：不相染者，正气存内，邪不可干，避其毒气，天牝从来，〔**天牝**：马莳注："天牝者，鼻也。"〕复得其往，气出于脑，即不邪干。气出于脑，即室先想心如日。〔**先想心如日**：《类经》十二卷第二十注："日为太阳之气，应人之心。想心如日，即所以存吾之气，壮吾之神，使邪气不能犯也。"〕欲将入于疫室，先想青气自肝而出，左行于东，化作林木。次想白气自肺而出，右行于西，化作戈甲。〔**戈甲**：戈，古时的一种兵器。甲，古时作战用的防护衣。戈甲皆以金属物制成，故应于金。〕次想赤气自心而出，南行于上，化作焰明。次想黑气自肾而出，北行于下，化作水。次想黄气自脾而出，存于中央，化作土。五气护身之毕，以想头上如北斗之煌煌，然后可入于疫室。

又一法，于春分之日，日未出而吐之。又一法，于雨水日后，三浴以药泄汗。又一法，小金丹方：辰砂二两，水磨雄黄一两，叶子雌黄一两，〔**叶子雌黄**：即上好雌黄。**叶子**：形容文理层叠。〕紫金半两，同入合中，外固，了地一尺筑地实，〔**了地**：高士宗注："了地，入地也。"〕不用炉，不须药制，用火二十斤煅之也。〔**火**：在此指燃料。〕七日终，候冷七日取，次日出合子，埋药地中七日，取出顺日研之三日，〔**顺日**：高士宗注："顺日，就日，犹向日也。"按：顺日，似当是逐日或每日之义。〕炼白沙蜜为丸，如梧桐子大，每日望东吸日华气一口，〔**日华气**：日出时精华之气。〕冰水下一丸，和气咽之。服十粒，无疫干也。

黄帝问曰：人虚即神游失守位，使鬼神外干，是致夭亡，何以全真？愿闻刺法。岐伯稽首再拜对曰：昭乎哉问！谓神移失守，虽在其体，然不致死，或有邪干，故令夭寿。只如厥阴失守，天以虚，人气肝虚，感天重虚，〔**重虚**：脏气已虚，复感天之虚邪，谓之重感。〕即魂游于上，邪干厥大气，身温犹可刺之，刺其足少阳之所过，〔**足少阳之所过**：即胆足少阳脉之原穴，肝与胆相表里，故肝病取此穴。以下心肺等病同此义。〕次刺肝之俞。人病心虚，又遇君相二火司天失守，感而三虚，〔**三虚**：指人气本虚，司天在泉失守而造成的天虚，加以汗出而脏气伤者，谓之"三虚"。〕遇火不及，黑尸鬼犯之，〔**黑尸鬼**：尸鬼，在此指疫邪所致鬼疰之气，人死后，其病气犹可传染于别人之义。黑指水疫气。后"青尸鬼"等同此义。〕令人暴亡，可刺手少阳之所过，复刺心俞。人脾病，又遇太阴司天失守，感而三虚，又遇土不及，青尸鬼邪犯之于人，令人暴亡，可刺足阳明之所过，复刺脾之俞。人肺病，遇阳明司天失守，感而三虚，又遇金不及，有赤尸鬼干人，令人暴亡，可刺手阳明之所过，复刺肺俞。人肾病，又遇太阳司天失守，感而三虚，又遇水运不及之年，有黄尸鬼干犯人正气，吸人神魂，〔**吸**：取。〕致暴亡，可刺足太阳之所过，复刺肾俞。

黄帝问曰：十二脏之相使，神失位，使神彩之不圆，〔**神彩**：表著于外的精神、神气。**圆**：丰满。〕恐邪干犯，治之可刺，愿闻其要。岐伯稽首再拜曰：悉乎哉，问至理，道真宗，〔**真宗**：真正的宗旨。〕此非圣帝，焉究斯源。是谓气神合道，〔**气神合道**：指人之气与神，合于天地之道。〕契符上天。〔**契**：合。**契符**：符合。〕心者，君主之官，神明出焉，可刺手少阴之源。〔**可刺手少阴之源**：马莳注："凡刺各经之原者，皆所以补之也。"**源**：在此与"原"义同。〕肺者，相傅之官，治节出焉，可刺手太阴之源。肝者，将军之官，谋虑出焉，可刺足厥阴之源。胆者，中正之官，决断出焉，可刺足少阳之源。膻中者，臣使之官，喜乐出焉，可刺心包络所流。脾为谏义之官，知周出焉，〔**脾为谏议之官，知周出焉：**《类经》二十八卷第四十三注："脾藏意，神志未定，意能通之，故为谏议之官，虑周万事，皆由乎意，故知周出焉。"**知：**通"智"。〕可刺脾之源。胃为仓廪之官，五味出焉，可刺胃之源。大肠者，传道之官，变化出焉，可刺大肠之源。小肠者，受盛之官，化物出焉，可刺小肠之源。肾者，作强之官，伎巧出焉，刺其肾之源。三焦者，决渎之官，水道出焉，刺三焦之源。膀胱者，州都之官，精液藏焉，气化则能出矣，刺膀胱之源。凡此十二官者，不得相失也。是故刺法有全神养真之旨，亦法有修真之道，非治疾也，故要修养和神也。道贵常存，补神固根，精气不散，神守不分，然即神守而虽不去，〔**虽：**通"惟"。〕亦能全真，人神不守，非达至真，至真之要，在乎天玄，神守天息，〔**天息：**即胎息之义。〕复入本元，命曰归宗。〔**归宗：**归其本元之气。〕

导读分析

一、篇名解析 ▶▶▶

本篇主要论述五运六气失常而发病的针刺方法，故篇名为《刺法论》。

二、文章大意 ▶▶▶

本篇主要论述运用针刺为主的方法来预防和救治因运气升降往来失常、气候变异所形成的疫疠，提出"正气存内，邪不可干"的发病观及"全神养真，巩固根本"是防止疾病发生的关键。

三、结构分析 ▶▶▶

第1段：论述六气应升不升而致郁发病的针刺方法

第2段：论述六气应降不降而致郁发病的针刺方法

第3段：对六气升降不前致郁为病的针刺方法进行概括

第4段：论述岁气不迁正而发病的针刺方法

第5段：论述岁气不退位而发病的针刺方法

第6～12段：论述阴阳刚柔失守会导致疫疠的流行，指出要掌握五运六气的规律，即可预知疫疠的发生，从而及时采用相应的针刺方法预防

第13段：论述了疫疠发病的特点及精神疗法，提出"正气存内，邪不可干"的发病观

第14段：提出运用吐法、药浴法治疗疫疠

第15段：阐述人体五脏虚弱，再遇上六气不得迁正会导致死证，并提出相应的针刺急救方法

第16段：阐述对于外邪侵犯脏腑十二官发病的针刺方法，并提出"全神养真"，顾护根本是防止疾病发生的关键

本病论篇 第七十三

黄帝问曰：天元九窒，〔**九窒**：窒，即上篇所指五星在天之五窒与在地之五窒，合当谓十窒，而此云九窒，乃是指九宫九星之数。〕余已知之，愿闻气交，何名失守？岐伯曰：谓其上下升降，迁正退位，各有经论，〔**各有经论**：高士宗注："各有经以论之也。"〕上下各有不前，故名失守也。〔**上下各有不前，故名失守也**：一年中之六气，常有三气居天位，三气居地位，即一气升天作司天左间气，一气入地作在泉左间气，一气迁正作司天，一气迁正作在泉，一气退位作司天右间气，一气退位作在泉右间气，六气各守其位。若出现不迁正、不退位、升降不前时，就是失守其位。〕是故气交失易位，气交乃变，变易非常，即四时失序，万化不安，变民病也。

帝曰：升降不前，愿闻其故，气交有变，何以明知？岐伯曰：昭乎哉问！明乎道矣。气交有变，是为天地机，〔**天地机**：高士宗注："气交有变是谓天地之机。天地机，旋转者也。"〕但欲降而不得降者，地窒刑之。〔**刑**：指胜气不退，有如刑罚。〕又有五运太过，而先天而至者，即交不前，但欲升而不得其升，中运抑之，但欲降而不得其降，中运抑之。于是有升之不前，降之不下者，有降之不下，升而至天者，有升降俱不前，作如此之分别，即气交之变，变之有异，常各各不同，灾有微甚者也。

帝曰：愿闻气交遇会胜抑之由，〔**遇会胜抑**：《类经》二十八卷第三十八注："六气有遇、有会、有胜、有抑，则抑伏者为变。"〕变成民病，轻重何如？岐伯曰：胜相会，抑伏使然。是故辰戌之岁，木气升之，主逢天柱，胜而不前。〔**句释**：辰戌年为太阳寒水司天，厥阴风木之气，应从上年在泉的右间，升为本年司天的左间，若遇至天柱金气胜而克木，则木气升之不前。〕又遇庚戌，金运先天，中运胜之，忽然不前。〔**句释**：天干庚年为金运太过，地支戌年为太阳寒水司天，厥阴风木之气，应从上年在泉的右间，升为本年司天的左间，遇至金运太过，先天时而至，胜而克木，则木气亦必升之不前。〕木运升天，金乃抑之，升而不前，即清生风少，肃杀于春，露霜复降，草木乃萎。民病温疫早发，咽嗌乃干，两胁满，肢节皆痛。久而化郁，即大风摧位，折陨鸣紊。民病卒中偏痹，手足不仁。

是故巳亥之岁，君火升天，主窒天蓬，胜之不前。〔**句释**：巳亥之年，为厥阴风木司天，少阴君火之气，应从上年在泉的右间，升为木年司天的左间，若遇到天蓬水气太过，胜而克火，则火气升之不前。〕又厥阴未迁正，则少阴未得升天，水运以至其中者。〔**句释**：凡辛巳、辛亥年，天干辛为水运不及，巳亥年厥阴风木司天，少阴君火之气，应从上年在泉的右间，升为本年司天的左间，若遇水运之气先时已至，也可以使少阴君火升之不前。〕君火欲升，而中水运抑之，〔**中水运抑之**：《类经》二十八卷第三十八注："辛巳、辛亥，皆水运之不及者，而亦能制抑君火，以巳亥阴年，气本不及，则弱能制弱，然或以天蓬窒之，或以水运抑之，有一于此，皆能胜火不前也。后放此。"〕升之不前，即清寒复作，冷生旦暮。民病伏阳，而内生烦热，心神惊悸，寒热间作。日久成郁，即暴热乃至，赤风肿翳，〔**翳**：掩。**赤风肿翳**：火热的风气聚积掩盖。〕化疫，温疠暖作，〔**温疠暖作**：指温疠病在气候温暖时发作。〕赤气彰而化火疫，皆烦而躁渴，渴甚治之以泄之可止。

是故子午之岁，太阴升天，主窒天冲，胜之不前。〔**句释**：子午年为少阴君火司天，太阴湿土之气，应从上年在泉的右间，升为本年司天的左间，若遇到天冲木气太过，胜而克土，则土气升之不前。〕又或遇壬子，木运先天而至者，中木运抑之也。〔**句释**：天干壬为木运太过，地支子年为少阴君火司天，太阴湿土之气，应从上年在泉的右间，升为本年司天的左间，木运太过，先天时而至，胜而克土，则土气亦必升之不前。〕升天不前，即风埃四起，时举埃昏，雨湿不化。民病风厥涎潮，〔**涎潮**：涎液上涌如潮。〕偏痹不随，胀满。久而伏郁，即黄埃化疫也，民病夭亡，脸肢府黄疸满闭，〔**脸肢府黄疸满闭**：《类经》二十八卷第三十八注："脸为阳明之经，四肢皆主于脾，府言大肠小肠皆属于胃，故为黄疸满闭等症。"〕湿令弗布，雨化乃微。

是故丑未之年，少阳升天，主窒天蓬，胜之不前。〔**句释**：丑未年为太阴湿土司天，少阳相火之气，应从上年在泉的右间，升为本年司天的左间，若遇到天蓬水气太过，胜而克火，则火气升之不前。〕又或遇太阴未迁正者，即少阳未升天也，水运以至者。〔**句释**：凡辛丑、辛未年，天干辛为水运不及，丑未年太阴湿土司天，少阳相火之气，应从上年在泉在右间，升为本年司天的左间，若太阴湿土尚未迁正，水运已至而克火，则火气亦必升之不前。〕升天不前，即寒雾反布，凛冽如冬，水复涸，冰再结，暄暖乍作，冷复布之，寒暄不时。民病伏阳在内，烦热生中，心神惊骇，寒热间争，以成久郁，即暴热乃生，赤风气肿翳，化成郁疠，乃化作伏热内烦，痹而生厥，甚则血溢。

是故寅申之年，阳明升天，主窒天英，胜之不前。〔**句释**：寅申年为少阳相火司天，阳明燥金之气，应从上年在泉的右间，升为本年司天的左间，若遇到天英火气太过，胜而克金，则金气升之不前。〕又或遇戊申戊寅，火运先天而至。〔**句释**：天干戊年为火运太过，地支寅申为少阳相火司天，阳明燥金之气，应从上年在泉的右间，升为本年司天的左间，若火运太过，先天时而至，胜而克金，则金气欲升天，亦必受到火运的阻抑。〕金欲升天，火运抑之，升之不前，即时雨不降，西风数举，咸卤燥生，〔**咸卤燥生**：气候干燥，使卤气生于地面。〕民病上热，喘嗽血溢。久而化郁，即白埃翳雾，清生杀气，民病胁满悲伤，寒鼽嚏嗌干，手拆皮肤燥。

是故卯酉之年，太阳升天，主窒天芮，胜之不前。〔**句释**：卯酉年为阳明燥金司天，太阳寒水之气，应从上年在泉的右间，升为本年司天的左间，若遇至天芮土气太过，胜而克水，则水气升之不前。〕又遇阳明未迁正者，即太阳未升天也，土运以至。〔句释：凡己卯己酉年，天干己为土运不及，地支卯酉为阳明燥金司天，太阳寒水之气，应从上年在泉在右间，升为本年司天的左间，若在太阳未升天之时，土运已至，土能制水，则水气亦必升之不前。〕水欲升天，土运抑之，升之不前，即湿而热蒸，寒生两间。〔两间：指天地之间。〕民病注下，食不及化。久而成郁，冷来客热，冰雹卒至。民病厥逆而哕，热生于内，气痹于外，足胫痠疼，反生心悸懊热，暴烦而复厥。

黄帝曰：升之不前，余已尽知其旨。愿闻降之不下，可得明乎？岐伯曰：悉乎哉问！是之谓天地微旨，可以尽陈斯道，所谓升已必降也。至天三年，次岁必降，降而入地，始为左间也。〔句释：《类经》二十八卷第三十八注："每气在天各三年，凡左间一年，司天一年，右间一年，三年周尽，至次岁乃降而入地，为在泉之左间，亦周三年而复升于天也。"〕如此升降往来，命之六纪者矣。〔六纪：每气在天三年（司天左间一年，司天一年，司天右间一年），在地三年（在泉左间一年，在泉一年，在泉右间一年），谓之六纪。〕是故丑未之岁，厥阴降地，主窒地晶，胜而不前。〔句释：丑未之年，厥阴风木之气，应从上年司天的右间，降为本年在泉的左间，若遇到地晶金气太过，胜而克木，则木气降之不前。〕又或遇少阴未退位，即厥阴未降下，金运以至中。〔句释：凡乙丑乙未年，天干乙为金运不及，丑未年，厥阴风木之气，应从上年司天的右间，降为本年在泉的左间，若上年少阴司天之气不退，厥阴之气不下降于在泉之左间，而金运之气已至气交之中，则厥阴木气降之不前。〕金运承之，〔承之：承接。以司天之间气在上，运则在中，司天间气自上而下降时，中运可于气交之中承接之。在此实指中运之阻抑作用。〕降之未下，抑之变郁，木欲降下，金承之，降而不下，苍埃远见，白气承之，风举埃昏，清燥行杀，霜露复下，肃杀布令。久而不降，抑之化郁，即作风燥相伏，暄而反清，草木萌动，杀霜乃下，蛰虫未见，惧清伤脏。

是故寅申之岁，少阴降地，主窒地玄，胜之不入。〔句释：寅申之年，少阴君火之气，应从上年司天的右间，降为本年在泉的左间，若遇到地玄水气太过，胜而克火，则火气降之不前。〕又或遇丙申丙寅，水运太过，先天而至。〔句释：天干丙年为水运太过，地支寅申年，少阴君火之气，应从上年司天的右间，降为本年在泉的左间，若水运太过，先天时而至，胜而克火，则火气必降之不前。〕君火欲降，水运承之，降而不下，即彤云才见，〔彤云：朱红色的云。才：始。〕黑气反生，暄暖如舒，寒常布雪，凛冽复作，天云惨凄。久而不降，伏之化郁，寒胜复热，赤风化疫，民病面赤心烦，头痛目眩也，赤气彰而温病欲作也。

是故卯酉之岁，太阴降地，主窒地苍，胜之不入。〔句释：卯酉之年，太阴湿土之气，应从上年司天的右间，降为本年在泉的左间，若遇到地苍木气太过，胜而克土，则土气降之不前。〕又或少阳未退位者，即太阴未得降也，或木运以至。〔句释：凡丁卯年与丁酉年，天干丁为木运不及，卯酉年，太阴湿土之气，应从上年司天的右间，降为本年在泉的左间。若上年少阳未退位，中运木气已至，胜而克土，则太阴湿土降之不前。〕木运承之，降而不下，即黄云见而青霞彰，郁蒸作而大风，雾翳埃胜，折损乃作。久而不降也，伏之化郁，天埃黄气，地布湿蒸，民病四肢不举，昏眩肢节痛，腹满填臆。

是故辰戌之岁，少阳降地，主窒地玄，胜之不入。〔句释：辰戌之年，少阳相火之气，应从上年司天的右间，降为本年在泉的左间，若遇到地玄水气太过，胜而克火，则火气降之不前。〕又或遇水运太过，先天而至也。〔句释：凡丙辰丙戌年，天干丙为水运太过，地支辰戌年，少阳相火之气，应从上年司天的右间，降为本年在泉的左间，若遇到水运太过，先天时而至，胜而克火，则火气降之不前。〕水运承之，降而不下，即彤云才见，黑气反生，暄暖欲生，冷气卒至，甚即冰雹也。久而不降，伏之化郁，冷气复热，赤风化疫，民病面赤心烦，头痛目眩也，赤气彰而热病欲作也。

是故巳亥之岁，阳明降地，主窒地彤，胜而不入。〔句释：巳亥之年，阳明燥金之气，应从上年司天的右间，降为本年在泉的左间，若遇到地彤火气太过，胜而克金，则金气降之不前。〕又或遇太阳未退位，即阳明未得降，即火运以至之，〔又或遇太阳未退位……即火运以至之：凡癸巳癸亥年，天干癸为火运不及，巳亥年，阳明燥金之气，应从上年司天的右间，降为本年在泉的左间，若上年太阳寒水未退位，中运火已至，胜而克金，则金气降之不前。〕火运承之，降而不下，即天清而肃，赤气乃彰，暄热反作。民皆昏倦，夜卧不安，咽干引饮，懊热内烦，天清朝暮，暄还复作。久而不降，伏之化郁，天清薄寒，远生白气。民病掉眩，手足直而不仁，两胁作痛，满目晄晄。

是故子午之年，太阳降地，主窒地阜胜之，降而不入。〔句释：子午之年，太阳寒水之气，应从上年司天的右间，降为本年在泉的左间，若遇到地阜土气太过，胜而克水，则水气升之不前。〕又或遇土运太过，先天而至。〔句释：凡甲子甲午年，天干甲为土运太过，地支子午年，太阳寒水之气，应从上年司天的右间，降为本年在泉的左间，若遇到土运太过，先天时而至，胜而克水，则水气亦必降之不前。〕土运承之，降而不下，即天彰黑气，瞑暗凄惨，才施黄埃而布湿，寒化令气，蒸湿复令。久而不降，伏之化郁，民病大厥，四肢重怠，阴痿少力，天布沉阴，蒸湿间作。

帝曰：升降不前，晰知其宗，〔晰：明白，清楚。〕愿闻迁正，可得明乎？岐伯曰：正司中位，是谓迁正位。司天不得其迁正者，即前司天以过交司之日。〔交司之日：每年大寒日，为新旧年司岁运气相交之日。〕即遇司天太过有余日也，即仍旧治天数，新司天未得迁正也。厥阴不迁正，即风暄不时，花卉萎瘁，民病淋溲，目系转，转筋喜怒，小便赤。风欲令而寒由不去，温暄不正，春正失时。〔句释：由于太阳寒水之气不退位，厥阴风木之气则不能迁正，寒气不去，风令不行，温暖之气不能按时而至，春季之正令则失去正常的时序。〕少阴不迁正，即冷气不退，〔少阴不迁正，即冷气不退：少阴不迁正是由于厥阴不退位，君火不能居于正位，所以冷气不退。〕春冷后寒，暄暖不时。民病寒热，四肢烦痛，腰脊强直。木气虽有余，位不过于君火也。〔句释：《类经》二十八卷第四十注："上年厥阴阴气，至本年初气之末，交于春分，则主客君火，已皆得位，木虽有余，故不能过此。"〕太阴不迁正，即云雨失令，万物枯焦，当生不发。〔句释：太阴不迁正，是由于少阴不退位，所以湿土之气不行，云雨失去正令，君火之气过盛反而使万物焦枯，得不到雨水滋养，则不能生发。〕民病手足肢节肿满，大腹水肿，填臆不食，飧泄胁满，四肢不举。雨化欲令，热犹治之，温煦于气，亢而不泽。少阳不迁正，即炎灼弗令，苗莠不荣，酷暑于秋，肃杀晚至，〔酷暑于秋，肃杀晚至：由于太阴不退位，少阴不迁正，则少阳相火之气得令较迟，所以酷暑后延于秋季，肃杀之气得令亦晚。〕霜露不时。民病瘄疟骨热，心悸惊骇，甚时血溢。阳明不迁正，则暑化于前，肃杀于后，〔暑化于前，肃杀于后：卯酉年若上年少阳不退位，则本年阳明不迁正。少阳为相火，不退位则暑气化于前！阳明为燥金，其后得迁正，则肃杀之气布于后。〕草木反荣。民病寒热鼽嚏，皮毛折，爪甲枯焦，甚则喘嗽息高，悲伤不乐。热化乃布，燥化未令，即清劲未行，肺金复病。太阳不迁正，即冬清反寒，易令于春，杀霜在前，寒冰于后，〔杀霜在前，寒冰于后：辰戌年若上年阳明不退位，则本年太阳不迁正。阳明为燥金，不退位则肃杀霜冻在前，太阳为寒水，其后得迁正，则严寒冰雪在后。〕阳光复治，凛冽不作，雾云待时。民病温疠至，喉闭嗌干，烦燥而渴，喘息而有音也。寒化待燥，犹治天气，过失序，与民作灾。

帝曰：迁正早晚，以命其旨，〔命：各。〕愿闻退位，可得明哉？岐伯曰：所谓不退者，即天数未终，即天数有余，名曰复布政，故名曰再治天也，即天令如故而不退位也。厥阴不退位，即大风早举，时雨不降，湿令不化，民病温疫，疵废风生，〔疵废：《类经》二十八卷第四十注："疵，黑斑也。废，体偏废也。"〕皆肢节痛，头目痛，伏热内烦，咽喉干引饮。少阴不退位，即温生春冬，蛰虫早至，草木发生，民病膈热咽干，血溢惊骇，小便赤涩，丹瘤疹疮疡留毒。太阴不退位，而取寒暑不时，埃昏布作，湿令不去，民病四肢少力，食饮不下，泄注淋满，足胫寒，阴萎闭塞，失溺小便数。少阳不退位，即热生于春，暑乃后化，冬温不冻，流水不冰，蛰虫出见，民病少气，寒热更作，便血上热，小腹坚满，小便赤沃，〔赤沃：赤尿。〕甚则血溢。阳明不退位，即春生清冷，草木晚荣，寒热间作。民病呕吐暴注，食饮不下，大便干燥，四肢不举，目瞑掉眩。太阳不退位，即春寒复作，冰雹乃降，沉阴昏翳，二之气寒犹不去，民病痹厥，阴痿失溺，腰膝皆痛，温疠晚发。

帝曰：天岁早晚，余以知之，愿闻地数，〔地数：指在泉之数。〕可得闻乎？岐伯曰：地下迁正升天及退位不前之法，即地土产化，〔地下迁正升天……即土地产化：《类经》二十八卷第四十注："天气三，地气亦三。地之三者，左间当迁正，右间当升天，在泉当退位也，若地数不前而失其正，即应于地土之产化。"〕万物失时之化也。

帝曰：余闻天地二甲子，〔天地二甲子：《类经》二十八卷第四十二注："天地二甲子，言刚正于上，则柔合于下，柔正于上，则刚合于下。如上甲则下己，上己则下甲，故曰二甲子。"〕十干十二支，上下经纬天地，〔上下经纬天地：此指天干地支所属之五运六气，应于司天在泉等，主治天地间之气候变化。经纬：治理、主治。〕数有迭移，失守其位，可得昭乎？岐伯曰：失之迭位者，谓虽得岁正，未得正位之司，〔虽得岁正，未得正位之司：指六气按节气虽已得一年中的正式时位，但时至而气不至，则为未得正位当司之气。〕即四时不节，即生大疫。

假令甲子阳年土运太窒，如癸亥天数有余者，年虽交得甲子，厥阴犹尚治天，地已迁正，阳明在泉，去岁少阳以作右间，即厥阴之地阳明，故不相和奉者也。癸己相会，〔癸己相会：甲子年，上甲刚，则下己为柔，甲己相合，则柔相配，为正常之会。今上年癸亥天数有余而不退位，则上为癸，而地已迁正，己卯当其位，就是癸己相会，则土运失其正常之化。以下丙寅、庚辰等义同此。〕土运太过。虚反受木胜，故非太过也，何以言土运太过，况黄钟不应太窒，木既胜而金还复，金既复而少阴如至，即木胜如火而金复微，如此则甲己失守，〔况黄钟不应太窒……如此则甲己失守：《类经》二十八卷第四十二注："黄钟为太宫之律，阳土运窒则黄钟不叶，木乃胜之，木胜必金复，金既复而子年司天，少阴忽至，则木反助火克金，其复必微，而甲己之土皆失守矣。"如：随从。〕后三年化成土疫，晚至丁卯，早至丙寅，土疫至也，大小善恶，推其天地，详乎太一。〔太一：与下文丙寅年太乙游宫义同。太乙游宫，出《灵枢》九宫八风篇。谓太乙常自冬至日至立春前，居北方叶蛰宫四十六日；其次自立春日至春分前，居东北方天留宫四十六日，再次自春分日至立夏前，居东方仓门宫四十六日；再次自立夏日至夏至前，居东南方阴洛宫四十五日；再次自夏至日至立秋前，居财方天宫四十六日；再次自秋分日至立冬前，居西方仓果宫四十六日；再次自立冬日至冬至前，居西北方新洛宫四十五日。八宫游遍，一年为尽，复归北方叶蛰宫，常如是无已，终而复始。〕又只如甲子年，如甲至子而合，应交司而治天，即下己卯未迁正，而戊寅少阳未退位者，亦甲己下有合也，即土运非太过，而木乃乘虚而胜土也，金次又行复胜之，即反邪化也。阴阳天地殊异尔，故其大小善恶，一如天地之法旨也。

假令丙寅阳年太过，如乙丑天数有余者，虽交得丙寅，太阴尚治天也，地已迁正，厥阴司地，去岁太阳以作右间，即天太阴而地厥阴，故地不奉天化也。乙辛相会，水运太虚，反受土胜，故非太过，即太簇之管，〔管：指律管，阴六吕与阳六律，各以一定长度之管为之，方能发出固定的标准音。〕太羽不应。〔太羽不应：《类经》二十八卷第四十二注："太簇之管，羽音阳律也。丙运失守，故太羽不应。"〕土胜而雨化，水复即风，此者丙辛失守其会，后三年化成水疫，晚至己巳，早至戊辰，甚即速，微即徐，水疫至也，大小善恶，推其天地数及太乙游宫。又只如丙寅年，丙至寅且合，应交司而治天，即辛巳未得迁正，而庚辰太阳未退位者，亦丙辛不合德也，即水运亦小虚而小胜，或有复，后三年化疠，名曰水疠，其状如水疫，治法如前。〔治法如前：指前篇《刺法论》中所举治法。后同。〕

假令庚辰阳年太过，如己卯天数有余者，虽交得庚辰年也，阳明犹尚治天，地已迁正，太阴司地，去岁少阴以作右间，即天阳明而地太阴也，故地不奉天也。乙巳相会，金运太虚，反受火胜，故非太过也，即姑洗之管，太商不应。〔姑洗之管，太商不应：《类经》二十八卷第四十二注："庚金失守，则太商不应，姑洗之管，乃其律也。"〕火胜热化，水复寒刑，此乙庚失守，其后三年化成金疫也，速至壬午，徐至癸未，金疫至也，太小善恶，推本年天数及太一也。又只如庚辰，如庚至辰，且应交司而治天，即下乙未未得迁正者，即地甲午少阴未退位者，且乙庚不合德也，即下乙未柔干失刚，〔**下乙未柔干失刚**：庚辰年，庚辰在上，乙未在下，为刚柔相合，今下乙未不得迁正，则上刚干孤立无配，故曰柔干失刚。〕亦金运小虚也，有小胜或无复，后三年化疠，名曰金疠，其状如金疫也，治法如前。

　　假令壬午阳年太过，如辛巳天数有余者，虽交得壬午年也，厥阴犹尚治天，地已迁正，阳明在泉，去岁丙申少阳以作右间，即天厥阴而地阳明，故地不奉天者也。丁辛相合会，木运太虚，反受金胜，故非太过也，即蕤宾之管，太角不应。〔**蕤宾之管，太角不应**：《类经》二十八卷第四十二注："蕤宾之管，太角之律也，阳木不正，故蕤宾失音。"〕金行燥胜，火化热复，甚即速，微即徐，疫至大小善恶，推疫至之年天数及太一。又只如壬至午，且应交司而治天，即下丁酉未得迁正者，即地下丙申少阳未得退位者，见丁壬不合德也，即丁柔干失刚，亦木运小虚也，有小胜小复，后三年化疠，名曰木疠，其状如风疫，治法如前。

　　假令戊申阳年太过，如丁未天数太过者，虽交得戊申年也，太阴犹尚治天，地已迁正，厥阴在泉，去岁壬戌太阳以退位作右间，即天丁未，地癸亥，故地不奉天化也。丁癸相会，火运太虚，反受水胜，故非太过也，即夷则之管，上太徵不应，〔**夷则之管，上太徵不应**：《类经》二十八卷第四十二注："夷则之管，火之律也，上管属阳，太徵也，下管属阴，少徵也。戊不得正，故上之太徵不应。"〕此戊癸失守其会，后三年化疫也，速至庚戌，大小善恶，推疫至之年天数及太一。又只如戊申，如戊至申，且应交司而治天，即下癸亥未得迁正者，即地下壬戌太阳未退位者，见戊癸未合德也，即下癸柔干失刚，见火运小虚也，有小胜或无复也，后三年化疠，名曰火疠也，治法如前，治之法可寒之泄之。

　　黄帝曰：人气不足，天气如虚，人神失守，神光不聚，〔**神光**：《类经》二十八卷第四十四注："神光，神明也。"或为气功者所见之光。〕邪鬼干人，致有夭亡，可得闻乎？岐伯曰：人之五脏，一脏不足，又会天虚，〔**会**：遇。〕感邪之至也。人忧愁思虑即伤心，又或遇少阴司天，天数不及，太阴作接间至，〔**太阴作接间至**：《类经》二十八卷第四十四注："少阴司天之年，太阴尚在左间，若少阴不足，则太阴作接者，未当至而至矣。"〕即谓天虚也，此即人气天气同虚也。又遇惊而夺精，汗出于心，因而三虚，神明失守。心为君主之官，神明出焉，神失守位，即神游上丹田，〔**上丹田**：《抱朴子》地真篇认为丹田有三，有脐下为下丹田，在心下为中丹田，或在两眉间为上丹田。张景岳认为上丹田即髓海。在此似指脑而言。〕在帝太一帝君泥丸宫下，〔**帝太一帝君泥丸宫**：《类经》二十八卷第四十四注："人之脑为髓海，是谓上丹田，太一帝君所居，亦曰泥丸君，总众神者也。"〕神既失守，神光不聚，却遇火不及之岁，有黑尸鬼见之，令人暴亡。人饮食劳倦即伤脾，又或遇太阴司天，天数不及，即少阳作接间至，即谓天虚也，此即人气虚而天气虚也。又遇饮食饱甚，汗出于胃，醉饱行房，汗出于脾，因而三虚，脾神失守。脾为谏议之官，智周出焉，神既失守，神光失位而不聚也，却遇土不及之年，或己年或甲年失守，或太阴天虚，青尸鬼见之，令人卒亡。人久坐湿地，强力入水即伤肾，肾为作强之官，伎巧出焉，因而三虚，肾神失守，神志失位，神光不聚，却遇水不及之年，或辛不会符，或丙年失守，或太阳司天虚，有黄尸鬼至，见之令人暴亡。人或恚怒，气逆上而不下，即伤肝也。又遇厥阴司天，天数不及，即少阴作接间至，是谓天虚也，此谓天虚人虚也。又遇疾走恐惧，汗出于肝，肝为将军之官，谋虑出焉，神位失守，神光不聚，又遇木不及年，或丁年不符，或壬年失守，或厥阴司天虚也，有白尸鬼见之，令人暴亡也。已上五失守者，天虚而人虚也，神游失守其位，即有五尸鬼干人，令人暴亡也，谓之曰尸厥。人犯五神易位，即神光不圆也，非但尸鬼，即一切邪犯者，皆是神失守位故也。此谓得守者生，失守者死，〔**得守者生，失守者死**：《类经》二十八卷第四十四注："得守则神全，失守则神散，神全则灵明圆聚，故生，神散则魂魄分离，故死。"〕得神者昌，失神者亡。

导读分析

一、篇名解析 ▶▶▶

本篇主要讨论运气失常为病的根本原因，故篇名为《本病论》。

二、文章大意 ▶▶▶

本文内容主要阐述六气升之不前，降之不入，六气不得迁正，不得退位等气候异常变化所引起的各种疾病；五运失守所致的疫情灾害；五脏虚实与运气失常而发病的内在联系等。

三、结构分析 ▶▶▶

第 1 段：解释"气交失守"的概念
第 2 段：阐述六气升降不前的原因
第 3～8 段：详细阐述六气升之不前的气候变化及发病情况
第 9～14 段：详细阐述六气降之不下的气候变化及发病情况
第 15 段：详细阐述六气不得迁正的气候变化及发病情况
第 16 段：详细阐述六气不得退位的气候变化及发病情况
第 17 段：阐述在泉之气不能正常迁正、上升、退位，就会使自然界万物生化不能正常进行
第 18～23 段：阐述五运失守的气候变化与化疫致病情况
第 24 段：阐述三虚，五神失守。五脏虚实与运气失常而发病的内在联系。指出"得神者昌，失神者亡"。